Erika Dyck

RAUSCH

Haupt

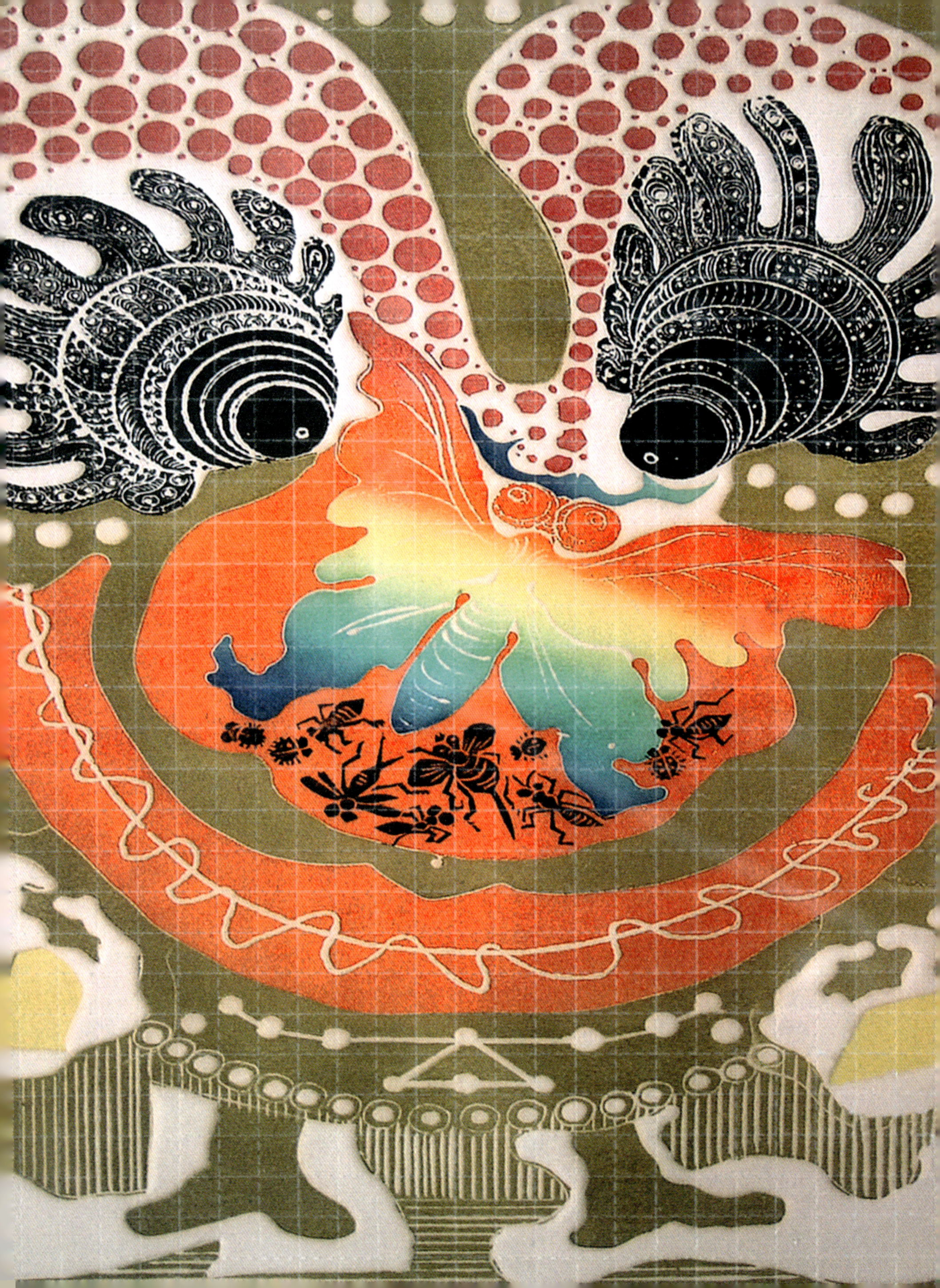

Erika Dyck

RAUSCH

Eine Kulturgeschichte der Psychedelika

Aus dem Englischen übersetzt
von Wiebke Krabbe

Haupt Verlag

Was sind Psychedelika? 08

Inhalt

Eine psychedelische Renaissance? 196

Verwendete und weiterführende Literatur 212

Register 218

Bildnachweis 222

Dank 223

1
Pflanzenlehrer
16

2
Imperien und Ethnobotanik
42

3
Menschliche Entfaltung
62

4
Medizinische Experimente
78

5
Treibstoff für eine Revolution
96

6
Psychedelische Ästhetik
122

7
Untergrund
150

8
Einfach Nein sagen
174

Einleitung

Was sind Psychedelika?

Als Psychedelika werden Substanzen bezeichnet, die ungewöhnliche psychische Wirkungen hervorrufen, beispielsweise Halluzinationen. Während der Begriff «psychedelisch» eher neueren Datums ist – er wurde erst in den 1950er-Jahren geprägt –, hat die Suche nach bewusstseinsverändernden Erlebnissen eine lange und bewegte Geschichte, die weit in die menschliche Vergangenheit zurückreicht und bis heute Stoff für Diskussionen liefert. Bewusstseinszustände, die durch den Konsum von Psychedelika entstehen, haben im Laufe der Jahrhunderte immer wieder das Interesse von Menschen auf der ganzen Welt geweckt. Manchmal stand dahinter der Wunsch, andere Realitäten zu erleben. In anderen Fällen wurde das Interesse aus Verzweiflung geboren, etwa um Erleichterung von psychischen oder seelischen Leiden zu finden. In der zweiten Hälfte des 20. Jahrhunderts befeuerten auch Bestrebungen, solche Substanzen zu verbieten, das Interesse, aber auch den Widerstand bestimmter Gruppen. Seit etwa 2010 – und bis heute – wird der Umgang mit Psychedelika wieder neu diskutiert.

Psychedelika gehören zu einer größeren Gruppe von Substanzen, die als «psychoaktiv» bezeichnet werden. Sie beeinflussen die Funktionsweise des Gehirns, indem sie Veränderungen der Stimmung, des Bewusstseins, der Gedanken, der Gefühle oder des Verhaltens hervorrufen. Zu den psychoaktiven Drogen gehören Substanzen, die in vielen Ländern legal sind, darunter Alkohol, Koffein, Nikotin, Cannabis und bestimmte Medikamente zur Schmerzbekämpfung. Dazu gehören aber auch Drogen, deren Einnahme – sofern sie nicht auf ärztliche Verordnung erfolgt – in den meisten Ländern seit Längerem verboten ist, beispielsweise Heroin, LSD, Kokain und Amphetamine. Es gibt also die verschiedensten «Psychedelika», und der Begriff bezieht sich eher auf eine Idee, einen Geisteszustand, eine Ästhetik oder sogar eine Seinsvorstellung und weniger auf eine bestimmte chemische Struktur oder eine Gruppe von Substanzen, die bestimmte chemische Eigenschaften aufweisen. Manche Psychedelika, darunter Peyote, Psilocybin-Pilze, Ibogain, Ayahuasca und San-Pedro-Kakteen, sind natürliche Inhaltsstoffe von Pflanzen, Pilzen oder Tieren. Andere werden synthetisch hergestellt, beispielsweise Meskalin, D-Lysergsäurediethylamid (LSD), 3,4-Methylendioxy-Methamphetamin (MDMA), 5-Meo-DMT oder 2C-B-FLY. Die Verarbeitung und die Zubereitung für die Einnahme unterscheiden sich je nach Substanz oder Substanzmischung, Tradition, Dosierung, Kontext und individuellem Nutzen erheblich.

Psychedelika gibt es überall auf der Welt. Unsere Kenntnisse über sie basieren auf verschiedenen wissenschaftlichen Disziplinen, aber auch auf lokalen Wissensnetzwerken, die im legalen oder illegalen Raum operieren. Einige Psychedelika sind untrennbar mit einem ganzen Ökosystem, einer Kosmologie, einer Weltanschauung oder einer Art der Interaktion mit der lokalen Flora und Fauna verbunden. Ayahuasca und Peyote zum Beispiel gelten als heilige Pflanzen mit psychedelischen Eigenschaften, und ihre Kräfte werden durch regionale, oft uralte, indigene Praktiken interpretiert. Die Verwendung anderer Substanzen basiert auf dem Wunsch, aus Denk- oder Konventionssystemen auszubrechen oder den Menschen vielleicht sogar von einem Ort zum anderen zu bringen. Substanzen wie MDMA (Ecstasy) und 2C-B-FLY erfreuten sich in den 1970er- und 1980er-Jahren großer Beliebtheit. Damals wurden sie auf Konzerten, Festivals und Partys als Freizeitdrogen konsumiert, und die Kombination aus Musik und Psychoaktivität erzeugte eine bewusstseinsverändernde Wirkung, die die Konsumierenden nicht unbedingt als weiter interpretationsbedürftig empfanden.

Der Kontext ist ein wichtiger Faktor in der dynamischen Beziehung zwischen Psychedelika und ihrem Konsum. Es spielt nicht nur eine Rolle, wann und wo Psychedelika konsumiert wurden, sondern auch, wer sie konsumiert hat. Ein Philosoph, der im Frankreich der 1930er-Jahre ein Psychedelikum

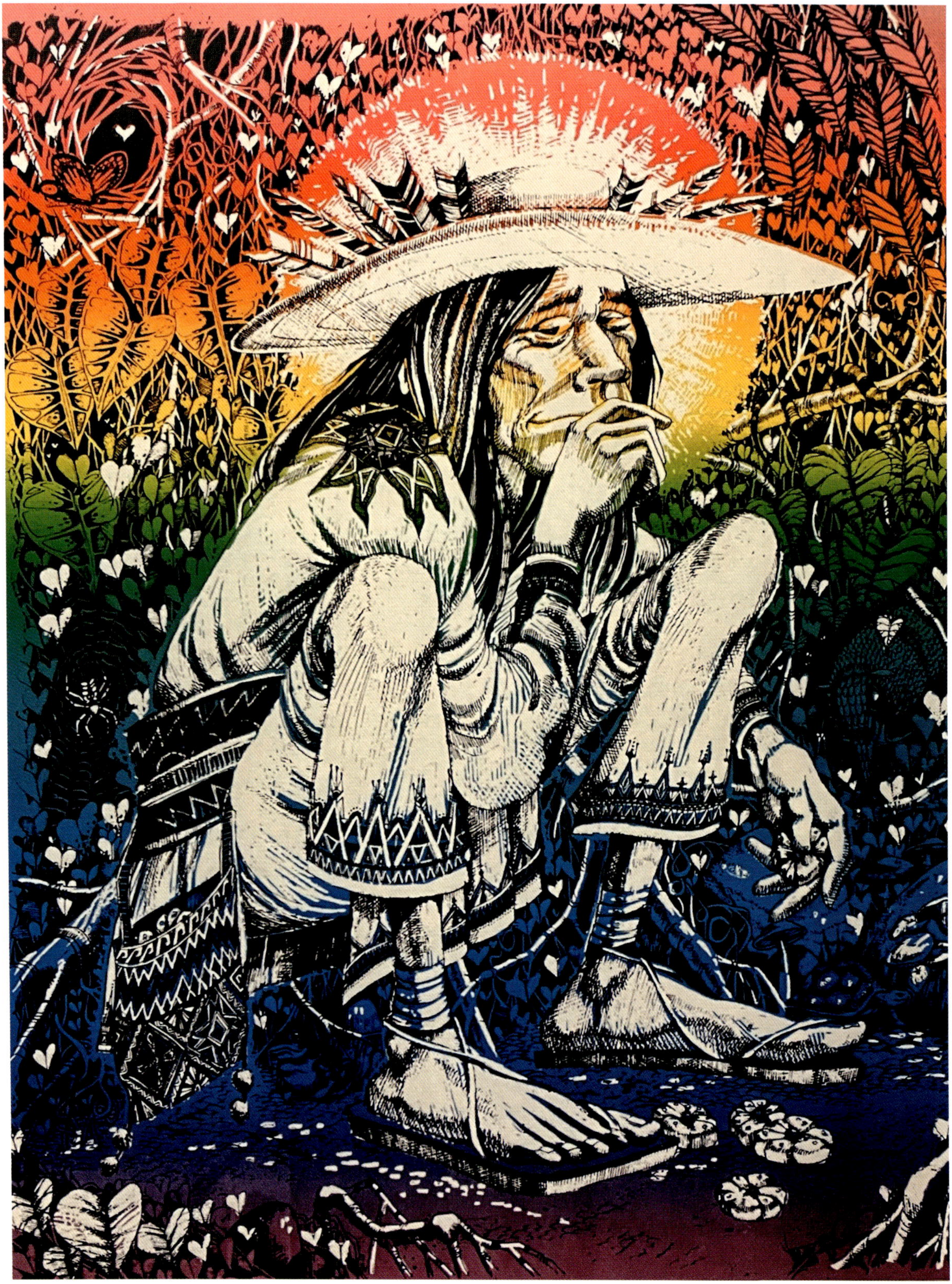

LINKS: Werke im *San Francisco Oracle* zeigten die tiefgreifenden Spannungen innerhalb der psychedelischen Bewegung auf. Diese Illustration von Rick Griffin zeigt einen Huichol-Mann, der nachdenklich, ja sogar verloren wirkt. Der regenbogenfarbige Hintergrund ist angefüllt mit Motiven, die an Psychedelika erinnern, etwa die Peyote-Köpfe zu seinen Füßen.

einnahm, wurde vielleicht für seinen Mut gefeiert. Man betrachtete seine gewagten Versuche, der Erfahrung einen kohärenten Sinn zu geben, als intellektuellen Beitrag zum Wissen. Ein Hippie, der sich bei einem Konzert von Grateful Dead 1968 mit LSD zudröhnte, dürfte nicht denselben Respekt erfahren und vielleicht sogar eine Gefängnisstrafe riskiert haben. Eine Frau, die sich im Mittelalter Heilpflanzen beschaffte, um ihren Menstruationszyklus zu regulieren, wurde möglicherweise beschuldigt, Fehlgeburten herbeigeführt zu haben: Die Pflanzen waren wahrscheinlich legal, nicht aber ihre Anwendung. Ähnlich erging es den Curanderos oder traditionellen Heilern in Lateinamerika. Sie gaben ihr Wissen über Pflanzen oder Pflanzenmischungen, die Visionen hervorrufen, weiter und wurden anschließend dafür geächtet, weil sie «Schande» über ihre Gemeinschaften gebracht hatten. Die Regeln für den Umgang mit Psychedelika haben sich im Lauf der Zeit und in den verschiedenen Ländern immer wieder verändert.

Noch komplizierter wird die Situation durch den kulturellen und politischen Kontext, der die Verwendung von Psychedelika geprägt hat. Außergewöhnliche Bewusstseinszustände wurden nicht immer verehrt und schon gar nicht von allen. Viele Beispiele aus der Geschichte der Psychedelika deuten darauf hin, dass solche Bewusstseinszustände zu Verachtung, Verurteilung, Missbrauch, Spott, Pathologisierung und Kriminalisierung geführt haben. In einigen Fällen wurden Psychedelika mit rücksichtslosem, unethischem und sogar gewalttätigem Verhalten in Verbindung gebracht. In manchen Ländern haben die kulturelle Stigmatisierung und die rechtlichen Konsequenzen, die mit dem Konsum von Psychedelika einhergehen, zu einer Beschneidung der bürgerlichen Freiheiten geführt, oder Konsument:innen wurden als geisteskrank abgestempelt.

Psychedelische Substanzen waren nicht immer allgemein zugänglich, und auch die Informationen über ihre sichere Verwendung wurden nicht immer offen geteilt. In bestimmten indigenen Gemeinschaften ist es zum Beispiel nicht erlaubt, über mächtige Pflanzen zu sprechen, sie zu benennen oder sie anzusehen. Im europäischen Mittelalter haben Frauen ihr Wissen über Pflanzen geschützt und verborgen gehalten, um Verfolgung zu vermeiden, insbesondere wenn die Verwendung dieser Pflanzen mit Hexerei in Verbindung gebracht werden konnte. In den USA der 1960er-Jahren entwickelten Chemiker:innen in Untergrundlaboren raffinierte Verfahren, um Löschpapierbögen mit Psychedelika zu versehen, was es der Polizei sehr schwer machte, den Vertrieb zu verfolgen. Ob es nun darum geht, der Verfolgung zu entgehen oder diskrete Vertriebsnetze aufzubauen: Um die Geschichte der Psychedelika zu verstehen, muss man auch sehen, wie die Menschen es vermieden haben, Informationen aufzuzeichnen, um die Pflanzen und das Wissen über ihre Verwendung zu schützen.

RECHTS: Psychedelische oder «magische» Pilze besitzen halluzinogene Eigenschaften. Forschende haben verschiedene Pilzarten entdeckt, die in der Lage sind, eine psychedelische Wirkung zu erzeugen. Die Gesetzgebung bemüht sich, diese Pflanzen wirksam zu kriminalisieren, während auf der anderen Seite viele überzeugend argumentiert haben, dass diese organischen Substanzen nicht verboten werden sollten.

Eine Schwierigkeit bei der Aufzeichnung der Geschichte der Psychedelika besteht auch darin, diese rechtlich einzustufen. Wie kann eine Pflanze illegal sein? Wie kann ein Pilz Vorschriften unterworfen werden, die über die Naturgesetze hinausgehen? Kann eine Kröte Ziel eines Verbots werden? Im Laufe der Geschichte waren der Konsum, das Verfälschen und die synthetische Herstellung von Psychedelika immer wieder Gegenstand rechtlicher Interventionen. Unternehmungslustige und neugierige Chemiker:innen haben auf clevere Weise chemische Strukturen erfunden, die das Gesetz unterliefen. Gleichzeitig mussten indigene Gemeinschaften durch Gesetze und Hemmnisse ihre einheimische Flora vor Psychedelika-Touristen schützen, die auf der Suche nach «Weisheit» die natürlichen Bestände plünderten.

Diese Problematik mündet in die Frage, ob der Zugang zu psychedelischem Wissen liberalisiert oder eingeschränkt werden soll. Ein flüchtiger Blick in die Vergangenheit zeigt, dass diese Frage seit Jahrhunderten kontrovers diskutiert wird. Dabei hat sich der kulturelle und historische Kontext im Laufe der Zeit verändert, was auf beiden Seiten unterschiedliche Konsequenzen hatte. Schweizer Chemiker:innen zum Beispiel sahen sich während des Zweiten Weltkriegs gegenüber den Deutschen im Vorteil und investierten in chemische Forschung, die zur Entwicklung von d-Lysergsäurediethylamid (LSD) führte. Als LSD 1943 der Welt vorgestellt wurde, erregte es die Aufmerksamkeit von Psychiater:innen, die nach Alternativen zur Verwahrung von Menschen mit psychischen Erkrankungen suchten. Eine Zeit lang sorgte LSD für eine psychopharmakologische Revolution und wurde von weiß bekittelten Wissenschaftler:innen befürwortet, die sehr stark in die westlichen Wissensnetzwerke eingebunden waren. Als der Konsum Mitte der 1960er-Jahre nicht mehr auf psychiatrische Kliniken beschränkt blieb, wurde LSD jedoch vermehrt mit antikulturellen oder gegen das Establishment gerichteten Ansichten in Verbindung gebracht und schließlich verboten.

Psychedelika, so zeigen diese ersten Ausführungen bereits, haben nicht nur eine lange, sondern auch eine überaus wechselvolle Geschichte hinter sich. In diesem Buch versuche ich, die Geschichte der Psychedelika und ihrer Verwendung in unterschiedlichen zeitlichen und kulturellen Kontexten nachzuzeichnen. Dabei stehen weniger die verschiedenen psychedelischen Substanzen als solche im Vordergrund, als vielmehr die mit ihrem Gebrauch verbundenen Ideen, Vorstellungen und Hoffnungen. Der Versuch, Psychedelika zu verstehen und die mit ihrem Konsum einhergehenden Erfahrungen zum Ausdruck zu bringen, hat im Laufe der Zeit zahlreiche Bilder und andere Darstellungen hervorgebracht, von denen hier einige zur Illustration dieses Buches verwendet werden.

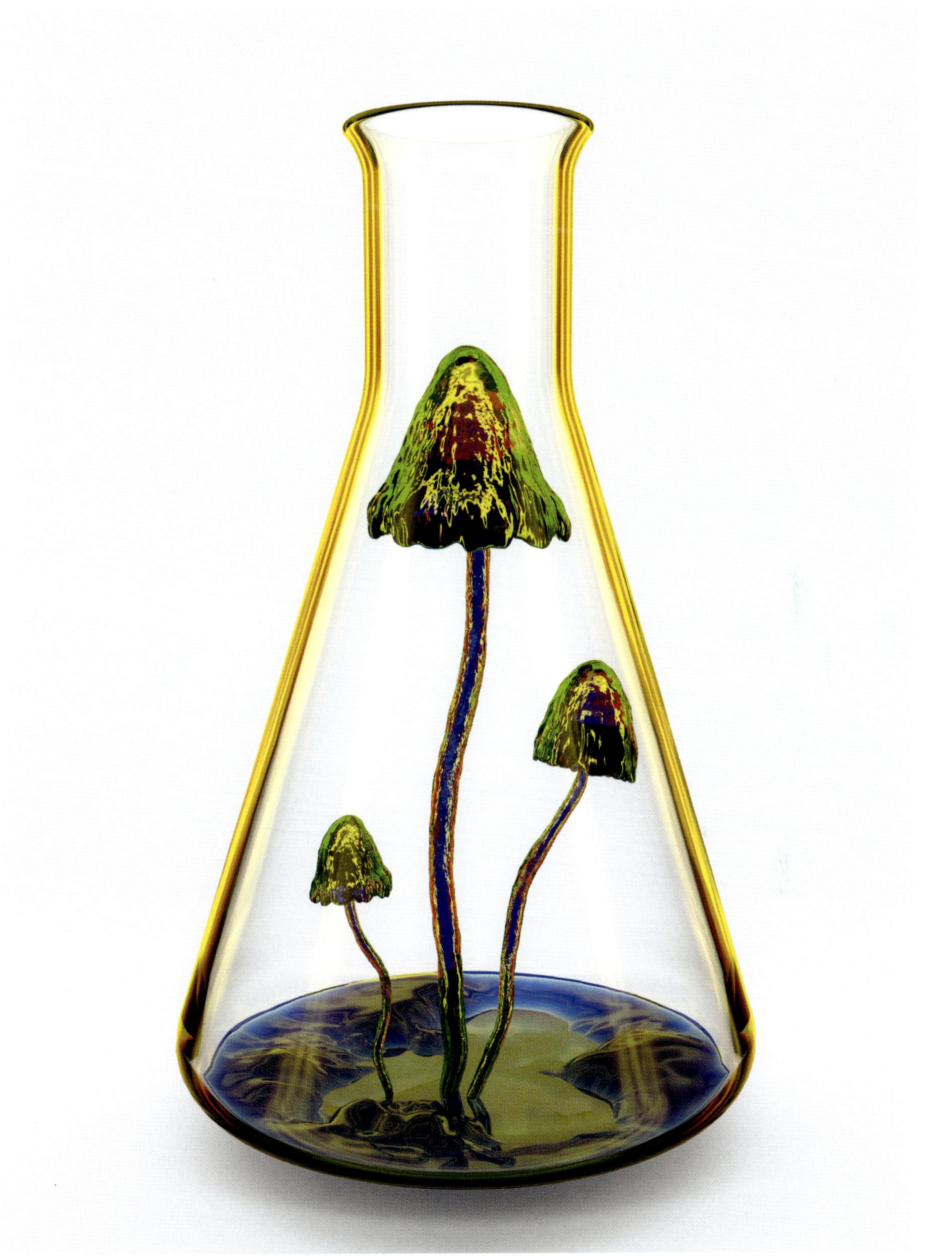

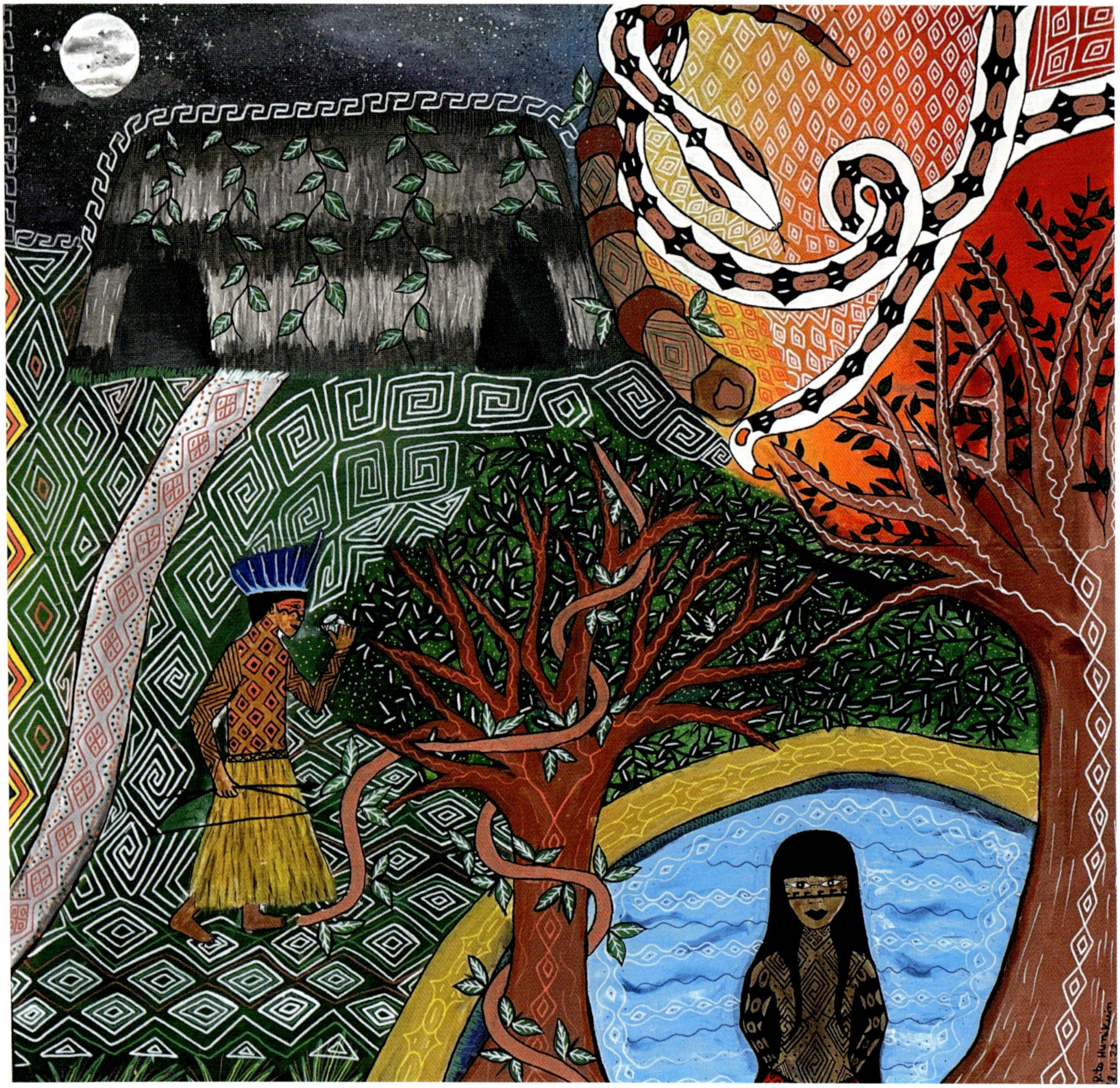

OBEN: Für die Huni Kuin – eine indigene Gemeinschaft von etwa 14 000 Menschen, die im Bundesstaat Acre in Brasilien und in Peru leben – bedeutet die Sorge um den Planeten, sich um Nixi Pae oder Ayahuasca zu kümmern. Malereien aus der Region verbinden sich mit Herkunftsgeschichten und unterstreichen, wie wichtig es ist, die indigene Kultur in den Mittelpunkt von Diskussionen über eine nachhaltigere Zukunft zu stellen.

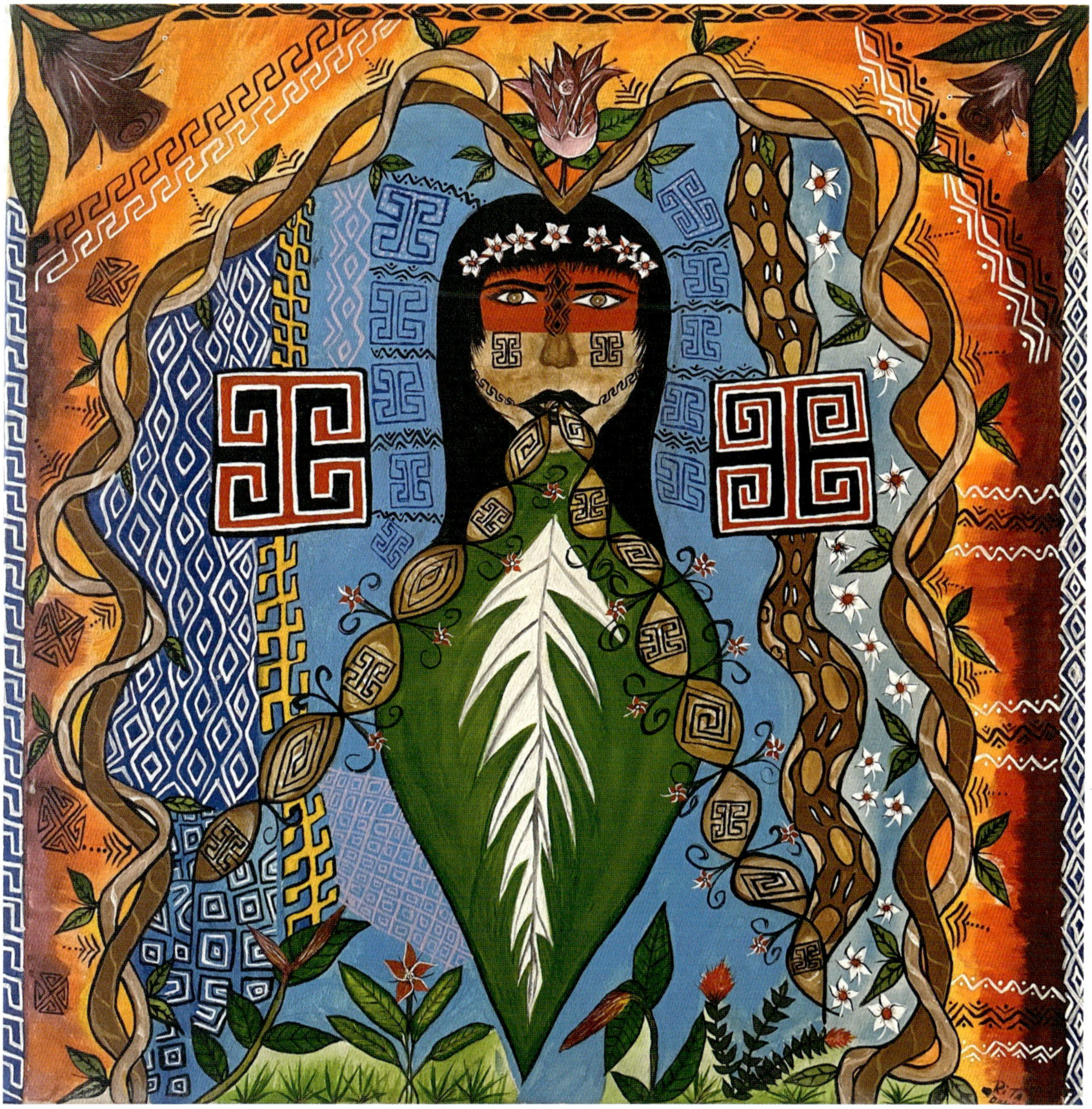

OBEN: Die Künstlerin und Aktivistin Rita Huni Kuin ist Teil eines indigenen Künstlerkollektivs. Sie verbindet die Kunst mit der Musik, dem Tanz und den Ayahuasca-Gebeten der Hatxa Huin (Huni-Kuin-Volk), um eine andere Weltsicht zu schaffen. Ihre eindrucksvollen Bilder ermutigen dazu, uns eine gerechtere Zukunft vorzustellen und unsere Beziehung zu unseren Vorfahren und der natürlichen Welt wieder ins Gleichgewicht zu bringen.

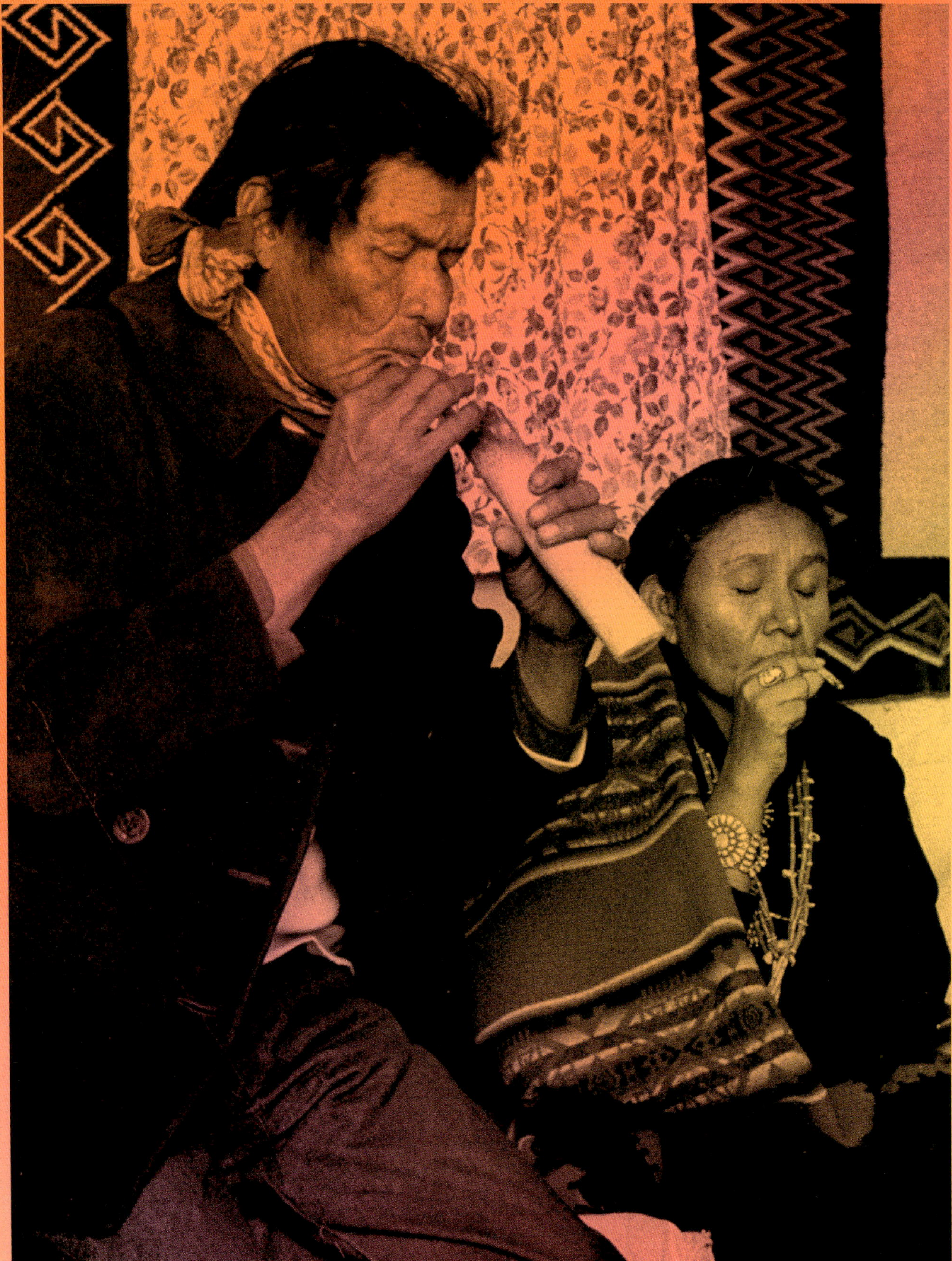

Pflanzenlehrer

Pflanzenlehrer, Entheogene, Empathogene, Halluzinogene und Entaktogene, heilige Pflanzen und Pflanzen der Götter – solche Begriffe und Ausdrücke tauchen auf, wenn es um indigene Kosmologien und ihre Darstellung der menschlichen Interaktionen mit der Natur geht. Beispiele aus der ganzen Welt zeigen, dass das indigene Pflanzenwissen zwar sehr alt, aber immer noch überaus hilfreich für das Verständnis der psychedelischen Eigenschaften bestimmter Pflanzen ist. Allerdings entspricht dieses Wissen nicht unseren westlichen Kategorien, denn es trennt weder Pflanzen von Menschen noch Alkaloide von Geweben, und es zieht auch nicht unbedingt eine Grenze zwischen Geist und Gesundheit. Es gibt keinen übergreifenden indigenen Konsens darüber, wie man heilige Pflanzen erkennt, geschweige denn, wie man sie verwendet, interpretiert oder ehrt. Die Geschichte der Psychedelika ist untrennbar mit dem Verständnis der indigenen Völker für die Natur und unseren Platz in ihr verbunden. Trotz der Anerkennung der tiefen Weisheit indigener Wissensbewahrer:innen ist dies auch eine Geschichte des Kolonialismus. Ungleiche Machtverhältnisse haben die Kluft zwischen indigenen und westlichen Ansätzen zur Wertschätzung und zum Konsum heiliger Pflanzen vertieft.

LINKS: Seit Jahrtausenden haben indigene Völker verschiedene Pflanzen, Pflanzenteile oder Pflanzenmischungen für bewusstseinserweiternde Erfahrungen verwendet. Sie waren und sind zum Teil auch heute noch ein wichtiger Bestandteil verschiedener Rituale und Zeremonien.

Das Vokabular für Psychedelika kam in den 1950er-Jahren in Gebrauch, wodurch der Eindruck entstehen könnte, dass sie um diese Zeit entdeckt wurden. Der Psychiater Humphry Osmond prägte das Wort, das sich von der griechischen Wurzel *delos* ableitet und «ans Licht bringen/offenbaren» bedeutet. Er führte den Begriff in einem klinischen Kontext ein, in einer Zeit, als Forschende Selbstversuche mit Meskalin und später LSD durchführten. 1979 prägte eine Gruppe von Ethnobotanikern den Begriff «Entheogen», um die mystische, religiöse oder geistige Qualität dieser Pflanzen zu betonen. Dieser Begriff lehnt sich an das griechische Wort *entheos* an, das «innerer Gott» bedeutet und auch die Wurzel etwa für «Enthusiasmus» bildet. Begriffe wie «Halluzinogen» sind jüngeren Datums und gehen auf das lateinische Wort *alucinari* zurück, das «im Geist wandern» bedeutet. Obwohl diese Begriffe nicht unbedingt dasselbe bedeuten, wurden sie manchmal auch synonym verwendet, wenn es darum ging, die Beziehung zwischen diesen Substanzen und den daraus resultierenden Erfahrungen zu untersuchen. Offenbar bemühte man sich, eine geeignete Terminologie für Erfahrungen zu finden, die sich mit der üblichen Sprache nicht so leicht beschreiben ließen.

Uraltes Wissen

Obwohl die heute gebräuchliche Terminologie recht jung ist, fühlen sich die Menschen schon seit Jahrtausenden zu bewusstseinsverändernden Substanzen hingezogen. Meist ging es ihnen darum, aus den außergewöhnlichen Bewusstseinszuständen zu lernen. Dies hat zu verschiedenen Theorien und kulturellen Traditionen geführt, die historisch mit psychoaktiven Pflanzen und Substanzen in Verbindung gebracht wurden. Betrachtet man diese Ansätze über Zeit und Raum hinweg, so zeigt sich, dass es ganz unterschiedliche Arten und Weisen gab, wie psychedelische Erfahrungen erzeugt und geschützt wurden.

Psychedelika in der antiken Welt

Altägyptische Darstellungen weisen auf die Verwendung von psychoaktiven Pilzen hin. Archäologischen Interpretationen zufolge waren solche Pilze jedoch allein den Königen vorbehalten. Niemand sonst durfte sie essen oder auch nur über sie sprechen. Angeblich waren die Pilze ein Geschenk von Osiris, dem Gott der Unterwelt, an die ägyptischen Pharaonen.

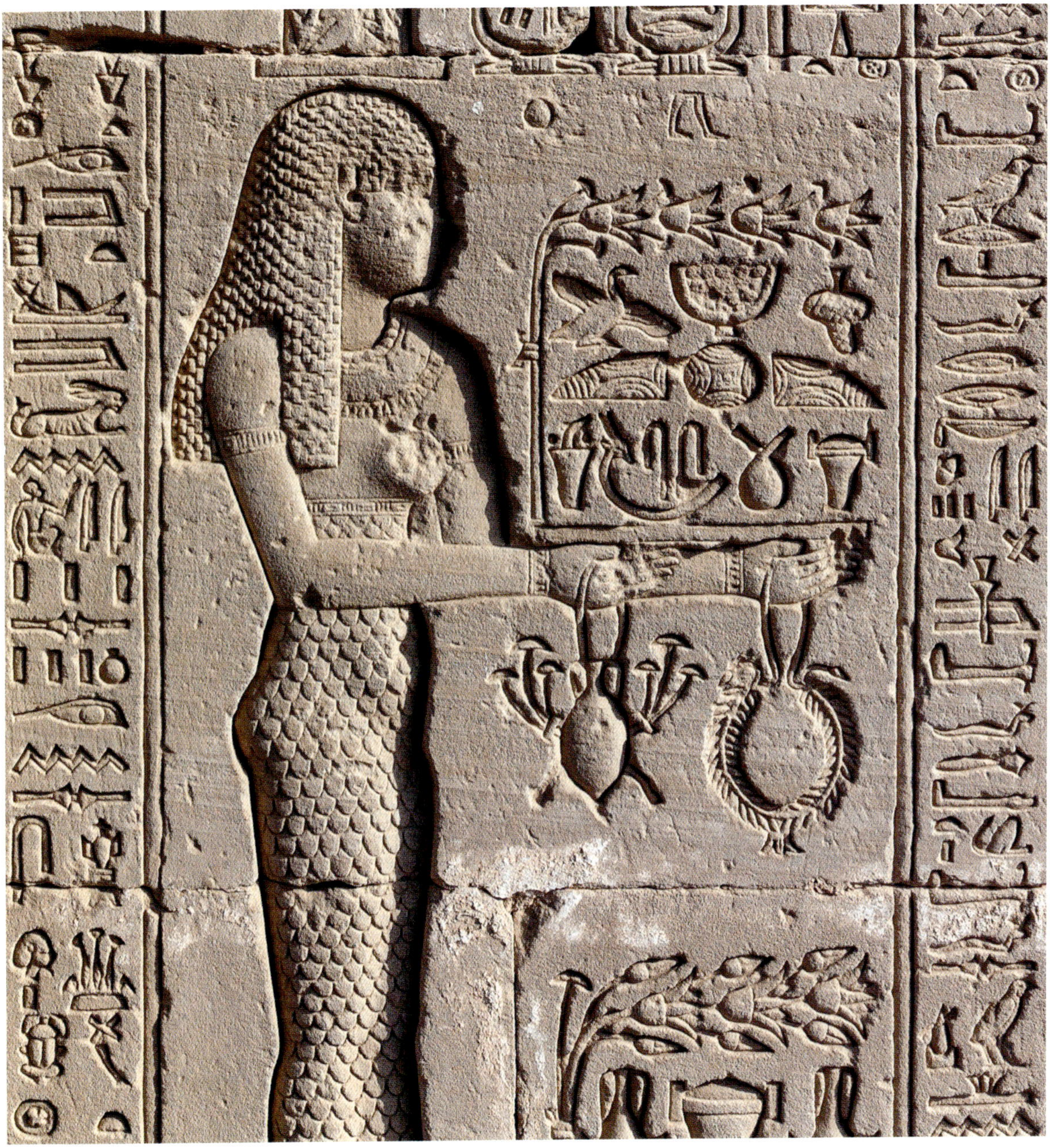

OBEN: Dieser Fries zeigt eine Zeremonie mit Psilocybin-Pilzen in der altägyptischen Kultur, möglicherweise das Verschenken von Pilzen an Könige. Archäolog:innen haben auch ähnliche kleinere Darstellungen halluzinogener Pilze an ägyptischen Statuen und Schmuckstücken gefunden.

RECHTS: Diese aztekische Statue aus dem 16. Jahrhundert stellt Xochipilli dar, den Prinzen der Blumen. Auf der Figur sind verschiedene halluzinogene Pflanzen zu erkennen, von Tabakblüten über Pilzkappen bis hin zu Windenblüten. Die Statue faszinierte Chemiker wie Albert Hofmann, der sich in den 1940er-Jahren daranmachte, die Inhaltsstoffe dieser Pflanzen chemisch zu synthetisieren.

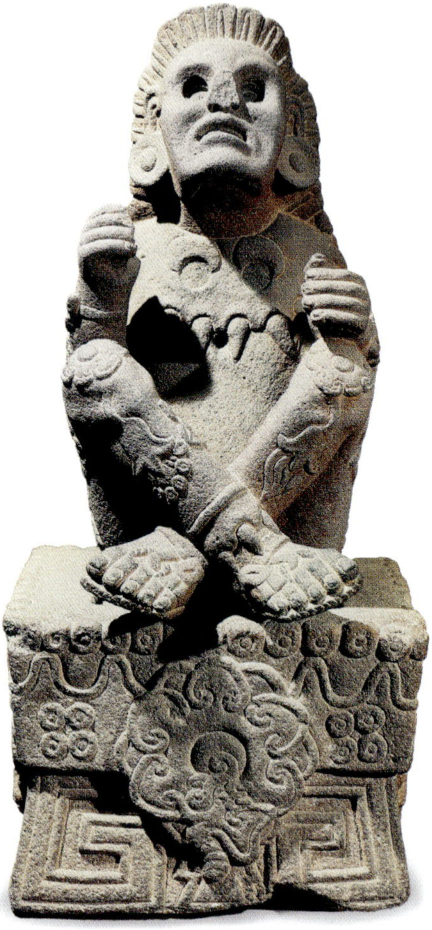

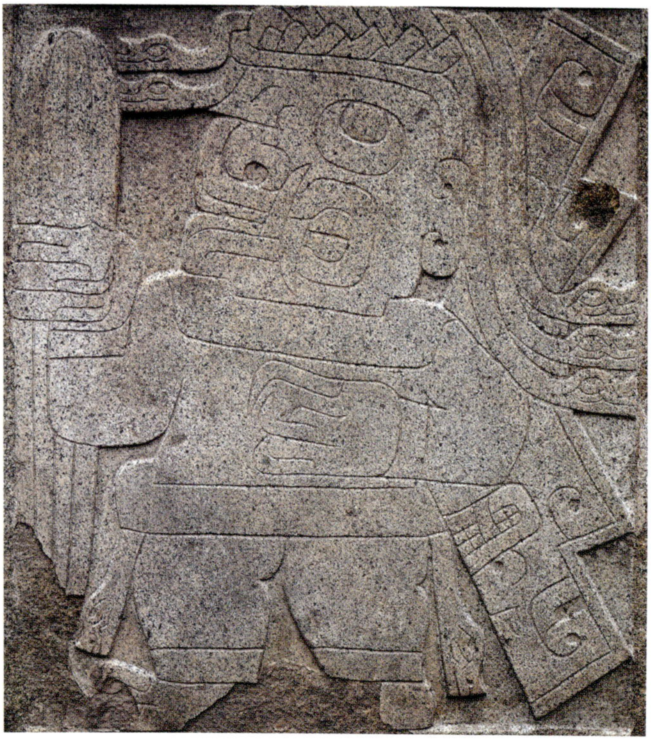

LINKS: Dieser Fries aus der Zeit von 900–500 v. Chr. zeigt einen Schamanen oder eine priesterähnliche Figur, die einen San-Pedro-Kaktus hält. Er wurde an der alten Kultstätte Chavín de Huántar in den Anden im Nordwesten Perus gefunden und ist eine der ältesten bisher identifizierten Darstellungen des Kaktus.

RECHTS: In der alten hinduistischen Tradition wird der Gott Shiva mit bewusstseinsverändernden Pflanzen in Verbindung gebracht. Soma galt als göttlicher Trank mit berauschender Wirkung, wobei jedoch bislang ungeklärt ist, aus welcher Pflanze oder Pflanzenmischung es bestanden haben soll.

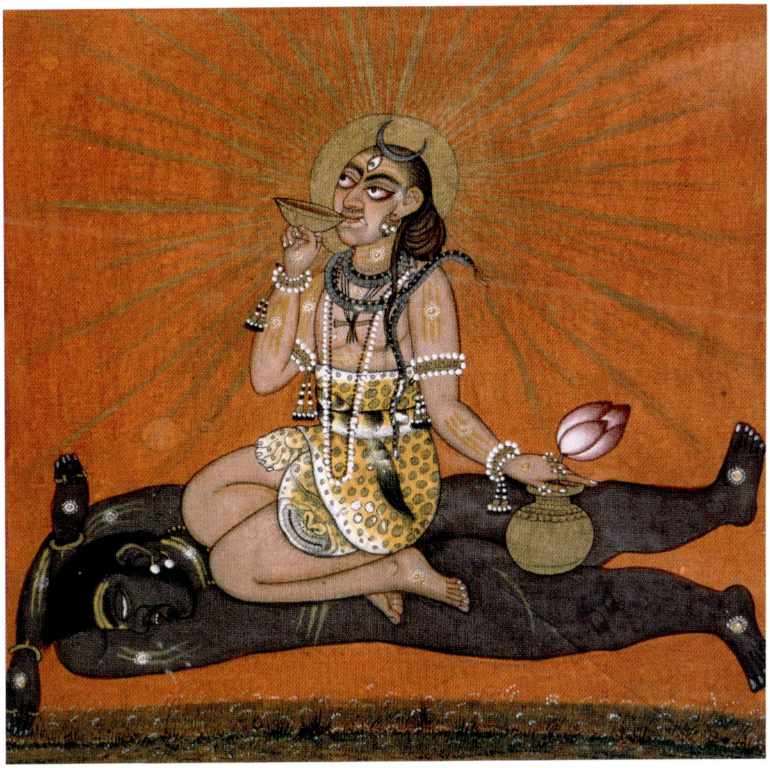

Die Ägypter waren jedoch nicht die einzige antike Kultur, deren Götter die Erkundung außergewöhnlicher Bewusstseinszustände förderten. So ist beispielsweise im Hinduismus Shiva, «der Zerstörer», imstande, das Universum zu verändern. Er ist zum Symbol für die Suche nach alternativen Realitäten geworden, einschließlich derer, die durch Halluzinogene hervorgerufen werden. Wissenschaftler:innen, die sich mit prä-vedischen Kulturen befassen, vermuten, dass es in Asien eine reiche und komplexe Geschichte des Gebrauchs psychoaktiver Substanzen gibt. Sie haben verschiedene Substanzen mit halluzinogenen Eigenschaften identifiziert, die bei rituellen Praktiken zum Einsatz kamen.

Auch Cannabis galt als heilige Pflanze und hatte seinen Platz in der alten Kräuterheilkunde. Seine Samen wurden gemahlen und gegessen, Hanffasern wurden für Textilien verwendet. In China wurde Cannabis schon vor 8000 Jahren verwendet, also lange bevor die Pflanze über die Seidenstraße nach Nordeuropa gelangte. Alte chinesische Belege deuten darauf hin, dass Cannabis geraucht und gegessen wurde, oft im Rahmen einer Heilungszeremonie.

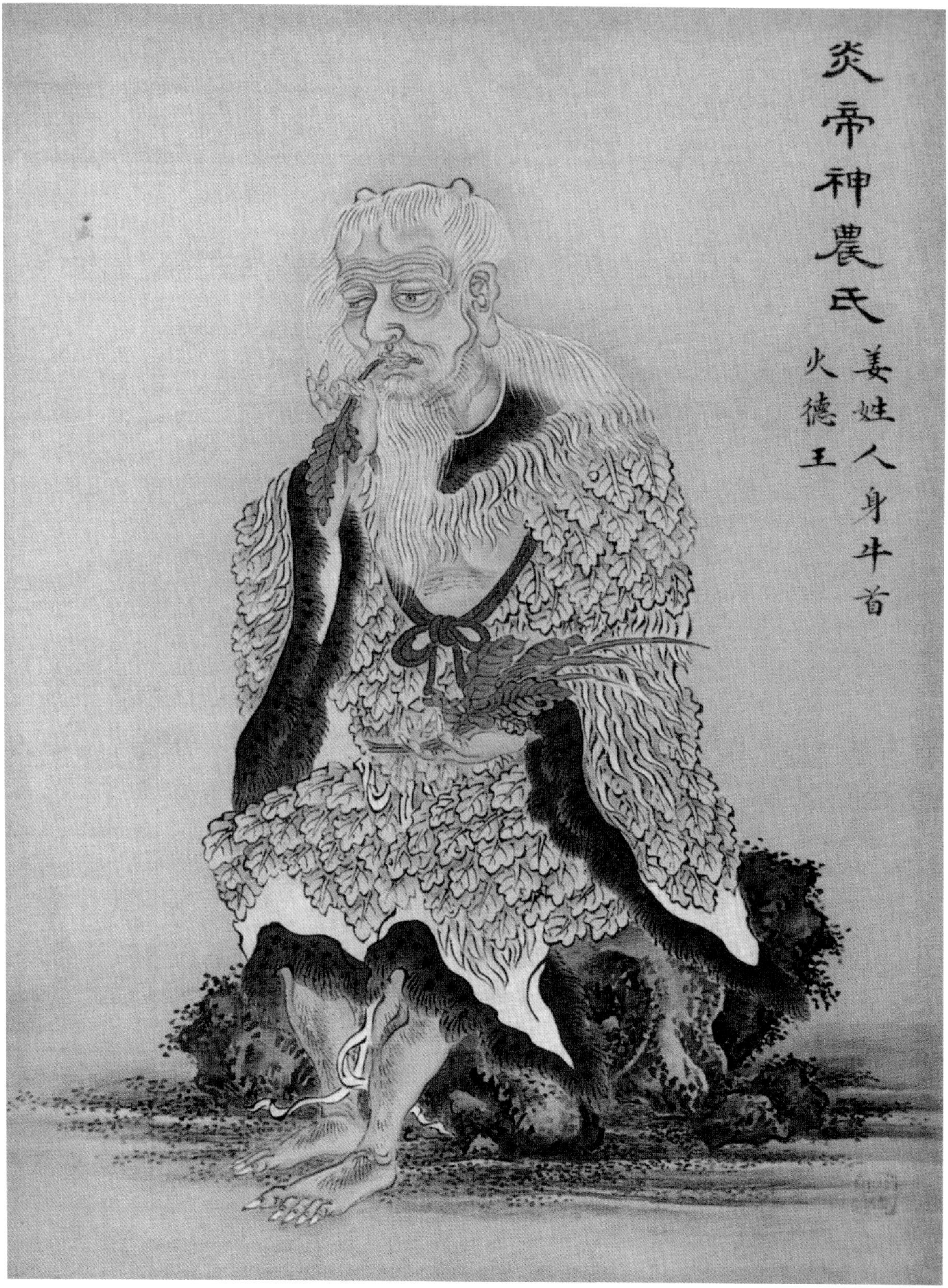
炎帝神農氏
姜姓人身牛首
火德王

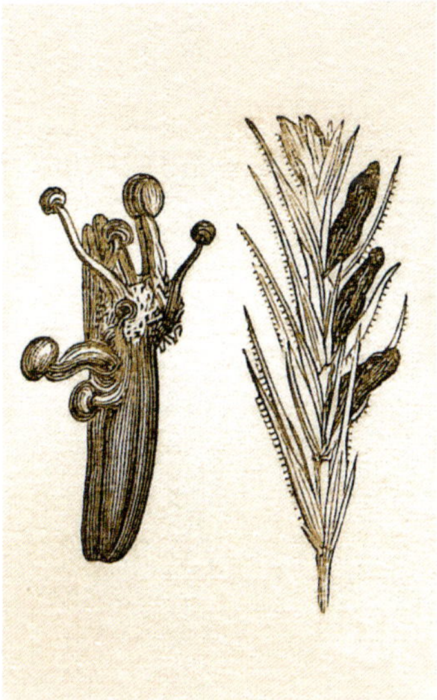

Ergotismus im Mittelalter

Zu den bekanntesten Beispielen aus der frühen Neuzeit für das, was später als Psychedelika bekannt wurde, gehören Berichte über Mutterkornvergiftungen oder Ergotismus. Mutterkorn ist ein Pilz, der auf Roggen wächst und dessen Einnahme tödlich sein kann. Er löst schwere Reaktionen aus wie beispielsweise starke Durchblutungs- und Empfindungsstörungen. Im Mittelalter sollen Zehntausende von Menschen an Mutterkornvergiftungen gestorben sein. Allerdings erkannte man den Zusammenhang zwischen dem Pilz und der Vergiftung erst im 16. Jahrhundert.

Benediktinermönche nannten die Mutterkornvergiftung St. Antoniusfeuer, in Anspielung auf den Heiligen, zu dem die Erkrankten um Heilung beteten. Die Vorstellung des Antoniusfeuers mag Künstler wie Hieronymus Bosch inspiriert haben. Das Chaos auf seinem Gemälde *Die Versuchung des Heiligen Antonius* soll die seelischen Qualen des heiligen Antonius darstellen.

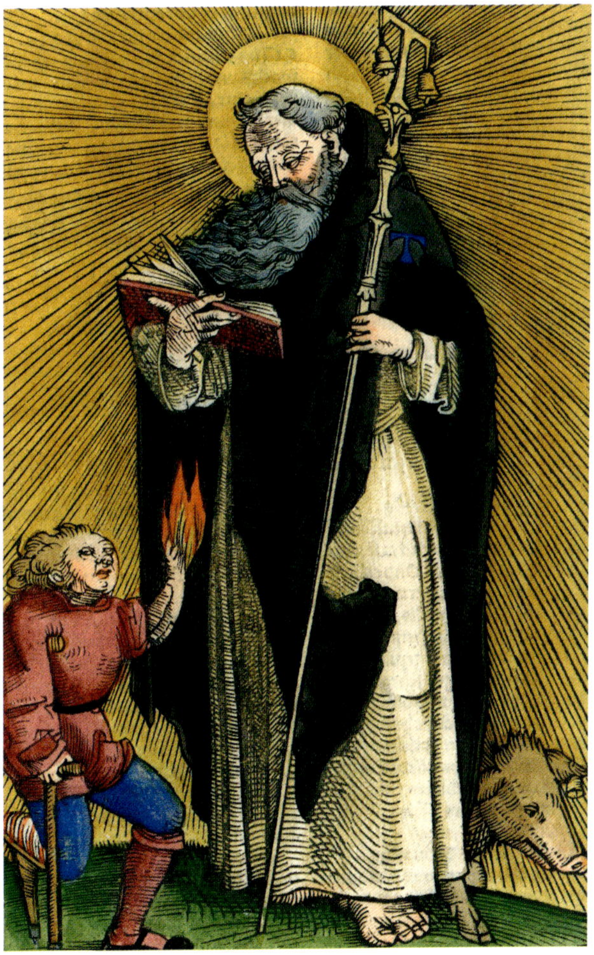

LINKS: Kaiser Shen-Nung (ca. 2700 v. Chr.) gilt als Vater der chinesischen Heil- und Kräuterkunde. Er untersuchte die medizinischen Eigenschaften der Cannabispflanze und erkannte, dass Cannabis im Übermaß Halluzinationen hervorruft und die Kommunikation mit den Geistern ermöglicht.

OBEN: Die ersten botanischen Abbildungen des Mutterkornpilzes wurden erst 1847 veröffentlicht. Schon im Mittelalter war seine toxische Wirkung bekannt. Viele erkrankten an dem Pilz, der die Durchblutung und das Nervensystem beeinflusst. Heiler und Hebammen wussten sich diese Wirkung aber auch zunutze zu machen.

RECHTS: Dieser handkolorierte Holzschnitt wird Johann Ulrich Wechtlin zugeschrieben. Er erschien in einem Text für Chirurgen aus dem Jahr 1540 und zeigt den heiligen Antonius, der sich um eine Person kümmert, die an einer Mutterkornvergiftung erkrankt ist. Die Krankheit, die mit Krämpfen und Gangränen einhergeht, wurde durch den Verzehr von mit Pilzen infiziertem Roggen verursacht.

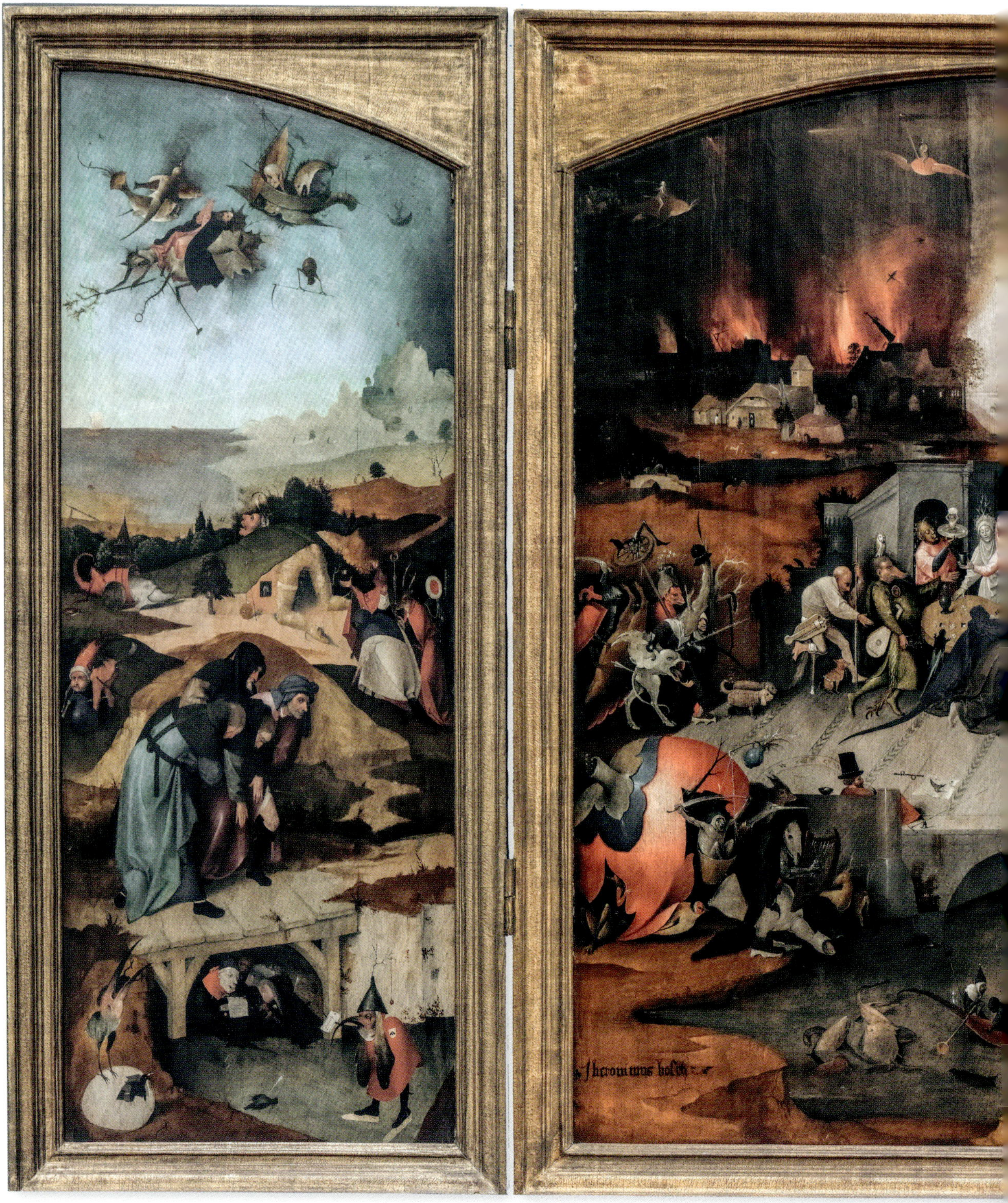
Jheronimus bosch

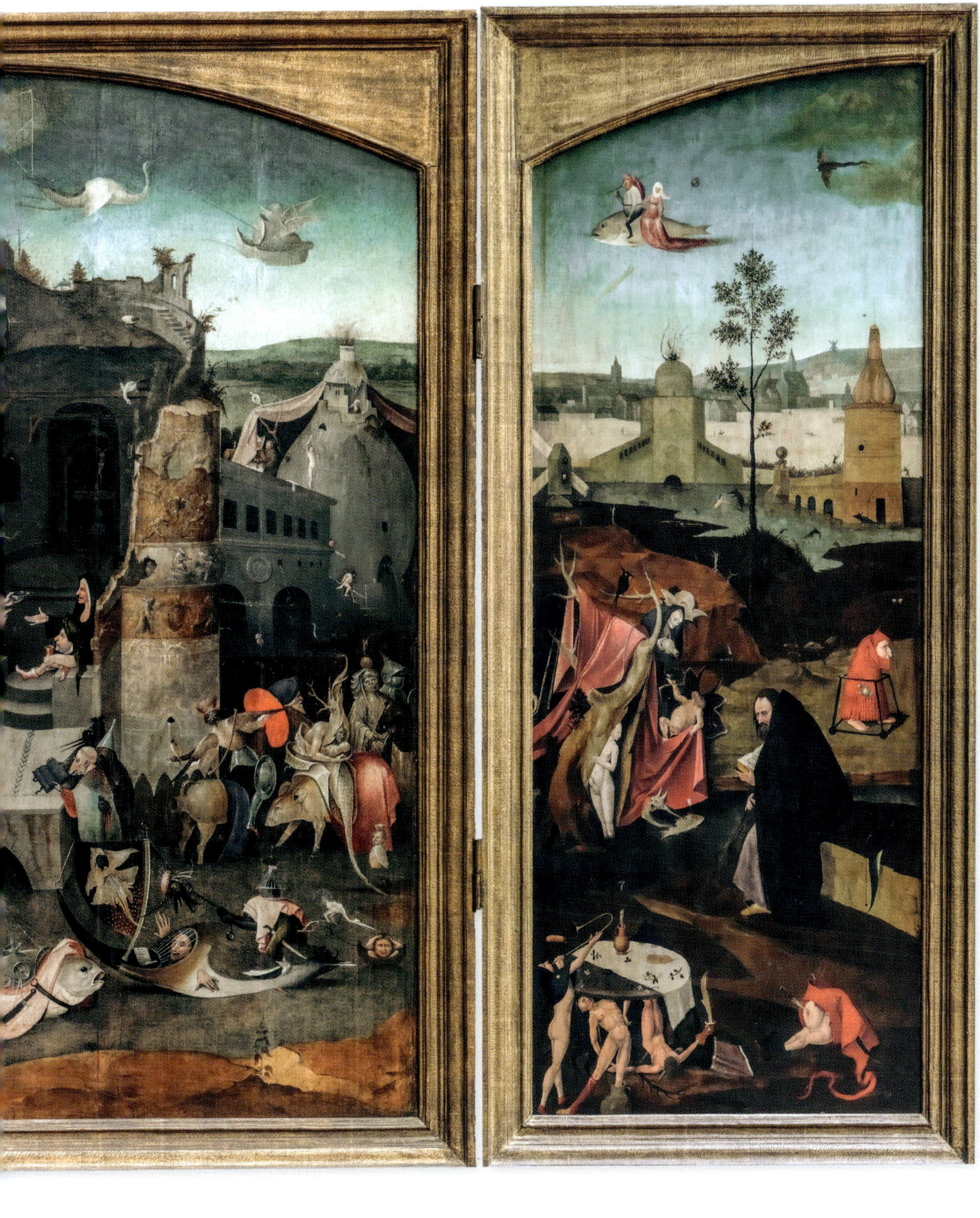

Mesoamerikanische Pilze

In Mesoamerika fand man Pilzstatuen aus der Zeit der Maya, die von der Verehrung von Pilzen und deren Personifizierung zeugen. Diese Darstellungen zeigen die Pilze als lebendige Wesen, die Lehren vermitteln können. Es ist allerdings schwierig, auf der Grundlage der spärlichen archäologischen Funde auf die genaue Verwendung von Pilzen oder anderen heiligen Pflanzen zu schließen. In Verbindung mit den erhaltenen Texten und Kodizes zeigen solche Artefakte jedoch, dass die halluzinogene Wirkung von Pflanzen und Pilzen bekannt war und als schützenswert galt. Das legt vor allem die besondere Stellung der Pilze in Bildern von religiösen Zeremonien der Maya nahe. Weitere Abbildungen machen diesen Zusammenhang noch deutlicher. Der San-Pedro-Kaktus zum Beispiel ist vielleicht die älteste bekannte halluzinogene Pflanze Südamerikas. Die frühesten Darstellungen, die auf seine Verwendung hinweisen, wurden im Norden Perus entdeckt und stammen aus dem 1. Jahrtausend v. Chr. Der San-Pedro-Kaktus wurde sowohl als heilende als auch als heilige Pflanze verehrt und zu rituellen Zwecken verwendet.

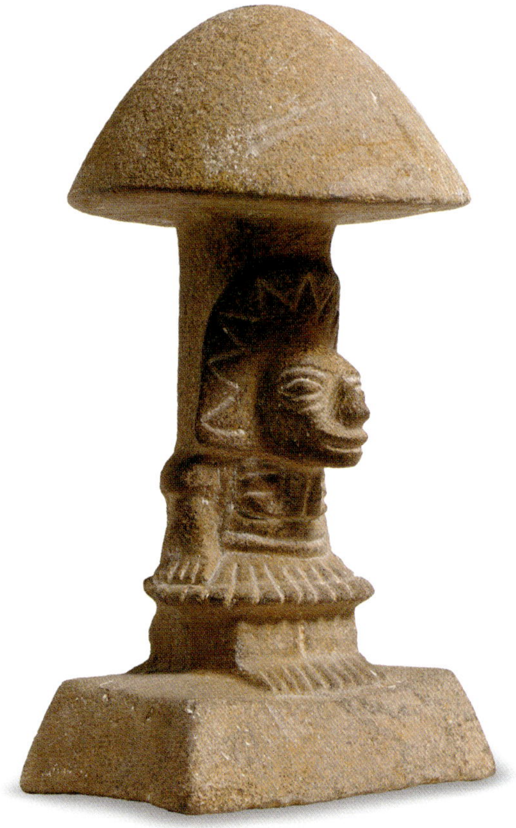

VORHERIGE SEITE: Der niederländische Künstler Hieronymus Bosch (ca. 1450–1516) schuf 1501 ein Triptychon, um das Chaos zu veranschaulichen, das durch eine Mutterkornvergiftung entstand. Sein Gemälde stellt nicht nur die körperlichen Schmerzen dar, die mit der Vergiftung einhergehen. Es drückt auch eine Art Zusammenbruch der Ordnung und die damit verbundene Zerstörung und Verzweiflung aus.

LINKS: Diese Pilzstatue, die im heutigen Guatemala gefunden wurde, stammt aus dem Jahr 1550 v. Chr. Dem Archäologen Gilberto Palma zufolge stellt sie vermutlich einen Totengott dar und wurde im Rahmen ritueller Zeremonien verwendet.

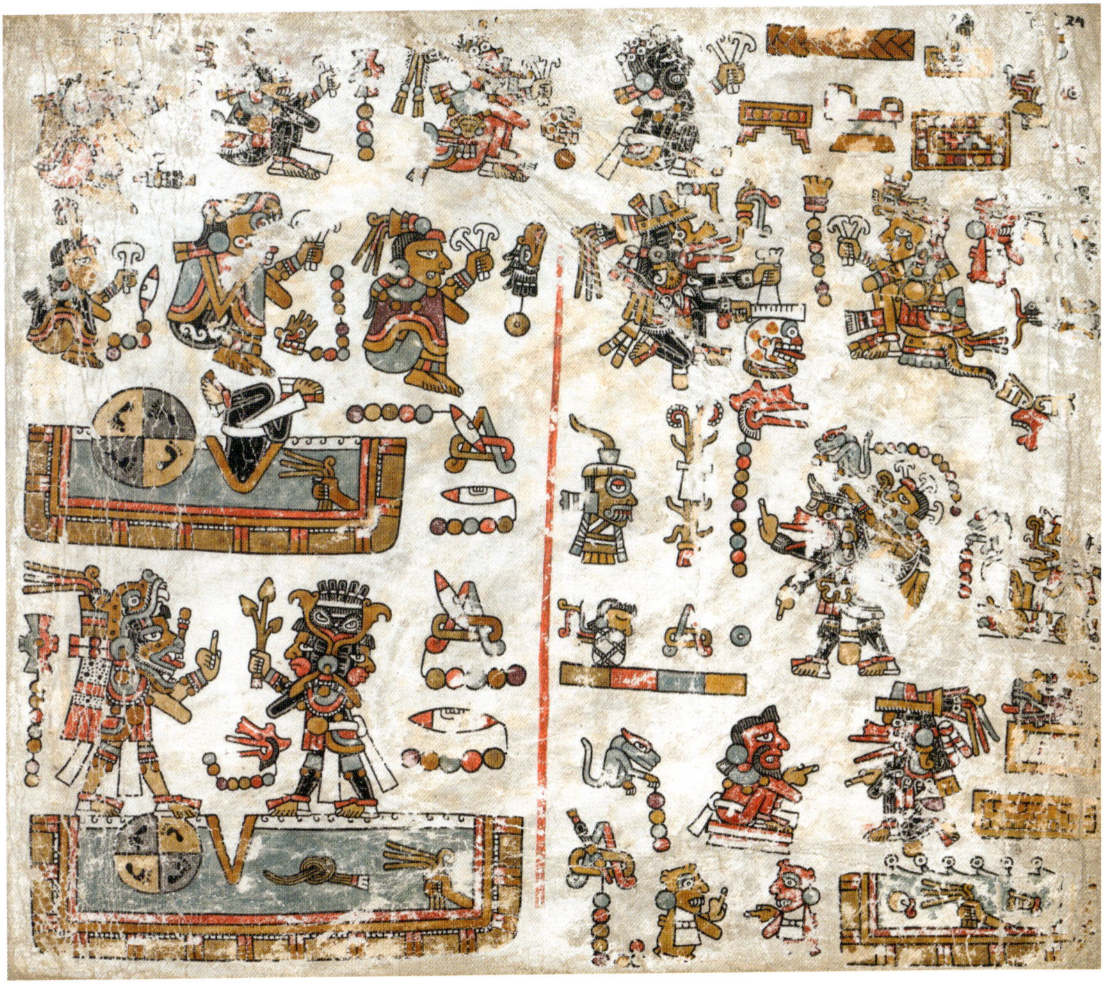

OBEN: Der *Codex Vindobonensis Mexicanus* ist einer der frühesten mixtekischen Kodizes, die Hieroglyphen zur Darstellung des Gebrauchs entheogener Pilze verwenden. Wissenschaftler:innen gehen davon aus, dass er aus einer vorspanischen Periode stammt und dass diese lebendige Illustration eine verblüffende Geschichte über die Erschaffung des Universums vor der Ankunft der Europäer erzählt.

RECHTS: In dieser Illustration aus dem *Codex Magliabechiano* aus dem 16. Jahrhundert steht der Gott der Unterwelt hinter einer sitzenden Figur und beschwört vielleicht Ideen oder sogar Visionen herauf, zu denen der Teonanacatl-Pilz Zugang gewährt. Sein Name bedeutet in der Nahua-Sprache der Azteken «Fleisch der Götter».

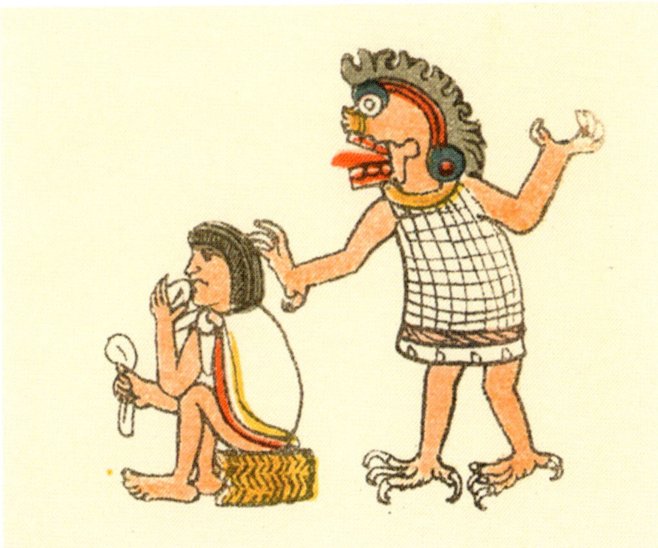

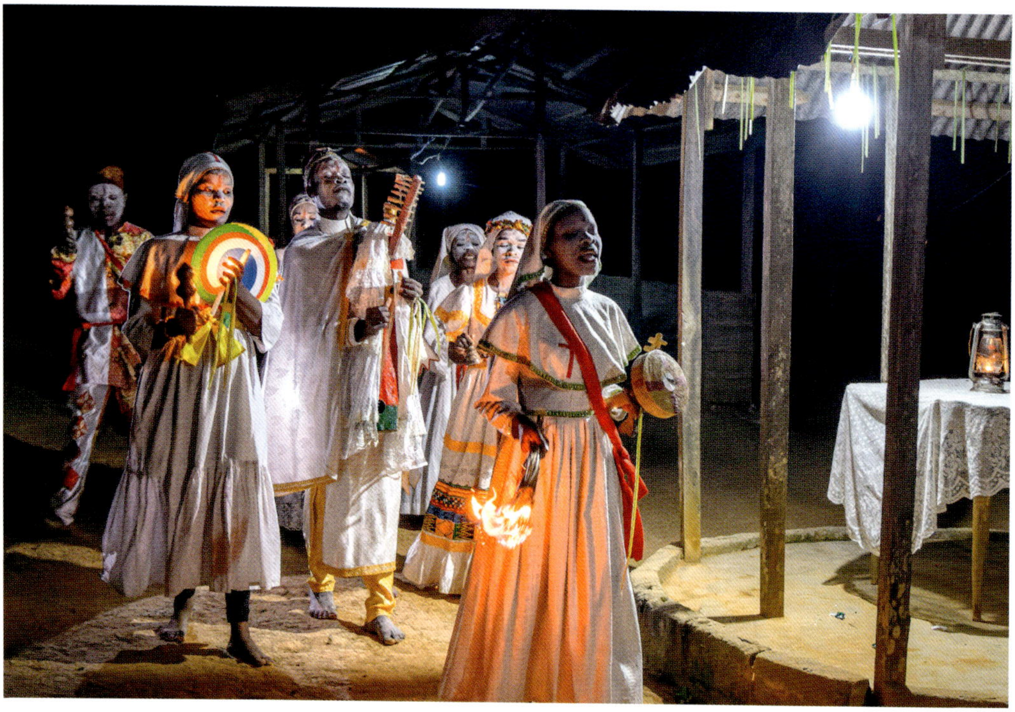

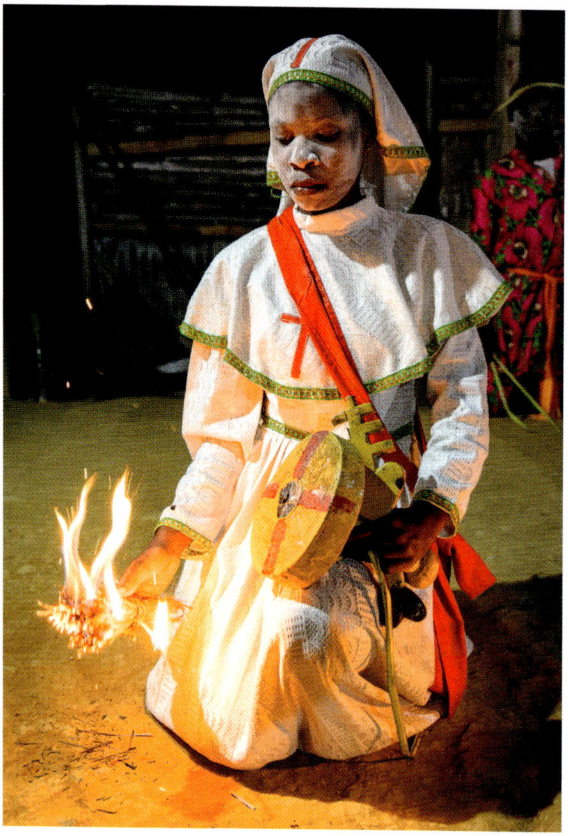

OBEN UND RECHTS: In kleinen Dosen hat Iboga eine anregende Wirkung, aber in größeren Dosen kann es Halluzinationen verursachen. In der Bwiti-Religion in Gabun wurde Iboga in Übergangszeremonien verwendet. Visionen sollten den Jugendlichen beim Eintritt in eine neue Lebensphase ermöglichen, mit ihren Vorfahren in Kontakt zu treten.

Iboga und afrikanische Heiler

In Westafrika nutzen Medizinmänner und Heiler, die in den Wäldern Gabuns leben, seit Langem pflanzliche Arzneimittel, darunter den Regenwaldstrauch *Tabernanthe iboga.* Der zur Familie der *Apocynaceae* gehörende Strauch wächst natürlich in Zentralafrika und wird von den gabunischen Bwiti-Heilern in spirituellen Ritualen verwendet. Die ersten Initiationsrituale von Anhängern des Bwiti-Glaubens wurden in den 1880er-Jahren in Frankreich beschrieben. Studien aus dem 20. Jahrhundert deuten darauf hin, dass die Iboga-Pflanzen für lokale Heilbräuche genutzt wurden und wahrscheinlich schon seit Jahrhunderten, wenn nicht Jahrtausenden, in Ritualen Anwendung finden.

Französische Forscher identifizierten im späten 19. Jahrhundert einige der aktiven Alkaloide und lenkten die Aufmerksamkeit auf die halluzinogenen Eigenschaften der Pflanze. Die psychoaktive Substanz Ibogain wurde 1901 isoliert und eine Zeit lang in Frankreich als mildes Stimulans zur Anwendung bei Müdigkeit, Depressionen und zur Genesung von Krankheiten verkauft. Seine psychedelischen Eigenschaften wurden in der westlichen Welt erst in den 1960er-Jahren vollständig beschrieben, als man sich genauer mit den spirituellen Traditionen der Bwiti-Heiler beschäftigte.

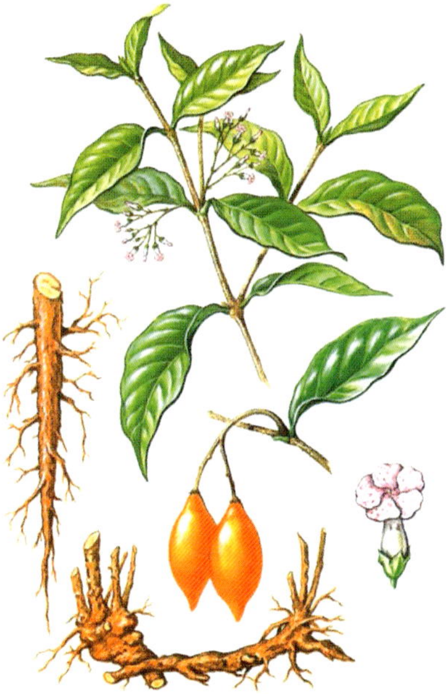

OBEN: Die Iboga-Pflanze wurde von Botaniker:innen zunächst übersehen und ist daher in einigen frühen Kompendien des afrikanischen Pflanzenwissens nicht zu finden. Die hier abgebildete Zeichnung stammt aus dem 20. Jahrhundert, als die Pflanze bereits als potenzielles Heilmittel erkannt worden war.

NÄCHSTE SEITE: Diese Illustrationen der deutsch-guatemaltekischen Maya-Künstlerin Nan Cuz stammen aus dem Buch *In the Kingdom of Mescal (Im Reiche des Mescal)*, das 1968 veröffentlicht wurde. Die Geschichte handelt von der Suche nach tiefem Wissen und der Verbindung zu unserem spirituellen Selbst, die wir durch Meditation oder Psychedelika erreichen. Die komplexe Geschichte wird durch die farbenfrohen und spielerischen Illustrationen von Nan Cuz greifbar.

Verehrung heiliger Pflanzen

Heilige Pflanzen gab es zu allen Zeiten und in aller Welt. Da ihre Wirkungen jedoch durch lokale Bräuche und Glaubensvorstellungen unterschiedlich interpretiert wurden, haben sie auch ganz unterschiedliche kulturelle Reaktionen hervorgerufen. Nicht immer etwa waren Pflanzen, die Macht über das menschliche Bewusstsein auszuüben vermochten, für alle zugänglich. In einigen Fällen, wie im alten Ägypten, waren heilige Pflanzen beispielsweise nur der Elite vorbehalten. In Mexiko wurde der Peyote-Kaktus als eine Art «Pflanzenlehrer» verehrt, fest verwurzelt in einem Ökosystem, das auf vielfältigen Beziehungen zwischen Pflanzen und Menschen beruht. Unser heutiges Verständnis dieser Pflanzen wird oft durch eine ideologische Brille gefiltert. Im Laufe der Zeit haben Aberglaube und Diskriminierung dazu geführt, dass einige Pflanzen und ihre Eigenschaften falsch verstanden und beurteilt wurden. Manchmal war diese Fehlinformation gewollt und diente dazu, eine Pflanze vor unternehmungslustigen Behörden oder dem Zugriff anderer Außenstehender zu schützen. Einige indigene Praktiken gehen bis heute in diese Richtung, etwa indem sie das Sprechen über heilige Pflanzen oder auch nur schon ihre Betrachtung streng tabuisieren.

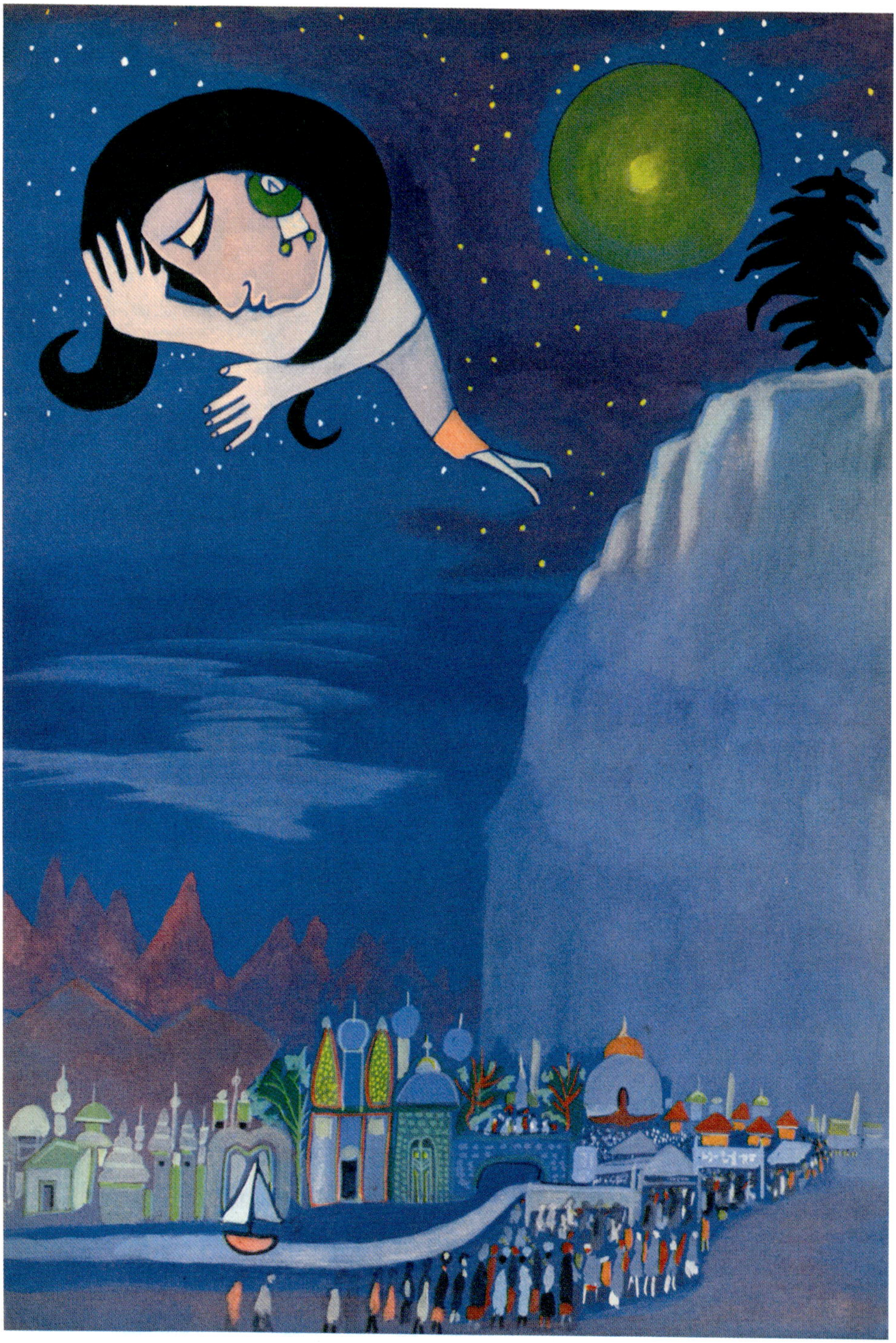

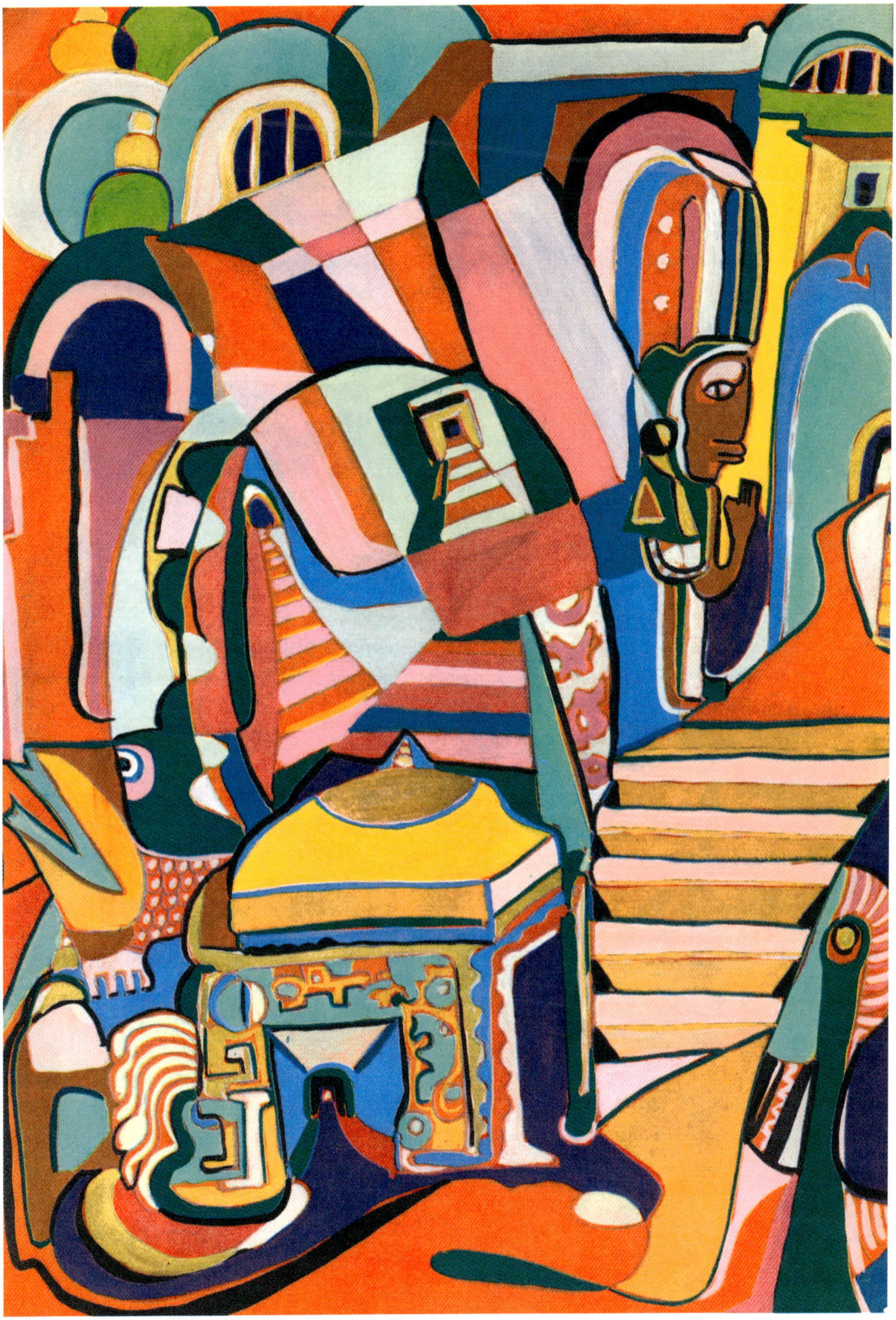

Peyote: Die teuflische Wurzel

Peyote ist ein gedrungener, knolliger Kaktus, der im Norden Mexikos und im Süden der USA in der Nähe des Rio Grande wächst. Ältere Kakteen haben eine riesige Wurzel, und da die spanischen Kolonisatoren Peyote mit den blutigen Opferritualen der Azteken in Verbindung brachten, nannten sie ihn bald «Raiz diabolica» (Teufelswurzel). Peyote ist bekannt dafür, spektakuläre Visionen auszulösen. Die faserigen Kronen des Kaktus werden getrocknet und gekaut. Dabei kommt es häufig zu Übelkeit und Erbrechen, was aber als Teil der Erfahrung angesehen wird. Ein Beobachter aus dem Jahr 1591 berichtete, dass die Konsumenten unter dem Einfluss von Peyote «ihre Sinne verlieren, Visionen von schrecklichen Gestalten wie dem Teufel haben und in der Lage sind, die Zukunft vorherzusagen».

Der Konsum von Peyote wird mit den zeremoniellen Traditionen der indigenen Bevölkerung Amerikas in Verbindung gebracht, insbesondere mit denen der synkretistischen Religion der Native American Church (NAC). Mit Niederlassungen in Kanada und den Vereinigten Staaten gründete die NAC zu Beginn des 20. Jahrhunderts eingetragene religiöse Gruppen, die indigene und christliche Praktiken mit dem Gebrauch von Peyote in einen Zusammenhang brachten.

Die NAC gewann in den USA, Mexiko und später auch in Kanada eine immer größere Anhängerschaft und kann als indigene Antwort auf den Kolonialismus gesehen werden. Bei der Besiedlung Nordamerikas durch die Europäer wurden die indigenen Völker auf brutale Weise von ihrem angestammten Land vertrieben und ihre kulturellen Praktiken unterbunden. Mit der Besiedlung ging zugleich eine Kommerzialisierung der pflanzlichen Rohstoffe einher, auf die die indigene Bevölkerung zum Überleben angewiesen war. Dieses gewaltsame Vorgehen trennte die Gemeinschaften von den lokalen Ökosystemen und zwang sie, nach Alternativen zu suchen. Für die NAC wurde der Peyote-Kaktus mit seinen halluzinogenen und divinatorischen Kräften zu einem zentralen Bestandteil ihrer zeremoniellen Praxis.

Die Versammlungen und heiligen Zeremonien zogen schon bald die Aufmerksamkeit von Anthropolog:innen und Ethnobotaniker:innen auf sich. Sie waren fasziniert von der Art und Weise, wie der Peyote-Kaktus in verschiedene Zeremonien integriert wurde, die von spirituellen und medizinischen Führern geleitet und manchmal als christliche Rituale verteidigt wurden. Die Anführer der NAC behaupteten, dass sie alte Praktiken aufgriffen und den Menschen, die durch den Kolonialismus ihr Leben, ihre Kultur und ihre spirituelle Führung verloren hatten, eine neue Ausrichtung boten.

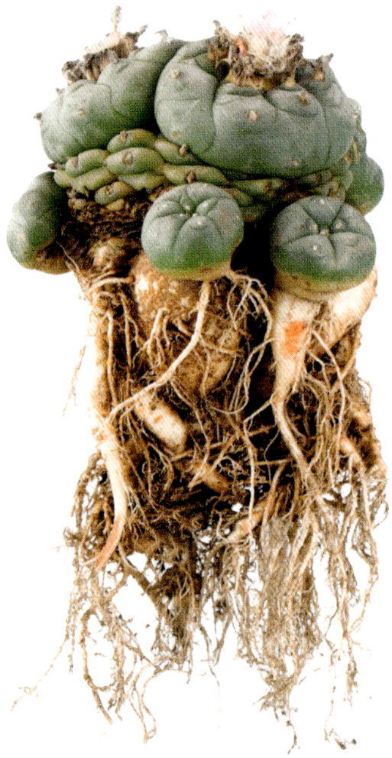

OBEN: Der Peyote-Kaktus ist bekannt für seine lange, knollige Wurzel, die zu seinem langsamen Wachstum und seltsamen Aussehen beiträgt. Früher wurde er wegen seines Aussehens und seiner Wirkung auch als «Teufelswurzel» bezeichnet.

OBEN RECHTS: *Takutsi and Tamatsi Kauyumarie Steal the Rain-bowl and the Arrows* («Takutsi und Tamatsi Kauyumarie stehlen die Regenschüssel und die Pfeile») von Tutukila Carrillo Sandoval (1973). Das Werk zeigt, wie Takutsi (unten rechts) vom kannibalischen Stamm der Hewixi verraten wird. Am Ende überlistet sie die Hewixi und verschafft den Pilgern ihrer Gemeinschaft freies Geleit, damit sie mit ihren Ahnen in Kontakt bleiben und in Wirikuta Peyote sammeln können.

UNTEN RECHTS: *Kieraka Guards the Entrance to Wirikuta* («Kieraka bewacht den Eingang zu Wirikuta») von Juan Rios Martinez (1973). Diese farbenfrohe Stickerei zeigt ein Heloderma horridum oder Ungeheuer, das das heilige Land von Wirikuta beschützt, während die Pilger Opfergaben sammeln, um sicheren Zutritt zu erhalten.

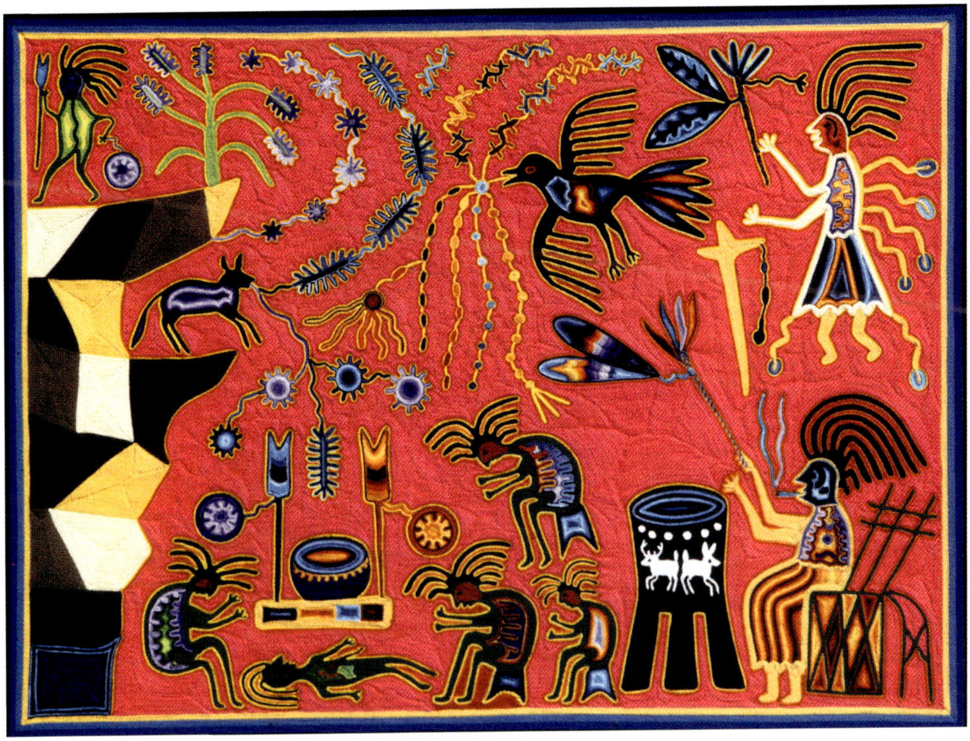

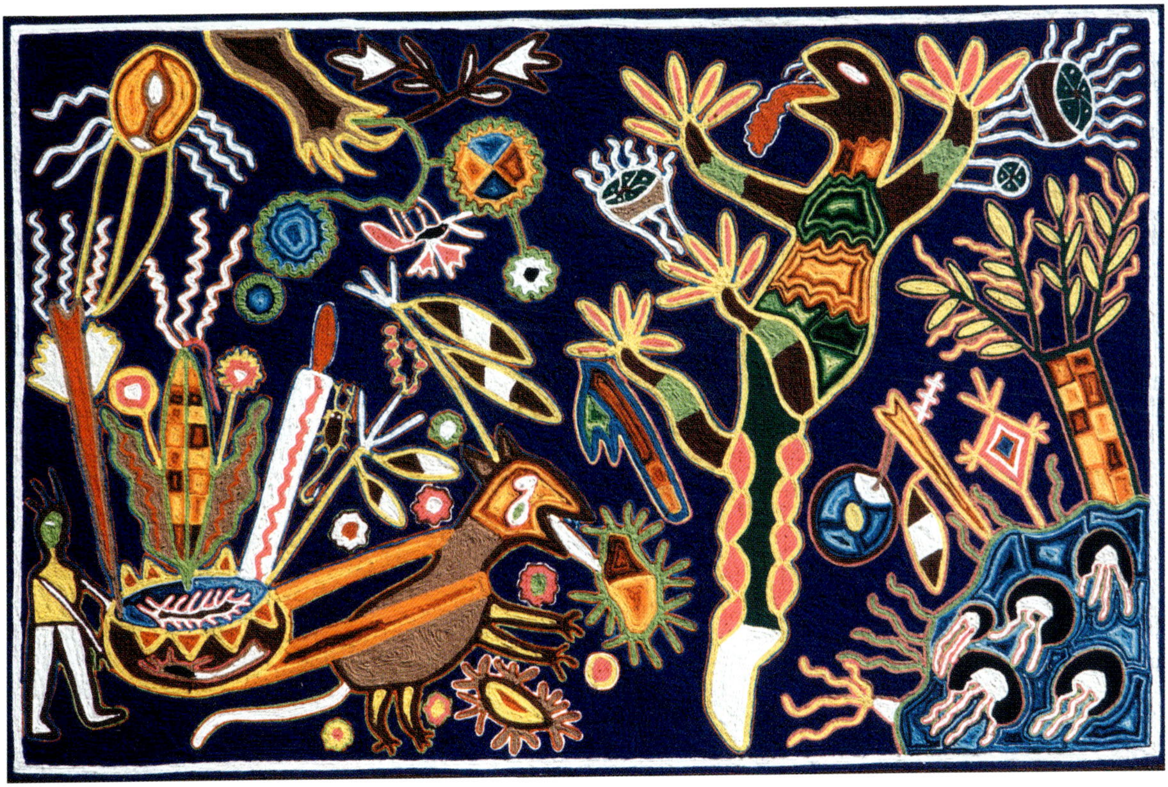

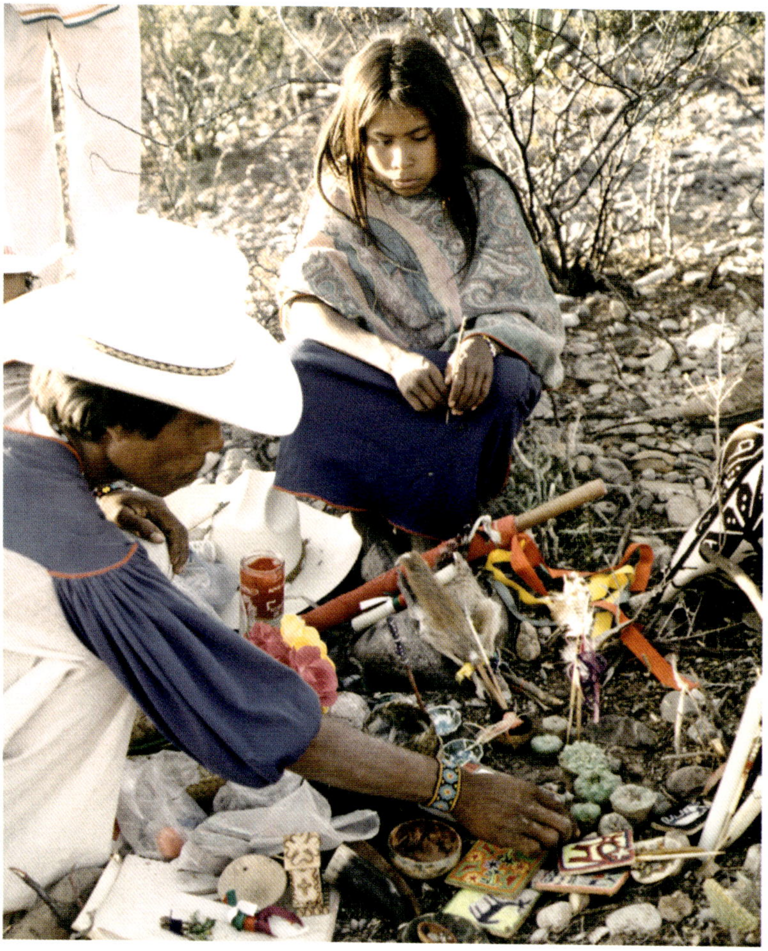

OBEN: In der Huichol-Tradition gilt der Peyote-Kaktus als heilige Pflanze, die durch ihre kraftvollen Visionen Einsichten und Lehren vermittelt. Hier bringen Mitglieder der Huichol-Gemeinschaft dem Peyote-Kaktus Geschenke, um die Pflanze und ihren heiligen Platz in ihrer Kultur zu ehren.

RECHTS: Dieser Topf mit gesunden Peyote-Kakteen wächst auf der Veranda von Amada Cárdenas (siehe Seite 36) Haus in Mirando City, Texas, das zu einer wichtigen religiösen Stätte für die indigenen Gemeinschaften geworden ist, die den Peyote-Kaktus verehren. Seit ihrem Tod haben viele Menschen, die von Amada empfangen und betreut wurden, ihr Haus und die Peyote-Gärten im Gedenken an sie erhalten.

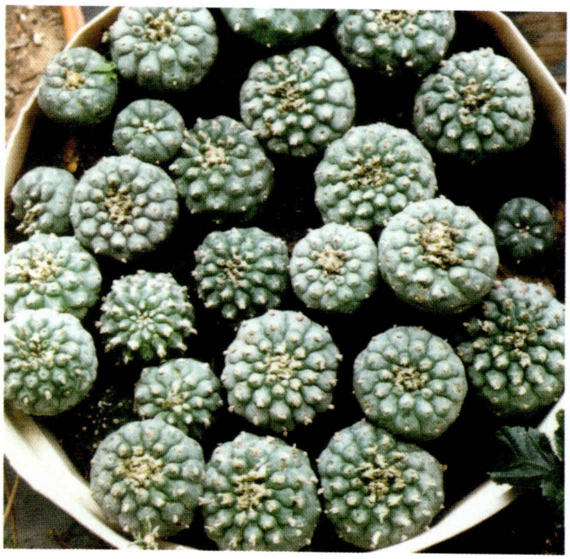

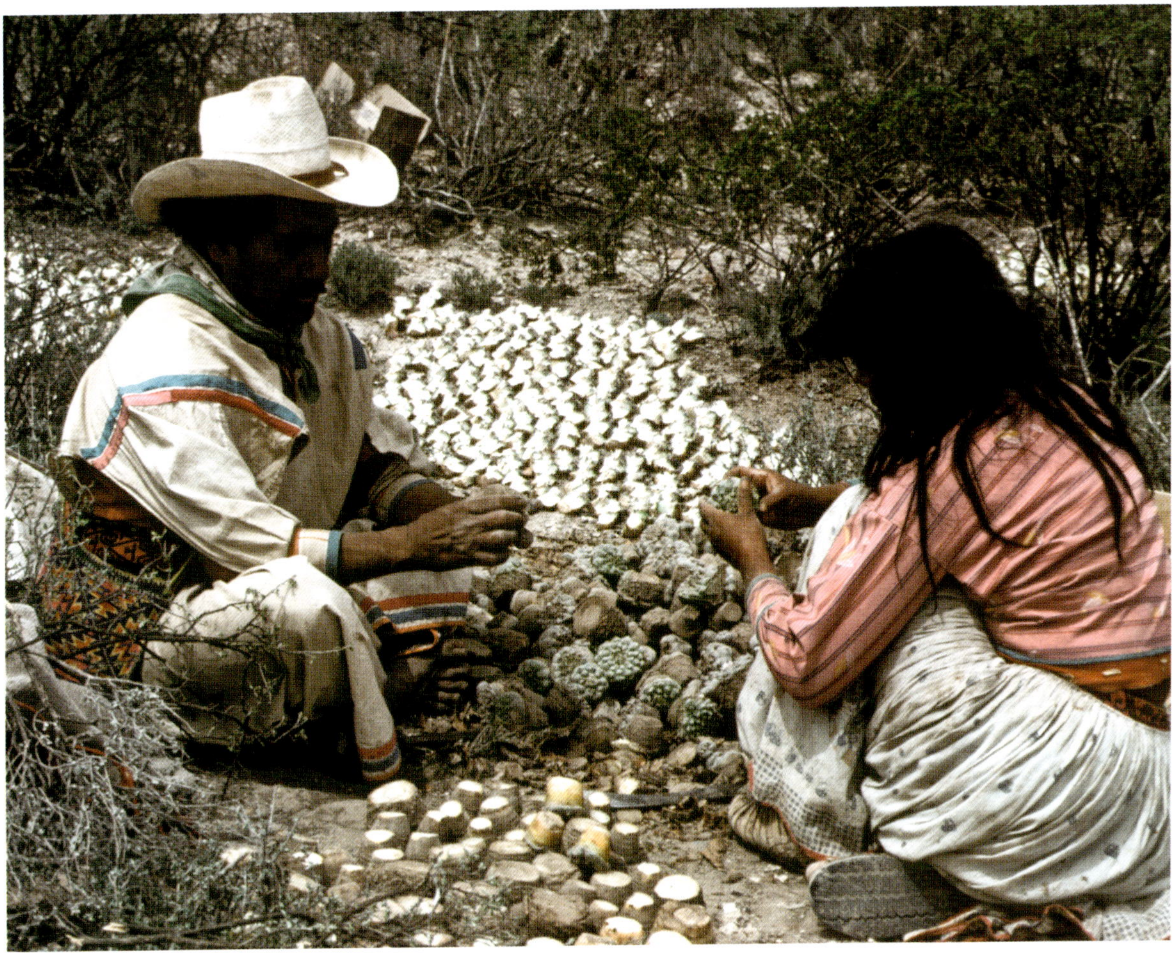

OBEN: Plätze, an denen Peyote wächst, gelten in den religiösen Traditionen der Huichol als heilige Orte. Der Schutz der langsam wachsenden Peyote-Kakteen ist ein wichtiger Teil der Kultur. Hier schneiden die Huichol die knolligen Kakteen vorsichtig ab, um die Wurzel zu erhalten und das Nachwachsen zu fördern.

Die Versammlungen und Aktivitäten wurden von kritischen Stimmen als sektiererisch eingestuft. Andere, wie etwa J. S. Slotkin, Anthropologieprofessor an der Universität von Chicago, äußerten sich wohlwollender und vertraten die Ansicht, dass die Verehrung des Peyote-Kaktus eine echte Religion sei, und darüber hinaus eine angemessene Reaktion auf Jahrhunderte des Kolonialismus, der die indigenen Völker ihrer eigenen Traditionen beraubt habe. All diese Diskussionen fielen in eine Zeit, in der die Bundesbehörden in Kanada und den Vereinigten Staaten die Zeremonien mit Misstrauen betrachteten. Die Betonung des männlichen Schamanismus, des Pflanzenwissens und der mächtigen Rolle von Visionen bei der Herstellung spiritueller Verbindungen politisierte den Peyote-Kult und seine Assoziationen mit dem Widerstand der indigenen Bevölkerung.

Die Peyote-Frau

Frauen spielen eine wichtige Rolle in den Geschichten, Mythologien und Visionen, die sich um heilige Pflanzen und ihre Lehren ranken. In einigen erscheinen sie in göttlicher Gestalt, in anderen spielen sie als Heilerinnen oder Bewahrerinnen des Wissens eine zentrale Rolle. In der schamanischen Tradition Lateinamerikas beispielsweise führen Heilerinnen oder Curanderas die Zeremonien persönlich durch.

Im Fall von Peyote gibt es mehrere Geschichten, die den Ursprung seiner Verwendung einer indigenen Frau zuschreiben. Die Details variieren, aber in jeder Geschichte erscheint die Peyote-Pflanze als Lehrerin, die einer Frau Informationen und Ratschläge gibt. Diese helfen ihr, eine Lösung für ein Problem zu finden, mit dem ihr Volk konfrontiert ist. In einer Version verirrt sich die Frau auf der Suche nach ihren Brüdern. Sie schläft ein und träumt von einem Kaktus. Als sie aufwacht, findet sie den Peyote, isst etwas davon, und der Peyote zeigt ihr Bilder ihrer Brüder, die sie daraufhin wiederfinden kann. In einer anderen Version sucht eine Frau während einer Hungersnot nach Nahrung für ihr Volk. Der Peyote erscheint ihr im Traum, und nachdem sie etwas davon gegessen hat, wird die Frau zu Nahrung geführt und rettet ihre Gemeinschaft. In jeder Geschichte ist die «Peyote-Frau» eine Schlüsselfigur, die auf den Peyote hört und lernt, seine Botschaften zum Wohle ihrer Familie und der größeren Gemeinschaft zu berücksichtigen.

Während Peyote-Zeremonien in der Regel von einem männlichen Medizinmann, Heiler oder Schamanen geleitet werden, gelten Frauen als mächtige Interpretinnen und spielen eine wichtige Rolle als Wasserträgerinnen oder als Stimmen, die Erfahrungen durch Gesang vermitteln.

RECHTS: Amada Cárdenas (1904–2005, hier abgebildet) wuchs in den Peyote-Gärten in Südtexas auf und wurde zu einer der wichtigsten Anbauerinnen und Lieferantinnen dieser indigenen Pflanze. Ihr Engagement für die Bewahrung des Peyote machte sie zu einer einflussreichen Botschafterin für die indigenen Gemeinschaften, die den Kaktus als heilige Pflanze verehrten und konsumierten. Im Jahr 1987 wurde sie zu Ehren ihres langjährigen Engagements für Peyote und die Rechte der indigenen Bevölkerung Amerikas in den Vorstand des NAC berufen.

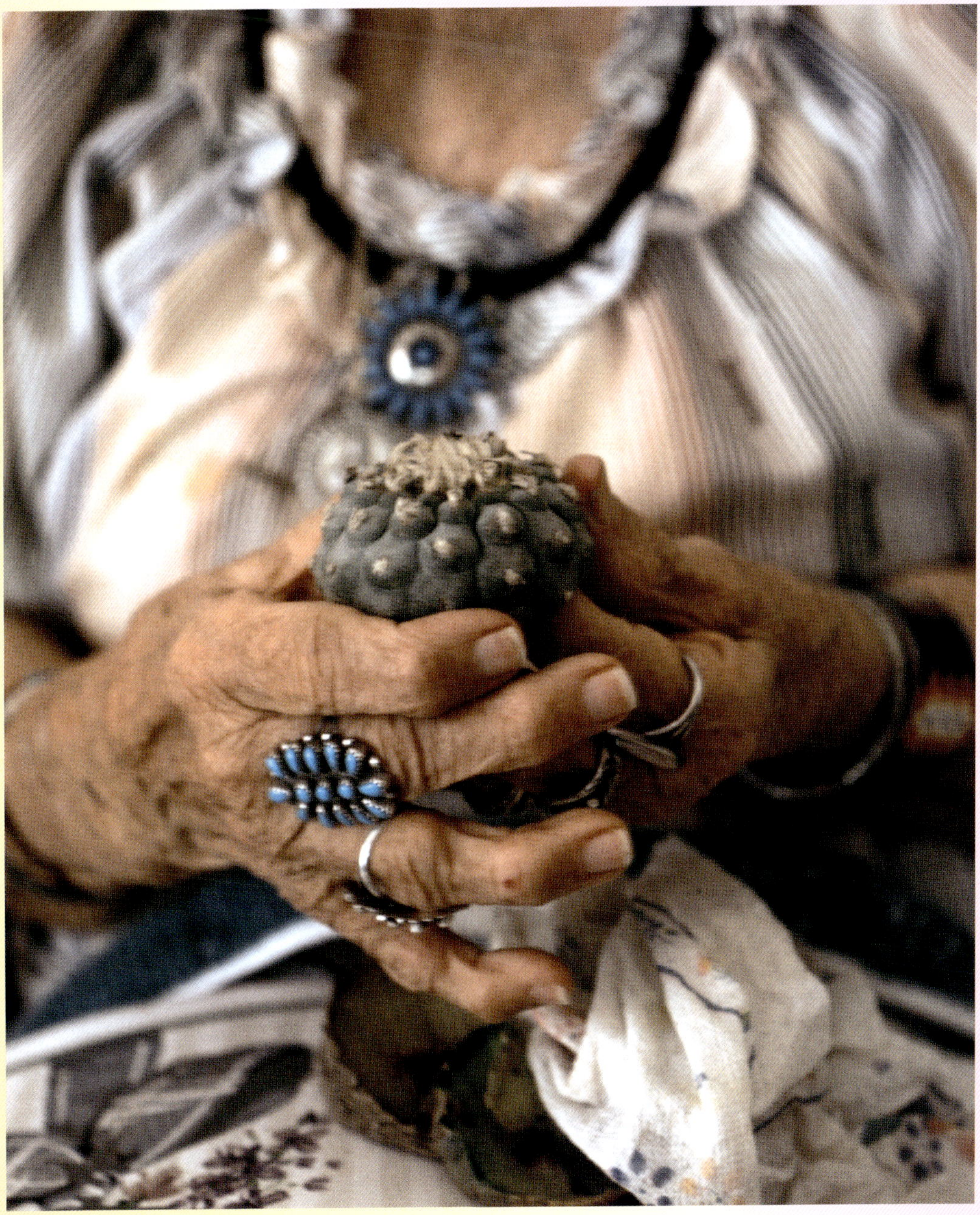

Ayahuasca, die göttliche Liane

Im südamerikanischen Amazonasbecken ist im Zuge der psychedelischen Renaissance eine weitere heilige Pflanze bekannt geworden: Ayahuasca. Dabei handelt es sich weniger um eine einzelne Pflanze als vielmehr um ein Gebräu aus verschiedenen Pflanzen, die zusammen einen Tee mit psychoaktiver Wirkung ergeben. Ayahuasca ist Quechua und setzt sich zusammen aus den Wörtern *aya* für «Geist» und *huasca* für «Liane».

Die Zubereitung selbst ist eine Kunst und wird seit Jahrtausenden von indigenen Völkern gepflegt. Ein weitverbreitetes Rezept besteht aus verholzten Teilen der Lianenart *Banisteriopsis caapi* und den Blättern von *Psychotria viridis*, auch Chacruna genannt. Dem brasilianischen Anthropologen Edward MacRae zufolge ist Ayahuasca eines der am weitesten verbreiteten Entheogene der Welt.

Die starken psychoaktiven Eigenschaften sind auf Beta-Carbolin-Alkaloide wie Harmin, Harmalin, D-Leptaflorin und das Tryptamin N. N-Dimethyltryptamin (DMT) zurückzuführen, die in unterschiedlichen Konzentrationen in den Blättern vorkommen. Die Alkaloide in der Rinde der Kletterpflanze ermöglichen dem Körper die Aufnahme von DMT aus den Blättern.

Ayahuasca soll die menschliche Wahrnehmung für die spirituelle Welt öffnen. Es wurde von indigenen und mestizischen schamanischen Heilern (Nachkommen sowohl europäischer als auch indigener Familien) zur Diagnose und Behandlung von Krankheiten, zur Weissagung, zur Jagd, zur Kriegsführung und sogar als Aphrodisiakum eingesetzt. Obwohl Ayahuasca wahrscheinlich ursprünglich von den Bewohner:innen des Regenwaldes verwendet wurde, gelangte es irgendwann in das Hochland der Anden, wo es auch seinen Namen erhielt.

Mehrere synkretistische Religionen Südamerikas führen aufwendige Rituale durch, die teilweise durch den Konsum von Entheogenen, insbesondere Ayahuasca, unterstützt werden. Dazu gehört auch die Santo-Daime-Religion, die die Vorstellung vertritt, dass Ayahuasca dem Gläubigen einen direkten Kontakt zu Gott ermöglicht.

Mehr als die meisten anderen Entheogene ist Ayahuasca dafür bekannt, lebhafte Visionen hervorzurufen. Diese Bilder sind mehr als die kaleidoskopischen oder kristallinen Visionen, die manchmal anderen Halluzinogenen zugeschrieben werden. Im Falle von Ayahuasca handelt es sich um bildliche Geschichten, die manchmal eine Lektion oder Einsicht offenbaren, die während einer Zeremonie gewonnen wurde. Der führende kolumbianische Anthropologe Luis Eduardo

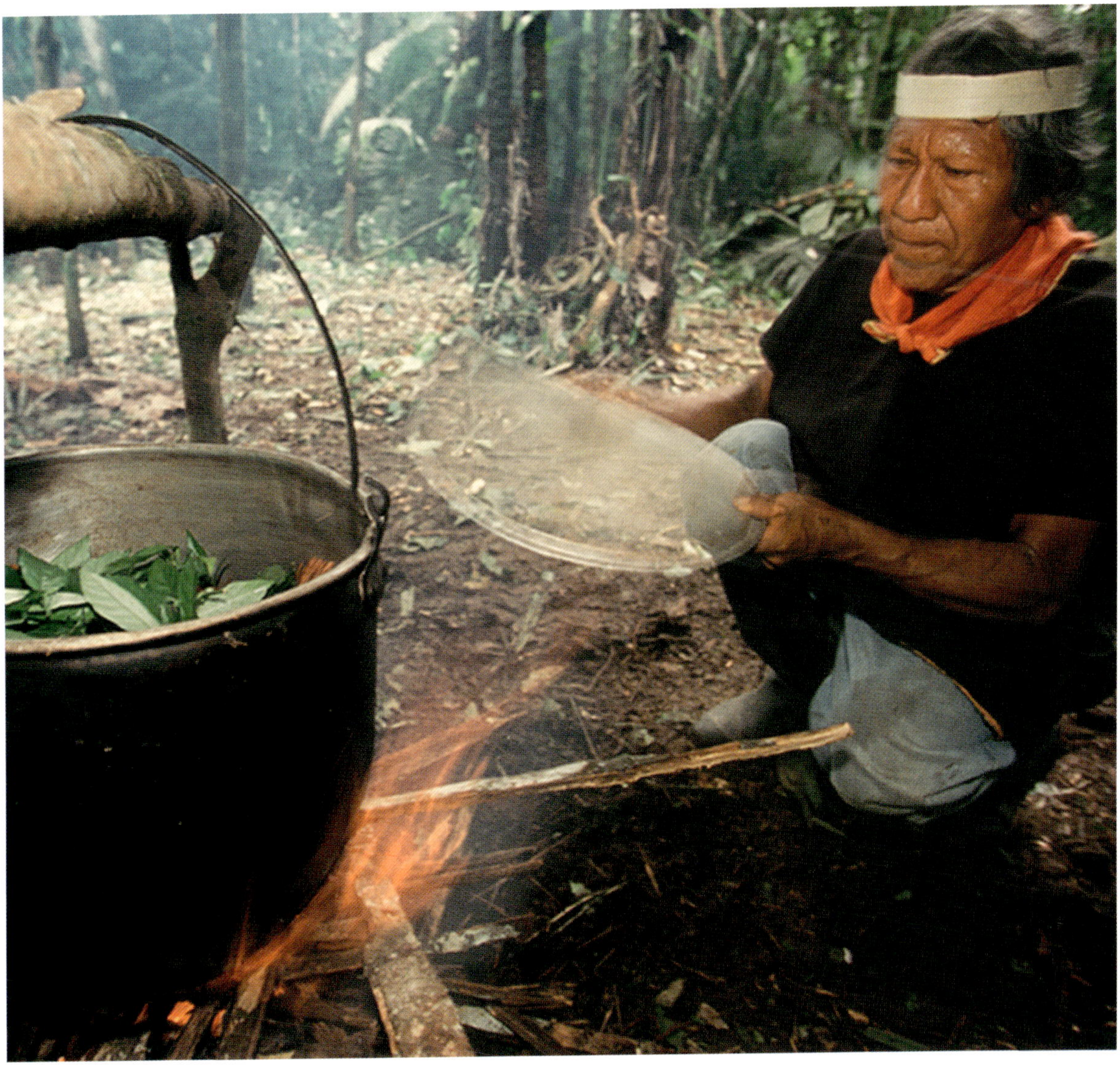

OBEN: Ein Schamane in Ecuador, fotografiert vom Ethnobotaniker Wade Davis, kocht Blätter für ein Ayahuasca-Gebräu. Bei der Zubereitung solcher Gebräue aus zwei oder mehr Pflanzen kommt es vor allem auf Erfahrung und Präzision an, um das DMT (N,N-Dimethyltryptamin) zu aktivieren.

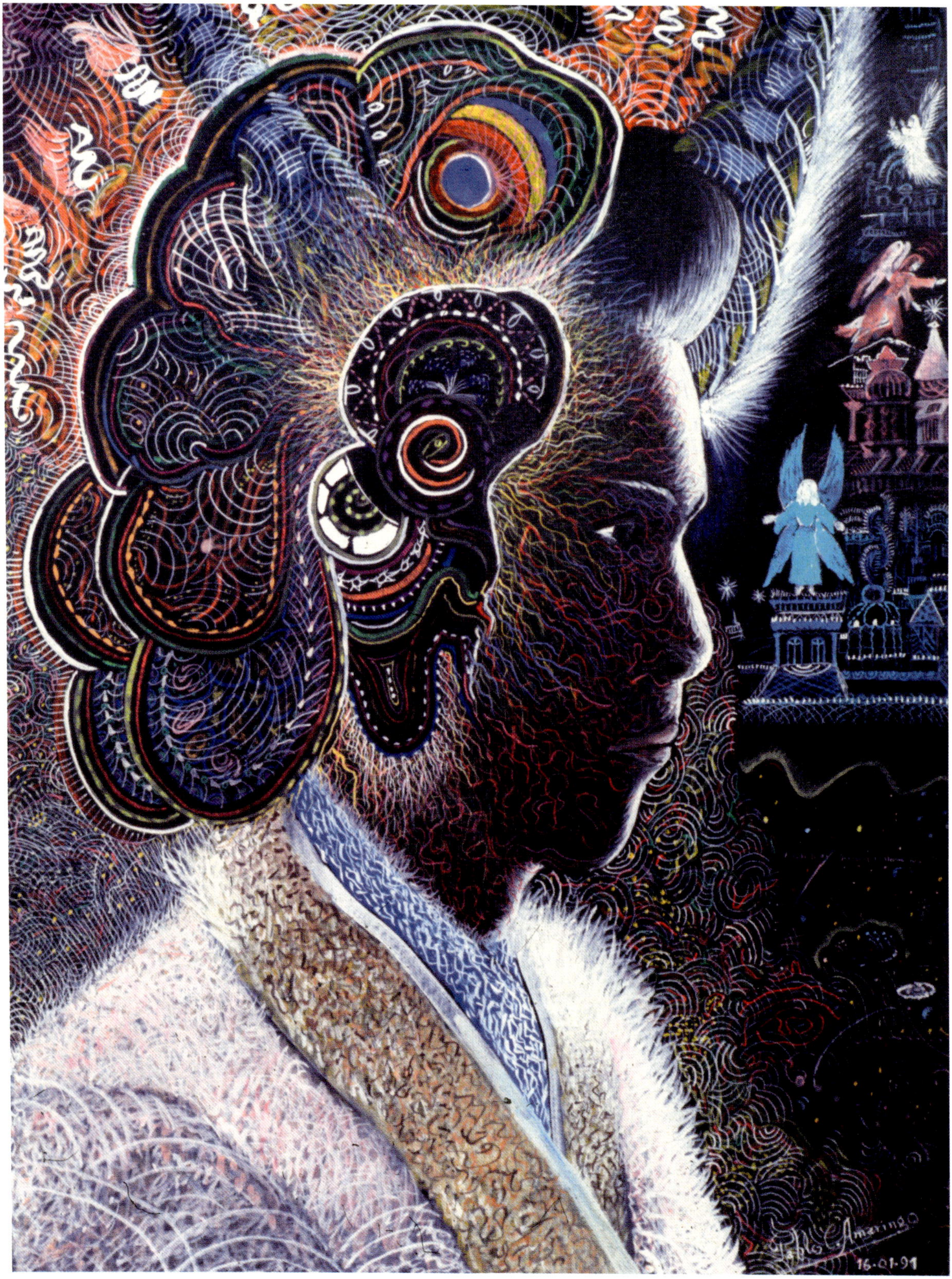
16-01-91

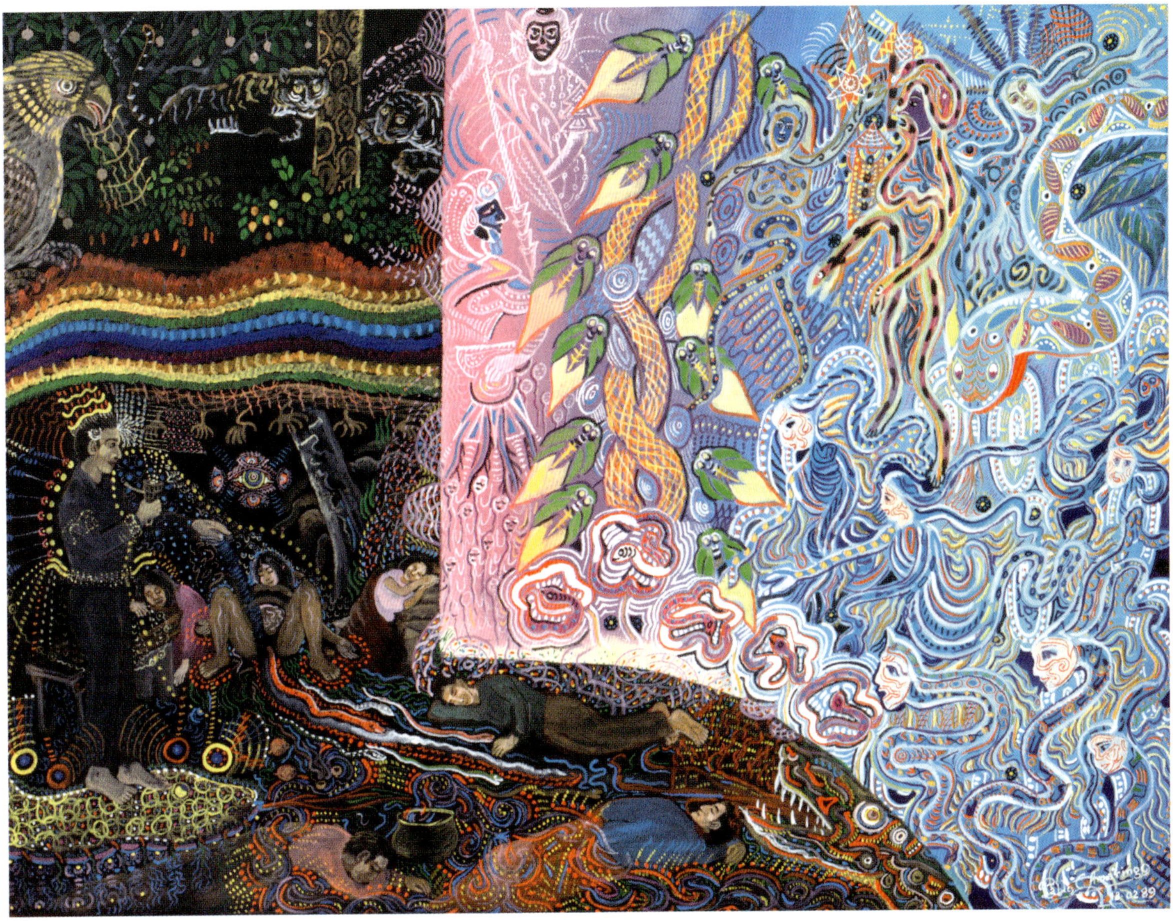

LINKS: Pablo Amaringo wurde berühmt durch seine Werke, in denen er seinen Ayahuasca-Visionen Ausdruck verlieh. Jedes Bild enthüllt Geschichten über schamanische Visionen, die delikaten Beziehungen zwischen Mensch, Tier und Natur und die außergewöhnlichen und transzendenten Kräfte von Ayahuasca.

OBEN: Amaringos Darstellung der Ayahuasca-Vision einer schlafenden Frau offenbart einen im peruanischen Amazonasgebiet weit verbreiteten Glauben, dass menstruierende Frauen besonders anfällig für Krankheiten seien oder durch Wassergeister geschwängert werden könnten. Hier bittet ein in Dunkelheit gehüllter Heiler den Jaguar um Hilfe, um die Frau vor ihrem Schicksal zu bewahren.

Luna führte umfangreiche Forschungen beim Volk der Iquitos im peruanischen Amazonasgebiet durch. Dort traf er auf die *vegetalistas*, schamanische Heiler, die mit Pflanzenlehrern arbeiten. In Zusammenarbeit mit dem peruanischen visionären Künstler und Curandero Pablo Amaringo (1938–2009) entstand die wunderschöne Bildersammlung *Ayahuasca Visions* (1999), in der Luna Ayahuasca-Visionen beschreibt und interpretiert, die der Maler in farbenfrohen Kunstwerken festgehalten hat. Die Geschichten handeln von Magie, Heilung, Fruchtbarkeit, Tod und Wiedergeburt – universelle Themen, die überall auf der Welt im Laufe der Jahrhunderte beschrieben wurden. Die von Ayahuasca inspirierten Kunstwerke sind so komplex wie die Visionen, die durch den Konsum des Gebräus hervorgerufen werden, und sie versuchen, einen Rahmen für die Interpretation der Visionen zu bieten.

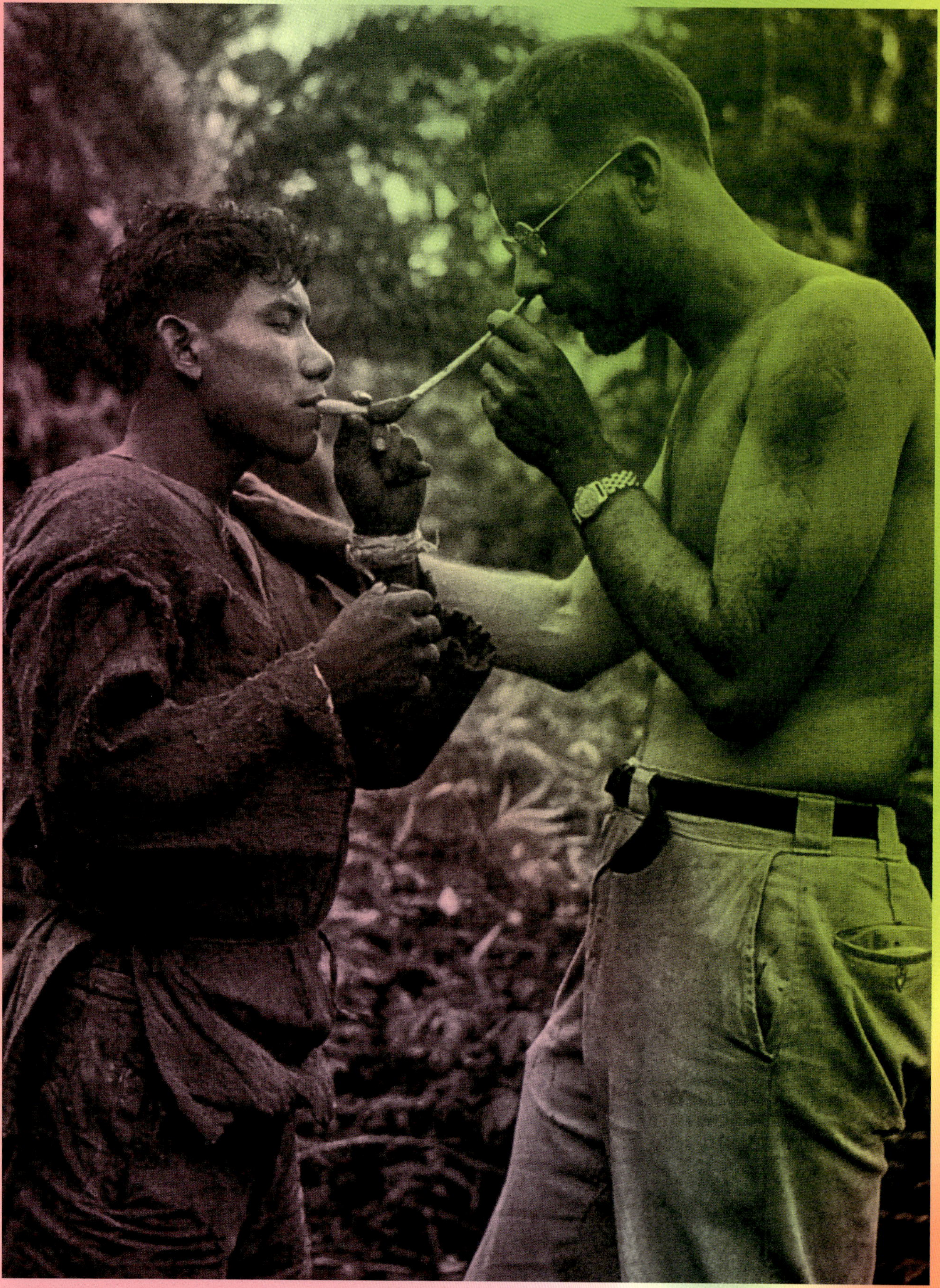

Imperien und Ethnobotanik

Nachdem die Europäer im späten 16. Jahrhundert die Neue Welt entdeckt hatten, begannen die Menschen, den Globus zu bereisen und Waren weltweit zu verschiffen. Pflanzen und organische Materialien wurden zunehmend nach ihrem kommerziellen Potenzial in einer sich modernisierenden Welt bewertet. In dem Maße, wie Pflanzen für globale Geschmäcker und Märkte entdeckt wurden, veränderten sich auch die lokalen Beziehungen zu Nahrungsmitteln und Nutzpflanzen sowie die Anbaumethoden im Herkunftsland. Der Warenaustausch entwickelte bald eine Eigendynamik, von der auch Pflanzen mit psychoaktiven Eigenschaften mitgerissen wurden. Teeplantagen in Ceylon stillten den Durst der Briten nach einem Getränk aus Pflanzen, die in einem exotischen Teil eines expandierenden Imperiums angebaut wurden, und zwar von Menschen, die nun politisch und wirtschaftlich in ein koloniales Machtgefüge eingebunden waren. Doch die Interessen und die Geschmäcker wandelten sich schnell, und so wurden bald weitere exotische Waren um die Welt verschifft. Die Vorliebe der Brit:innen für chinesischen Tee führte dazu, dass sie auch Opium kennenlernten. Dadurch entstanden neue Handelsrouten zwischen Indien, China und Großbritannien. Ein globales Handelsnetz für psychoaktive Substanzen begann zu entstehen.

LINKS: Der Ethnobotaniker Richard Schultes suchte auf seinen Reisen durch das Amazonasgebiet nach psychoaktiven Pflanzen, die mit kulturellen Praktiken verbunden sind. Auf diesem Bild erhält Schultes von einem Kolumbianer aus der Region Cano Guacaya eine Dosis amazonischen Tabaks.

Der Drang, pflanzliche Materialien ausfindig zu machen und sie kommerziell zu verbreiten, stand im Widerspruch zu den Traditionen der indigenen Gemeinschaften, die das lokale, überlieferte Wissen und die Natur schützen wollten. Durch das Wachstum des globalen Marktes kam es jedoch zu einer Veränderung der politischen und wirtschaftlichen Machthierarchien. Gleichzeitig wurden pflanzliche Substanzen in einer Welt, die zunehmend vom westlichen Wissen beherrscht wurde, anders klassifiziert und bewertet. Schon im 16. Jahrhundert bewirkten neue Handelsrouten, dass Pflanzen in einem Teil der Erde gesammelt und in einen anderen verpflanzt wurden. Die ersten botanischen Gärten im Italien des 16. Jahrhunderts zeigten die Reichweite der Seefahrts- und Handelsmacht, die es sich leisten konnte, exotische Pflanzen zu präsentieren. Bald entstanden Kuriositätenkabinette mit Sammlungen von Artefakten aus aller Welt. Sie förderten eine Entkopplung der Objekte von ihrem kulturellen Umfeld, denn vorher waren Dinge traditionell lediglich durch Tauschen oder Verschenken von einem Ort zum anderen gelangt.

Im Bestreben, Flora und Fauna nicht nur zu entdecken, sondern auch zu erfassen und nach wissenschaftlichen Kriterien zu kategorisieren, wurden umfangreiche Erhebungen durchgeführt. Im 18. Jahrhundert begann Carl von Linné, der Vater der Taxonomie, mit der Erstellung eines umfangreichen Kompendiums, das die gesamte botanische Materie benennen und kategorisieren sollte. Linnés Ziele waren zwar lobenswert, doch das Bemühen, die Pflanzenwelt rein naturwissenschaftlich zu erfassen, hat vermutlich mit dazu beigetragen, die Pflanzen unabhängig von ihrem lokalen, sozialen und kulturellen Kontext zu betrachten. Diese Loslösung führte dazu, dass Pflanzen hinsichtlich ihrer Bedeutung und Verwendungsmöglichkeiten anders beurteilt wurden, was mitunter auch zu Wissenslücken führte. Denn eine Pflanze zu identifizieren heißt nicht automatisch, sie auch zu kennen. Werden Pflanzen aus diesen Kontexten herausgelöst, kann sich die Wertschätzung für ihre Bedeutung innerhalb ihres kulturellen Ökosystems ändern. Das wiederum kann zu einer anderen Verwendung solcher Pflanzen führen.

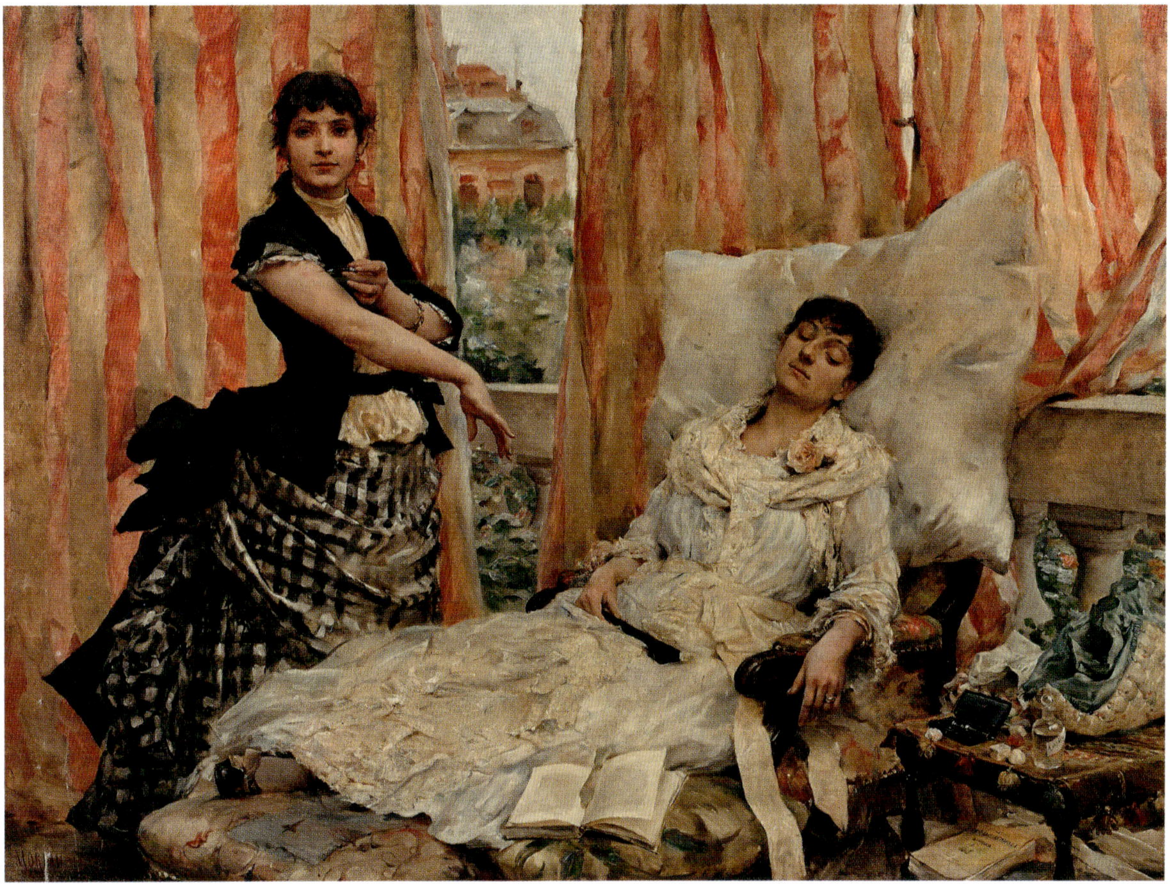

OBEN: Das Gemälde *Les Morphinées* von Georges Moreau de Tours zeigt zwei Frauen, die Morphium zur Schmerzlinderung einnehmen. Damals suchte man verstärkt nach Wegen, sich die Heilkraft von Pflanzen zunutze zu machen. Im Jahr 1804 wurde Morphin als erster Wirkstoff aus einer Pflanze isoliert, und mit der Einführung der Injektionsnadel verbreitete sich seine Verwendung als Schmerzmittel rasant.

Isolation von Alkaloiden: von Aspirin bis LSD

Anfang des 19. Jahrhunderts wurde Morphin als erstes Alkaloid aus seiner pflanzlichen Quelle, dem Opium, isoliert. Wegen seiner Fähigkeit, Schmerzen zu bekämpfen, betrachtete man Morphin als pharmazeutisches Wunder. Dem preußischen Chemiker Friedrich Sertürner kommt dabei das Verdienst zu, eine Brücke von der Alchemie zur Wissenschaft der Chemie geschlagen zu haben. Seine Arbeit regte eine ganze Generation von Chemiker:innen dazu an, Pflanzen mit halluzinogenen Eigenschaften zu untersuchen, in der Hoffnung, psychoaktive Alkaloide oder Verbindungen zu extrahieren.

Dieses Interesse an organischen Substanzen und ihrer möglichen Anwendung in der Heilkunde führte zu umfangreichen Investitionen in die Forschung. Deutsche Chemiker isolierten 1897 das Alkaloid Meskalin aus dem Peyote-Kaktus. Die Vorstellung, dass Alkaloide abgetrennt, aufgespalten, untersucht und später vielleicht sogar synthetisiert werden können, eröffnete neue Wege der Forschung.

Ebenfalls 1897 untersuchte die Firma Bayer in Deutschland organische Verbindungen im *Spirea*-Strauch aus der Familie der Rosengewächse und entwickelte daraufhin Aspirin. Innerhalb von zwei Jahren war Aspirin auf der ganzen Welt erhältlich. Die kommerziellen Möglichkeiten, die sich durch einen globalen Markt für Schmerzmittel und pharmazeutische Produkte im Allgemeinen sowie für Farbstoffe, Tinkturen und synthetische Substanzen ergaben, intensivierten die Suche nach pflanzlichen Stoffen und förderten die Anfänge der pharmazeutischen Industrie. In dieser Zeit begann man, Pflanzen als Chemikalien und schließlich als kommerzielle Produkte zu betrachten, die auf einem globalen Markt verkauft werden konnten. Es ist vielleicht kein Zufall, dass die südamerikanische Kokapflanze *(Erythroxylum coca)*, die Quelle des Kokains, in dieser Zeit ebenfalls auf Interesse stieß. Deutsche Chemiker begannen in den 1850er-Jahren, Proben aus Südamerika in europäischen Labors zu untersuchen. Im Jahr 1898 wurde die Struktur des Kokainmoleküls von einem deutschen Chemiker beschrieben, und bald darauf war Kokain als Medikament, Stärkungsmittel und Zusatzstoff kommerziell verfügbar. Auch der amerikanische Pharmazeut, der ein Jahrzehnt zuvor Coca-Cola auf den Markt gebracht hatte, interessierte sich für Kokain. Für kurze Zeit war es Bestandteil der Coca-Cola-Rezeptur.

In den späten 1920er-Jahren, fünfzehn Jahre nachdem das deutsche Pharmaunternehmen Merck die Verbindung MDMA oder 3,4-Methylendioxy-Methamphetamin 1912 erstmals synthetisiert hatte, stellte man in Tierversuchen fest, dass die Substanz stimulierend wirkte. Ursprünglich erregte MDMA wegen seiner blutgerinnungsfördernden Wirkung Aufmerksamkeit, wurde aber schließlich als Halluzinogen weiterverbreitet. Zu diesem Zeitpunkt war es besser unter der Bezeichnung Ecstasy bekannt und wurde in den 1970er-Jahren wegen seiner psychedelischen Eigenschaften wiederentdeckt.

Andere Entdeckungen nahmen mehr Zeit in Anspruch. Frühe französische Entdecker hatten beispielsweise in Westafrika nach Pflanzen gesucht, die dem sich industrialisierenden Europa nützlich sein könnten. Da sie sich dabei vor allem auf Gummipflanzen konzentrierten, wurden die heilenden Eigenschaften des Ibogastrauchs übersehen. Doch Ende des 19. Jahrhunderts begann sich das zu ändern. Französische Botaniker ordneten Iboga in die Familie der Apocynaceae ein, zusammen mit *Tabernanthe iboga, Voacanga africana* und *Tabernaemontana undulata*. Sie begannen mit der Erforschung seiner Zusammensetzung und isolierten 1901 das Alkaloid Ibogain, das für die psychoaktiven Eigenschaften verantwortlich gemacht wurde.

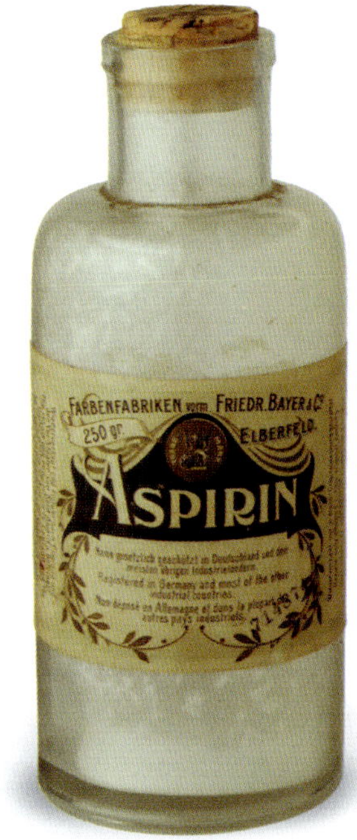

OBEN: Aspirin war das erste echte Wundermittel. Das deutsche Pharmaunternehmen Bayer führte es 1899 als schmerzlinderndes Pulver mit sehr geringen Nebenwirkungen ein. Bald wurde es zu einem weltweit verkauften Renner.

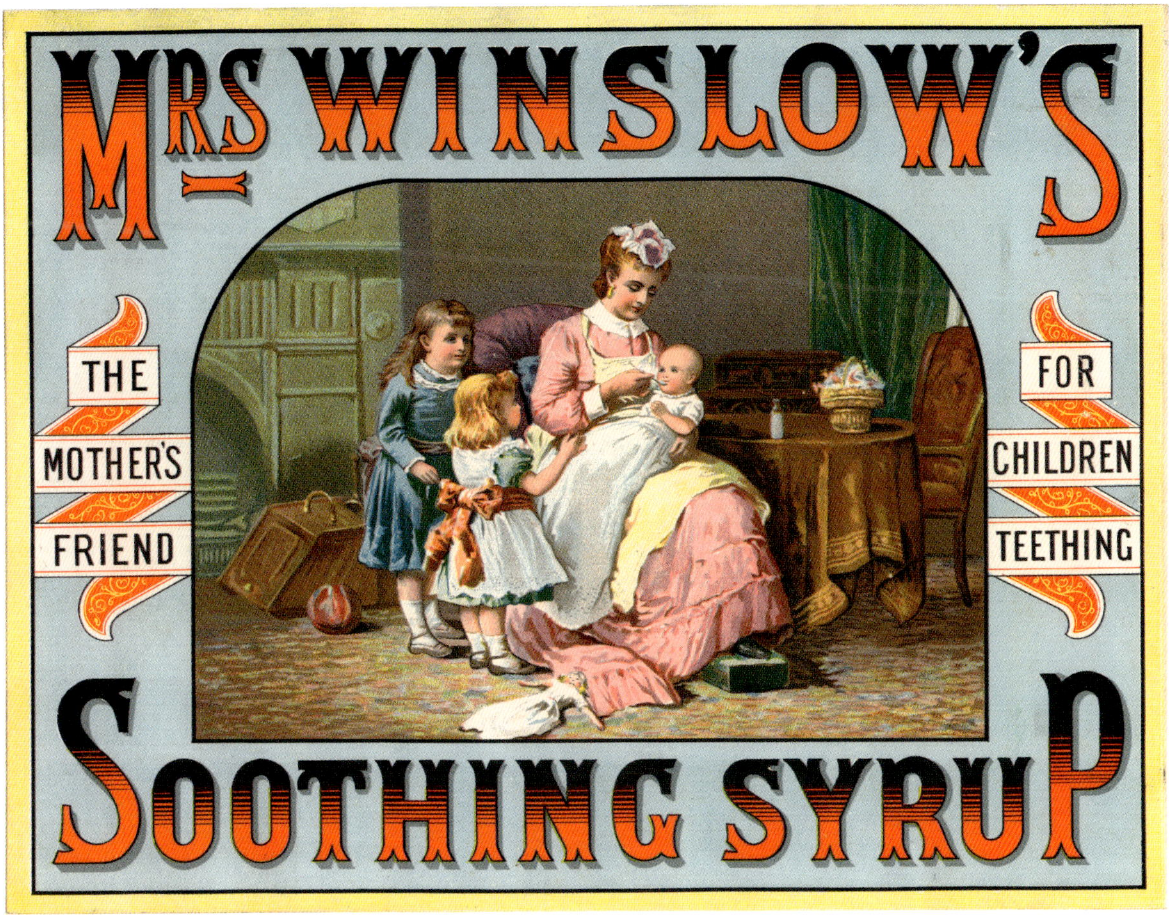

OBEN: Pharmaunternehmen suchten intensiv nach Mitteln zur sicheren Schmerzlinderung. Mrs. Winslows Beruhigungssirup war ein patentiertes Medikament, dessen Werbung sich an Mütter richtete: Es sollte Kinder beruhigen, ihre Zähne reinigen und Verstopfung lindern. Das im Sirup enthaltene Morphin führte jedoch bei zu hoher Dosierung zu Todesfällen, was öffentliche Empörung auslöste und Untersuchungen über die Inhaltsstoffe dieser kommerziellen medizinischen Sirupe nach sich zog.

RECHTS: Im Jahr 1885 warb die Lloyd Manufacturing Co. in den USA stolz mit den betäubenden Eigenschaften ihres Zahnschmerzmittels, das Kokain enthielt. Wie «Mrs. Winslow's Soothing Syrup» war es für Kinder gedacht. Klare Angaben über Inhaltsstoffe oder Nebenwirkungen waren damals noch nicht vorgeschrieben.

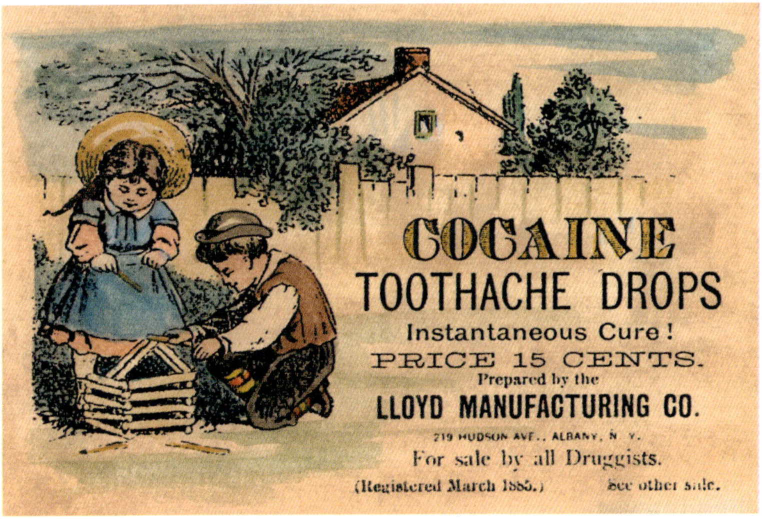

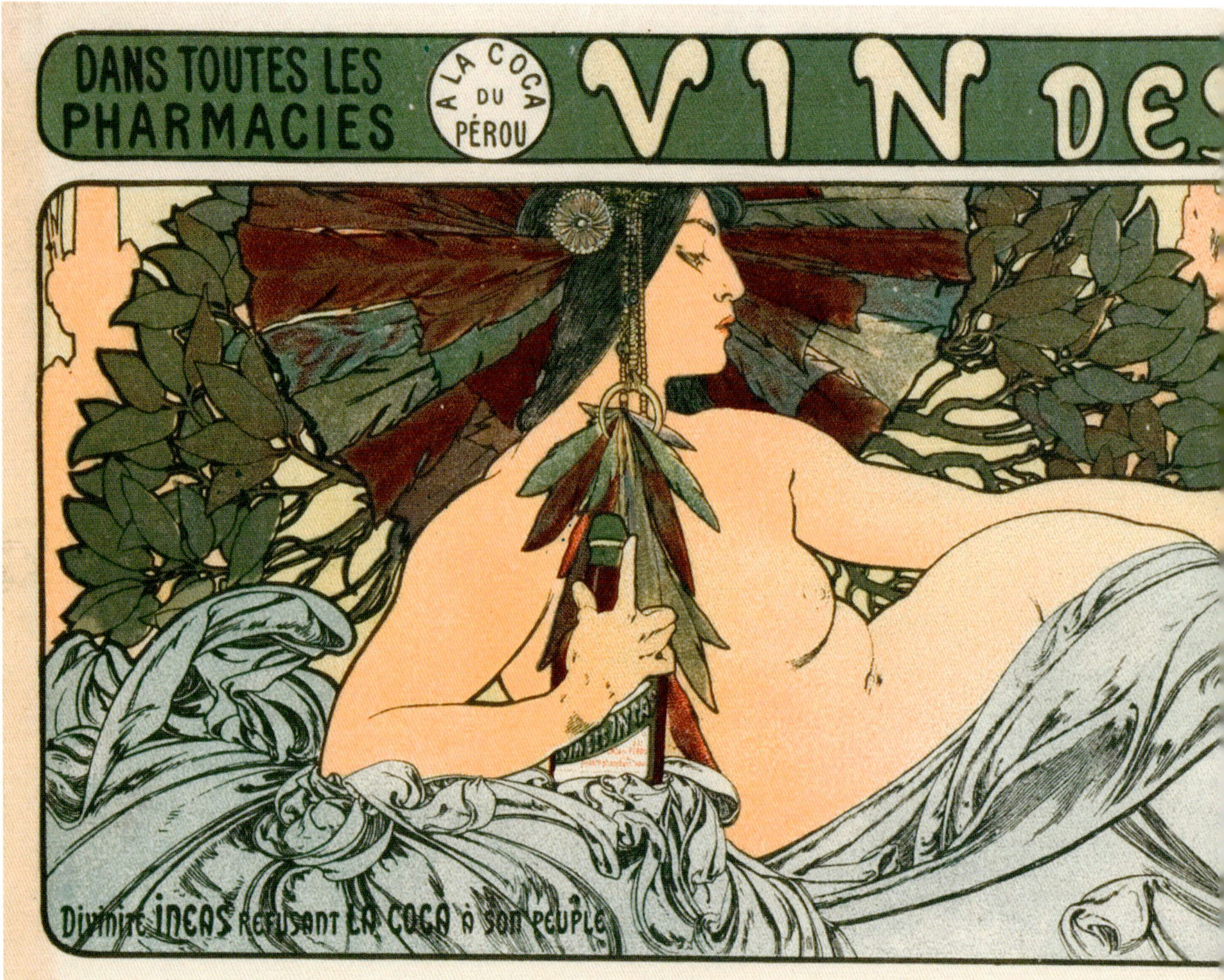

Seit den 1940er-Jahren wurde Ibogain in Frankreich als Stimulans verwendet, und ein Jahrzehnt später begann man in den Vereinigten Staaten, Morphiumsüchtigen Ibogain zu verabreichen, um die Entzugserscheinungen zu lindern.

Bis zu diesem Zeitpunkt standen halluzinogene Substanzen nicht im Mittelpunkt der pharmazeutischen Forschung, doch Mitte des 20. Jahrhunderts eröffnete das wachsende Interesse an der organischen Chemie und ihrem kommerziellen Potenzial das Feld für weitere Studien. Dennoch waren Pflanzen mit psychedelischen, halluzinogenen oder «heiligen» Eigenschaften für die Massenproduktion nicht von Interesse.

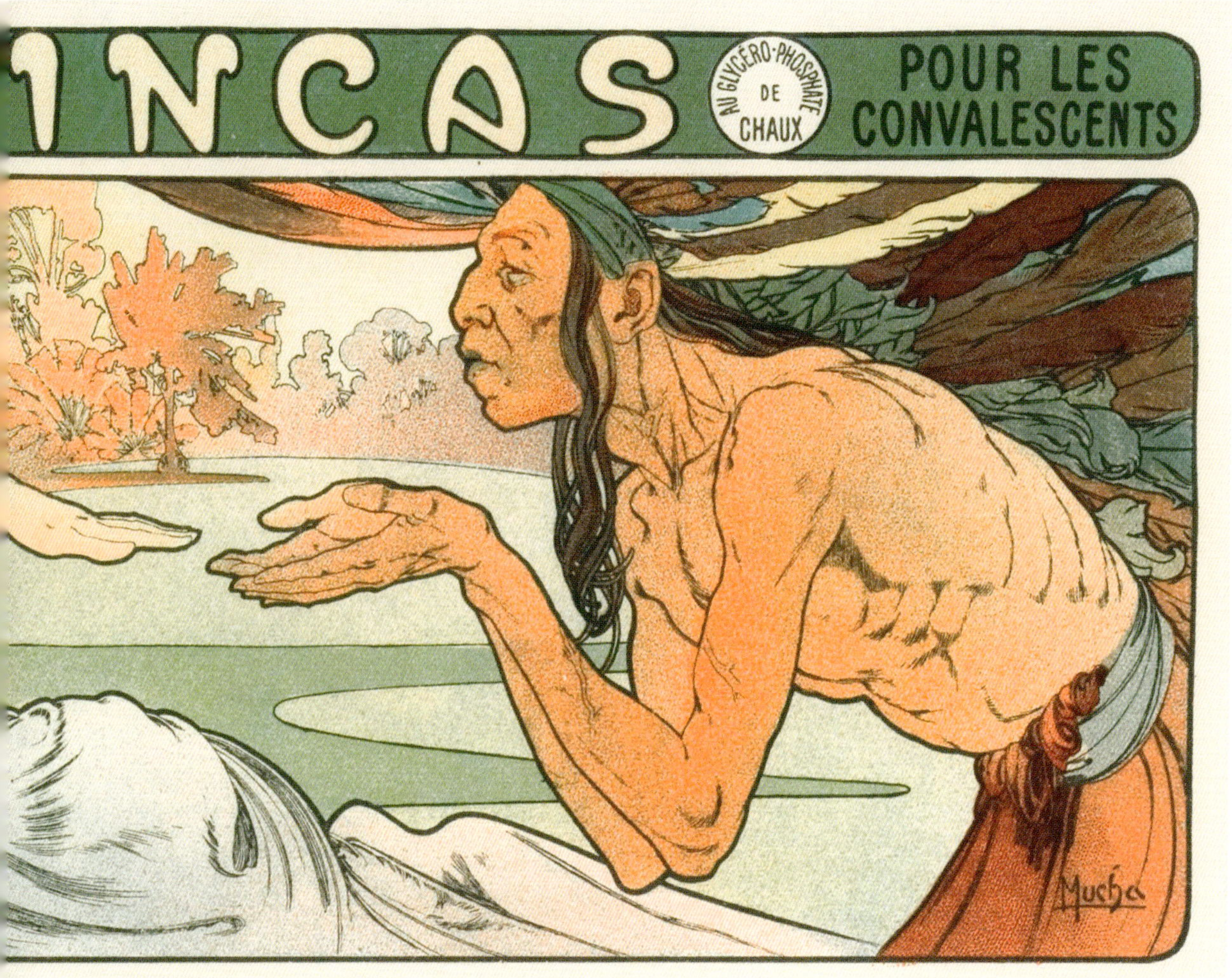

Das Wissen darüber, wie man Pflanzen mit solchen Eigenschaften zweifelsfrei erkennt und erntet, zubereitet und konsumiert, beruhte auf sehr spezifischen, oft lokalen Kenntnissen. Und im Gegensatz zu Tee oder Kaffee waren Pflanzen, die Visionen hervorrufen oder Halluzinationen verursachen, auch nicht für alle geeignet.

OBEN: Diese Lithografie von Alphonse Mucha aus dem späten 19. Jahrhundert zeigt eine Göttin, die eine Flasche Kokawein festhält, während ein Inka-Mann sie anfleht, ihr etwas davon abzugeben. Das aus der südamerikanischen Kokapflanze synthetisierte Kokain weckte das Interesse der europäischen Apotheker, die sich die schmerzlindernden Eigenschaften der Pflanze zunutze machen wollten.

Das große Handbuch der Halluzinogene

Richard Evans Schultes (1915–2001), der als Vater der Ethnobotanik gilt, war Professor für Botanik in Harvard und ein produktiver Forscher und Autor. Er veröffentlichte eine Reihe von reich bebilderten Werken, in denen er Pflanzen vorstellte, die er auf seinen persönlichen Reisen und in der Interaktion mit indigenen Völkern in ganz Amerika kennengelernt hatte. Dabei vermittelte er seinen Leser:innen nicht nur Grundzüge der Taxonomie, sondern verband auch indigenes kulturelles Wissen mit westlichen wissenschaftlichen Klassifizierungsprinzipien. So trug Schultes maßgeblich dazu bei, dass nicht nur die wissenschaftlich-taxonomische, sondern auch die sozio-kulturelle Komponente der halluzinogenen Pflanzen Wertschätzung erfuhr.

Durch umfangreiche Feldforschung identifizierte Schultes zahlreiche halluzinogene Pflanzen in Amerika. Schon zu Beginn seiner Tätigkeit studierte er die Verwendung von Pilzen durch die Mazateken in Mexiko. Er war insbesondere fasziniert von den spirituellen und heilenden Praktiken der Mazatec-Heiler, bei denen der Curandero (von Schultes als «Kräuterdoktor» bezeichnet) und der oder die Einsichtsuchende gemeinsam Pilze verzehrten.

1976 veröffentlichte Schultes das Handbuch *Hallucinogenic Plants* mit anschaulichen Illustrationen von Elmer Smith. Im Mittelpunkt stehen indigene Völker, insbesondere aus Lateinamerika. Das Buch zeigt, wie die Menschen Pflanzen zubereiteten, um sie in ihren heiligen Ritualen und Zeremonien zu verwenden. Durch die Kombination von Fotografien und detaillierten Illustrationen von Pflanzen und Szenen ihrer Verwendung war das Buch das weltweit erste umfassende Kompendium halluzinogener Pflanzen und der Praktiken ihrer Anwendung.

Mit seiner bahnbrechenden Arbeit inspirierte Schultes andere Wissenschaftler:innen. Er arbeitete später mit dem Chemiker Albert Hofmann zusammen (siehe Seite 94), der als Co-Autor insofern etwas ungewöhnlich war, als er sich vor allem für die Synthese organischer Stoffe interessierte. Doch auch Hofmann war fasziniert von der Vielschichtigkeit der Halluzinogene, einerseits in Bezug auf ihre Darstellung in der Vergangenheit, andererseits in Bezug auf ihre Stellung

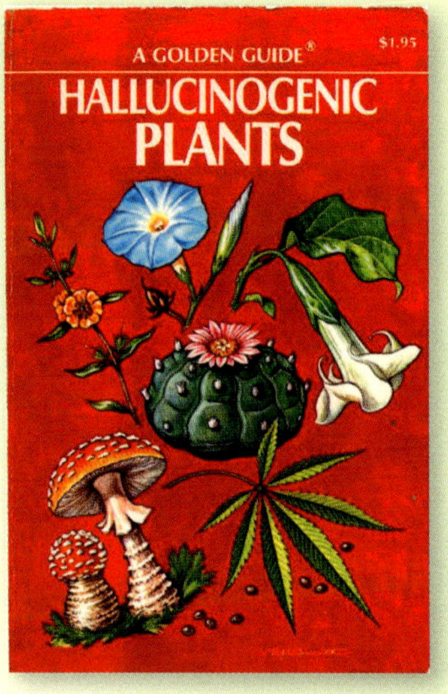

OBEN: Ab 1949 erschienen die *Golden Guides*, eine Reihe von Naturkundebüchern. Die ersten Ausgaben behandelten Vögel, Insekten, Fische, Sterne, Planeten und Pflanzen. Typisch für die Reihe war eine Kombination aus botanischer Präzision und lebendigen Illustrationen. Im Jahr 1976 wurde ein Werk über die halluzinogenen Pflanzen Südamerikas veröffentlicht.

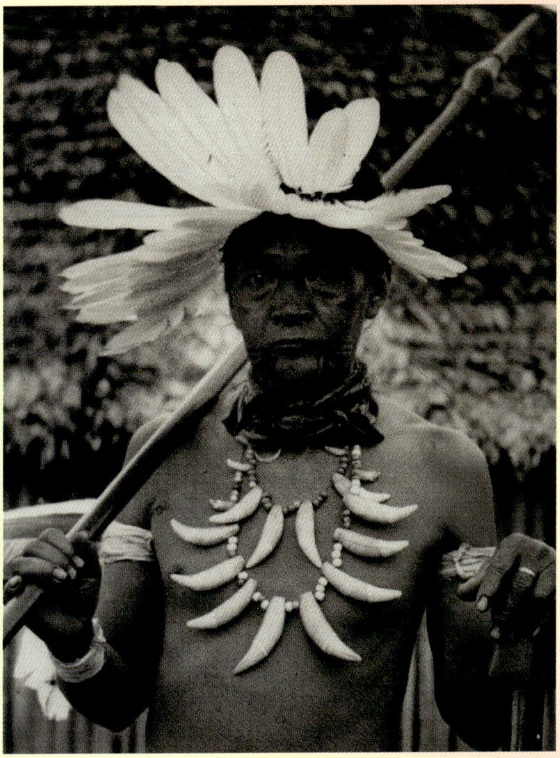 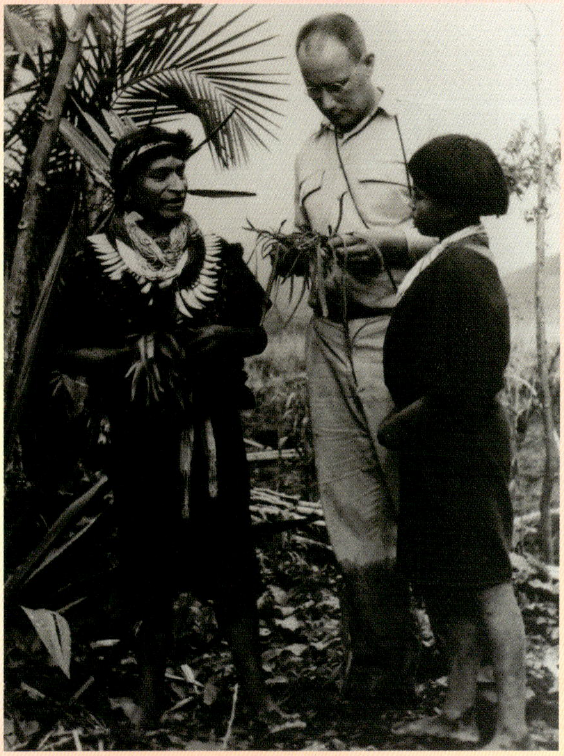

OBEN: Ein von Schultes aufgenommenes Foto eines Medizinmanns in vollem Ornat in Kolumbien. Im Volk der Yukuna war es – im Gegensatz zu anderen Völkern – nicht üblich, dass der regierende Häuptling und der Medizinmann dieselbe Person waren. Missionaren zufolge gehörten die Medizinmänner zu den schärfsten Gegnern der christlichen Kolonisierung.

OBEN RECHTS: Schultes erforschte das Amazonasgebiet von 1941–1954. In einer der abgelegensten Regionen der Welt lebte er mit Eingeborenen zusammen und sammelte über 24 000 Pflanzenproben. Später setzte er sich für den Schutz der Flora und Fauna dieser Region ein.

in den indigenen Kosmologien und Wissenssystemen, die so ganz anders waren als die westlichen Rationalisierungs- und Säkularisierungsmethoden. In dem Buch *Plants of the Gods* (1979; auf Deutsch 1998 unter dem Titel *Pflanzen der Götter* erschienen) zollen Schultes und Hofmann den Praktiken Respekt, die ihrer eigenen Begeisterung für Halluzinogene lange vorausgingen. Sie durchforsten die Vergangenheit nach Darstellungen von psychoaktiven Pflanzen in religiösen und heiligen Zeremonien und stellen in ihrem Werk das Wissen und die Interpretationen indigener Völker in den Vordergrund.

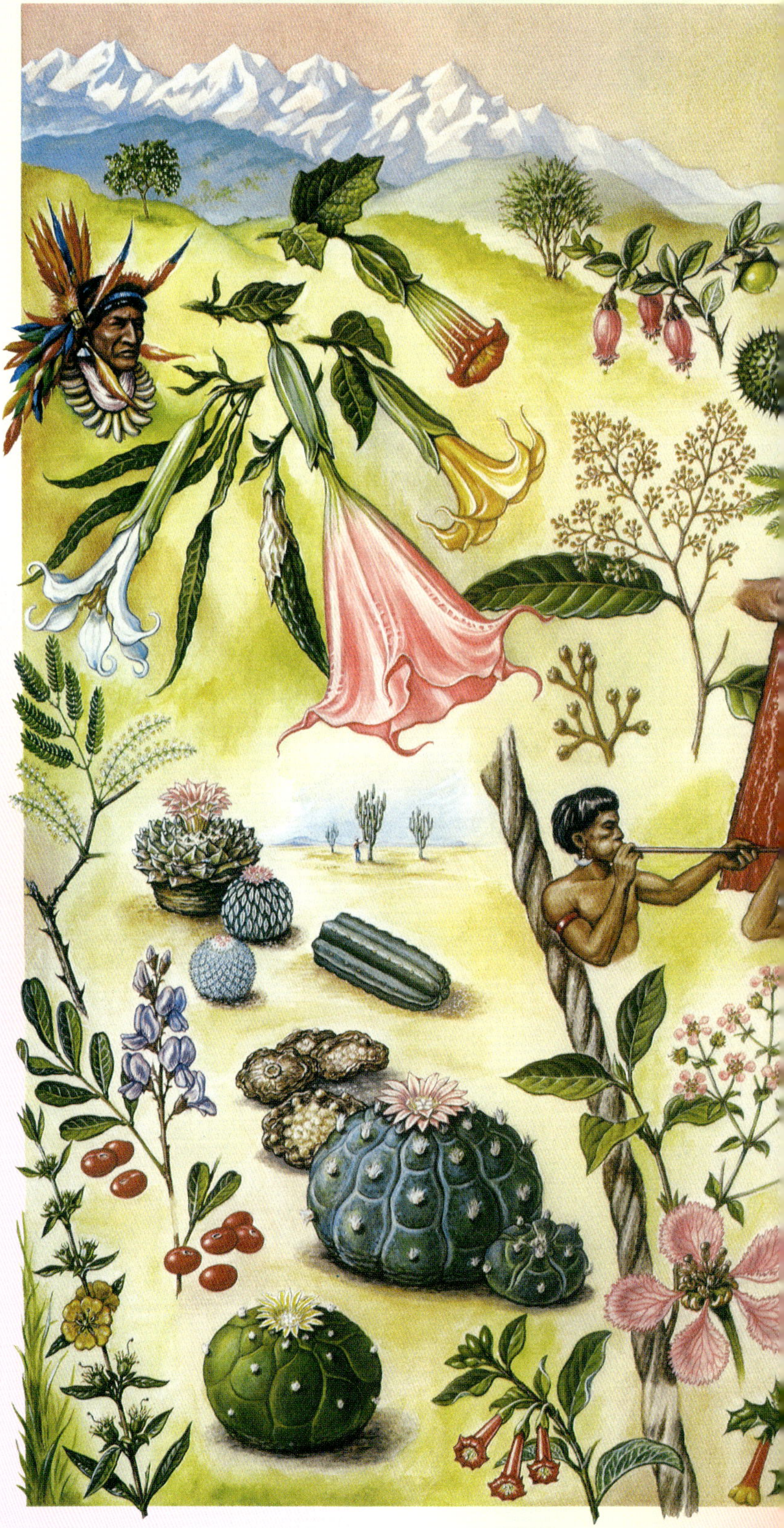

RECHTS: Die lebendigen Illustrationen von Elmer W. Smiths begleiten den ethnobotanischen Text von *Hallucinogenic Plants.* Sie zeigen südamerikanische Pilze, Kakteen, Blätter und Kletterpflanzen und veranschaulichen die im Buch beschriebenen kulturellen und spirituellen Praktiken, darunter Heilungs- und Initiationsrituale, bei denen psychoaktive Pflanzen zum Einsatz kamen.

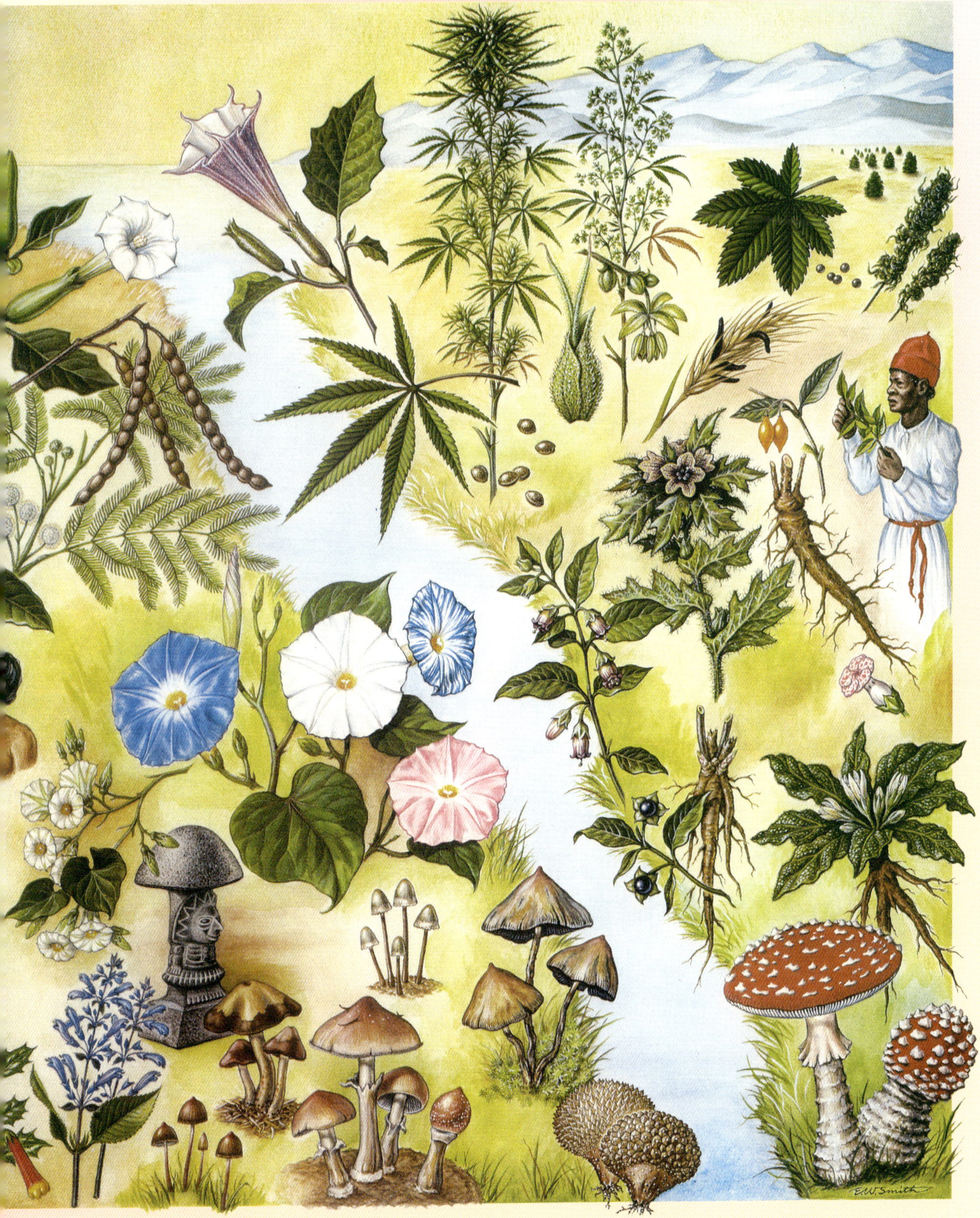
E.W. Smith

Ethnopsychiatrie und Ethnobotanik

1952 führte die American Psychiatric Association (APA) das *Diagnostics and Statistical Manual* (DSM) ein, das als erster umfassender Katalog psychischer Erkrankungen gilt. Das Klassifizierungssystem wurde zwar von einer amerikanischen Berufsorganisation entwickelt, es stützte sich aber auf internationale Beiträge und wurde bald zum Standardwerk für die englischsprachige psychiatrische Welt. Im Einklang mit der wachsenden pharmazeutischen Industrie wurde es auch zu einer wichtigen Ressource für die Benennung von Krankheiten und Störungen, an denen sich Pharmaunternehmen bei der Herstellung von Medikamenten orientieren konnten. Beide Entwicklungen stützten sich auf einen Trend, der die Erfahrung von lokalen Kulturen oder Bedingungen trennte und einen übergreifenden biologischen Ansatz in den Vordergrund stellte. Mit anderen Worten: Eine universelle Skala für die Interpretation psychischer Störungen ging einher mit einem universellen Markt für Psychopharmaka. Es spielte keine Rolle, ob eine Person in Ghana oder in Florida an einer Psychose litt, das Krankheitsbild wurde stets unabhängig von ihrem Lebenskontext betrachtet. Das Gleiche galt zunehmend für pharmazeutische Mittel, die beispielsweise nicht nur deutschen Hausfrauen mit Depressionen verordnet wurden, sondern allen Frauen und Männern, die an den im DSM beschriebenen Symptomen litten. Zwar wurde das DSM nicht in allen Rechtssystemen zur Diagnose von Krankheiten oder zur Festlegung von Krankenversicherungsbeiträgen herangezogen, doch der Trend, (sozio-)kulturelle Kontexte außen vor zu lassen, setzte sich fort.

Etwa um diese Zeit erkannten einige Forscher:innen, dass durch diesen Trend Lücken im Wissenssystem über die komplexe Beziehung zwischen Pflanzen und Menschen und damit verbunden auch über die Verwendung von Pflanzen als Arzneimittel entstanden sind. In der Folge befassten sich zunehmend mehr Forschungsfelder mit dem Einfluss lokaler Wissenssysteme und Bedingungen auf die Verwendung von Pflanzen zur Behandlung psychischer Krankheiten und Leiden.

Während das Diagnostics and Statistical Manual als ein universelles Handbuch für psychische Gesundheit und Krankheit präsentiert wurde, begannen einige Psychiater:innen, allen voran Thomas Szasz, die universelle Anwendbarkeit eines psychiatrischen Klassifikationssystems infrage zu stellen. Sie waren der Meinung, dass eine Vielzahl von Symptomen und Befunden, die außerhalb dieses standardisierten Rahmens zu liegen schienen, nicht angemessen berücksichtigt werden konnten. Im Jahr 1955 gründeten der Psychiater Eric Wittkower und der Anthropologe Jacob Fried an der McGill University in Montreal, Kanada, die Abteilung für Transkulturelle Psychiatrie und gaben

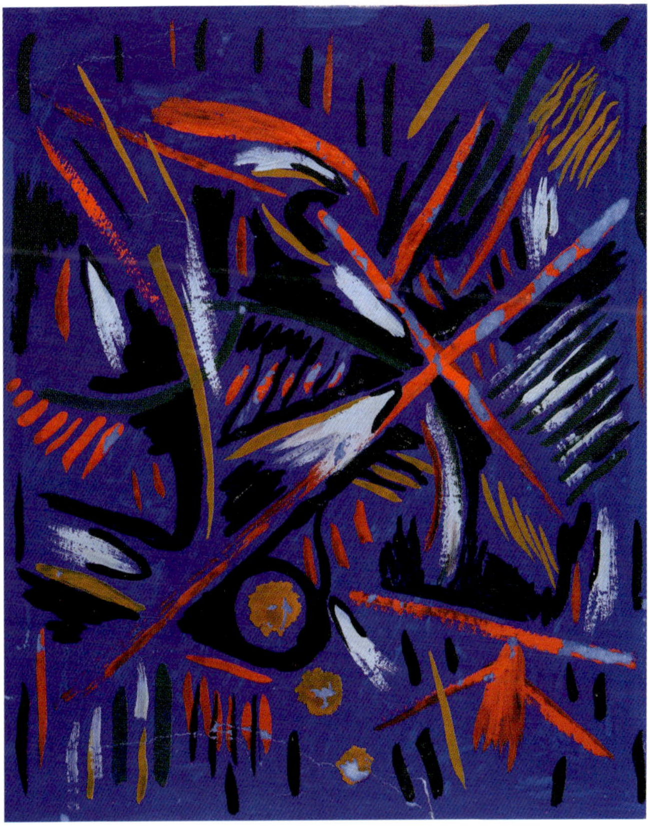

RECHTS UND UNTEN: 1936 entwickelten Psychiater des Londoner Maudsley-Krankenhauses ein Experiment, um die außergewöhnliche halluzinogene Wirkung von Meskalin zu analysieren. Sie luden zwei surrealistische Künstler ein, Meskalin zu nehmen und ihre Erfahrungen zu malen. Das Bild auf der rechten Seite ist anonym, das Bild darunter stammt von Basil Beaumont. Ihm gefiel sein Erlebnis nicht, denn er hatte das Gefühl, dass sich der begleitende Psychiater in eine «überaus teuflische Ziege» verwandelt hatte. Beaumont verbrachte den Rest des Abends in der Psychiatrie.

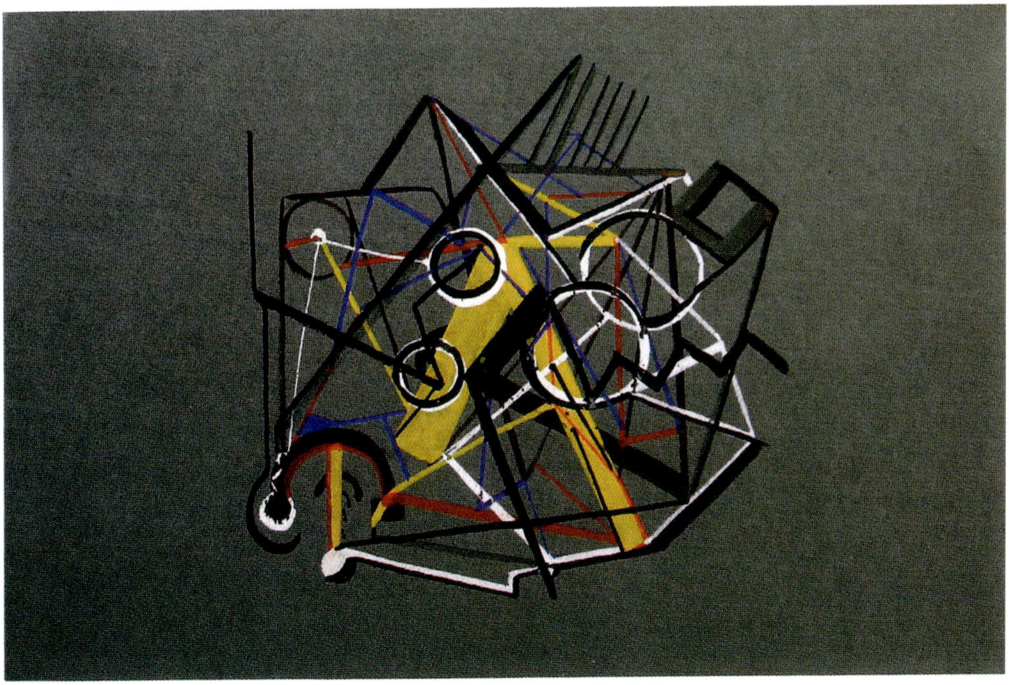

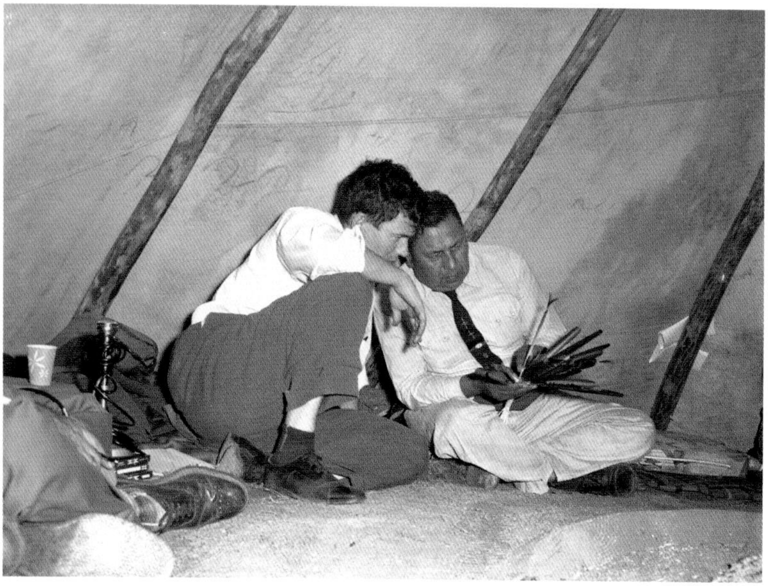

LINKS: 1956 lud die kanadische Sektion der Native American Church einheimische Psychedelik-Forscher, darunter Humphrey Osmond, zu einer nächtlichen Veranstaltung ein, um auf die heiligen und ehrenvollen Qualitäten der Zeremonie aufmerksam zu machen. Der Psychologe Duncan Blewett (links im Bild) verfasste eines der ersten Handbücher für die therapeutische Anwendung von Psychedelika. Darin verarbeitete er einige der Erkenntnisse, die er aus der NAC-Zeremonie und seinen Gesprächen mit indigenen Führern wie Frank Takes Gun (rechts im Bild) gewonnen hatte.

damit den Anstoß für ein Forschungsfeld, das später auch als Ethno- oder Kulturpsychiatrie bekannt wurde. Ein Großteil der Impulse für ihre Arbeit beruhte aus den Erfahrungen auf dem afrikanischen Kontinent und auf Beispielen menschlicher Erfahrungen, die sich weder diagnostisch noch prognostisch in das Katalogisierungssystem einordnen ließen. Infolgedessen suchten zunehmend mehr Psychiater:innen nach anderen Interpretationsrahmen zur Diagnose und Behandlung von Krankheiten und begannen, den kulturellen Kontext verstärkt miteinzubeziehen.

Ähnliche Ansätze wie in der Ethnopsychiatrie wurden auch in der Botanik verfolgt. Die Idee, eine Pflanze aus einem fernen Teil der Welt zu entnehmen und kurzerhand in einem botanischen Garten oder einem Ackerfeld zwischen andere, einander fremde Arten zu verpflanzen, basierte teilweise auf ähnlichen Grundgedanken, die auch der Verallgemeinerung psychiatrischer Klassifizierungssysteme zugrunde lagen. Um die Mitte des Jahrhunderts taten sich Botaniker:innen mit gleichgesinnten Anthropolog:innen zusammen, um diesem Trend entgegenzuwirken. Statt die Ursprünge einer Pflanze von ihrem spezifischen Ort oder ihrer Kultur zu trennen, waren sie vor allem daran interessiert, eine Pflanze im Kontext ihres Ökosystems und ihrer kulturellen Verwendung neu zu untersuchen.

RECHTS: Unter der Anleitung der NAC-Leiter Frank Takes Gun (ganz links im Bild) und William Russell (zweiter von links) aß Humphry Osmond (dritter von links) während der nächtlichen Veranstaltung vier Peyote-Knöpfe.

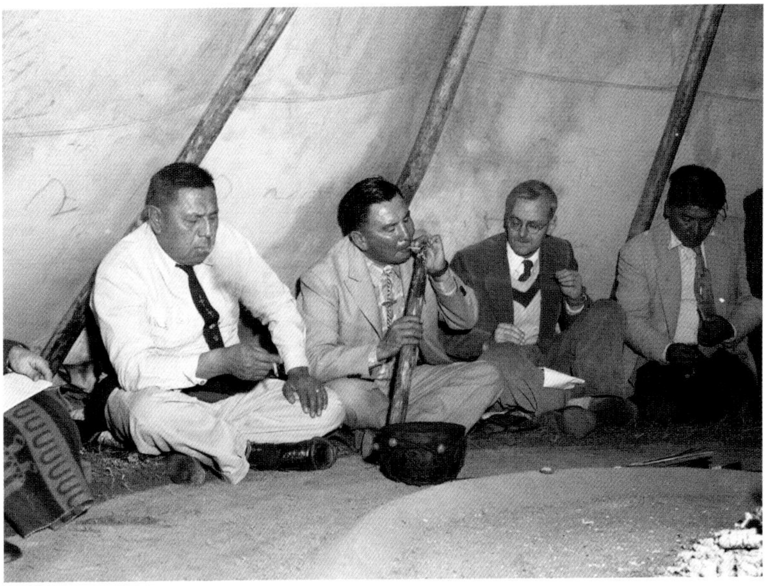

In Zusammenarbeit mit Botaniker:innen, Archäolog:innen und Einheimischen tauchten Anthropolog:innen in das kulturelle Umfeld ein. James Mooney beispielsweise war ein amerikanischer Ethnograf, der mehrere Jahre beim Volk der Cherokee lebte. Er lernte Peyote kennen und wurde ein leidenschaftlicher Verfechter des Konsums. Wie J. S. Slotkin gründete Mooney seinen beruflichen Ruf auf eine Studie über Peyote-Zeremonien, die kulturelle Bedürfnisse über alle anderen Belange stellten. Er schlug sogar vor, die Ausübung religiöser Riten in indigenen Völkern unter gesetzlichen Schutz zu stellen.

Magic Mushrooms

Nach den Vorarbeiten von Richard Schultes entdeckten westlich ausgebildete Psychiater:innen um die Mitte des 20. Jahrhunderts LSD und Meskalin als potenzielle Hilfsmittel in einem wachsenden therapeutischen Arsenal. Dieses Interesse an Halluzinogenen in der westlichen Medizin löste eine Suche nach weiteren Pflanzen aus. Der Weg dafür wurde jedoch schon früher geebnet. So beschäftigte sich im späten 19. Jahrhundert beispielsweise der Philosoph und Psychologe William James mit der Frage, wie der Verstand göttliche oder mystische Erfahrungen verarbeitet. Auf seine Vorlesungen und Texte stützten sich spätere Generationen von Forschenden, die nach Theorien für die Erklärung psychedelischer Erfahrungen suchten.

Valentina Pawlowna Guercken wuchs in den ersten Jahrzehnten des 20. Jahrhunderts in Moskau auf und zog während der russischen Revolution mit ihrer Familie in die Vereinigten Staaten. Sie begeisterte sich für die Natur, insbesondere für Pilze. 1927 wurde sie Kinderärztin und heiratete den amerikanischen Bankier Robert Gordon Wasson, mit dem sie zum Pilzesammeln nach Osteuropa reiste. Valentinas Interesse an Pilzen und deren Bedeutung in der slawischen Volkstradition faszinierte auch Wasson. Das Paar verfasste ein zweibändiges Kompendium über Pilze, das mit den Beständen in Russland beginnt (die umfassendste Quelle zu diesem Thema) und mit einer ausführlichen Abhandlung über Teonanacatl, den heiligen Pilz der Azteken, endet.

Durch die Lektüre von Richard Schultes' Werk hatten die beiden von der Verwendung «berauschender Pilze» bei den Azteken erfahren. Um ihr Wissen zu erweitern, reisten sie nach Huautla de Jimenez, eine kleine Stadt in Oaxaca (Mexiko), und erkundigten sich dort nach der Existenz des Teonanacatl. Mehrere Wochen lang beobachteten sie die örtlichen Bräuche und trafen sich mit einer mazatekischen Curandera namens Maria Sabina. Was dann geschah, wurde zu einem historischen Ereignis, durch das die Amerikaner von den wundersamen Pilzen erfuhren.

Am 13. Mai 1957 veröffentlichte die Zeitschrift *Life* einen mehrseitigen Artikel, in dem beschrieben wurde, wie ein New Yorker Banker aufschlussreiche Visionen hatte, als er unter Marias Anleitung «Magic Mushrooms» konsumierte. Der Artikel beschrieb, dass Wasson das Interesse seiner Frau an Pilzen teilte und im Juli 1955 nach Südmexiko reiste, um mehr über den «Göttlichen Pilz» zu erfahren. Wasson und

UNTEN: Der Originaleinband des Buches *The Wondrous Mushroom: Mycolatry in Mesoamerica* (1980), in dem Robert Gordon Wasson die Geschichte seines legendären Besuchs bei Maria Sabina, einer weisen Frau oder Mazatec-Schamanin, erzählt. Auf 200 Seiten zeigt Wasson Fotos des Psilocybin-Pilzes und erläutert seine Bedeutung für die mesoamerikanischen Völker.

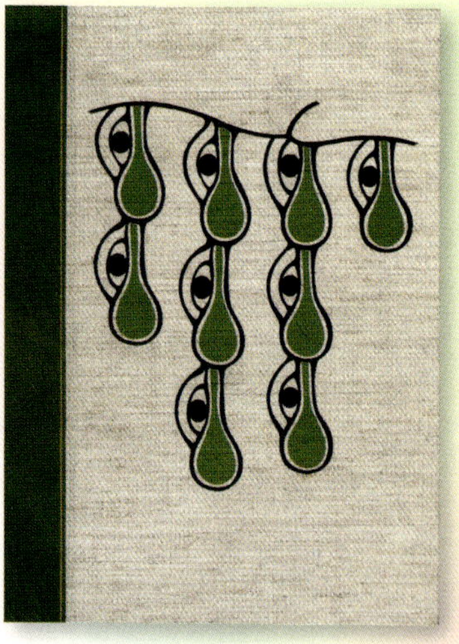

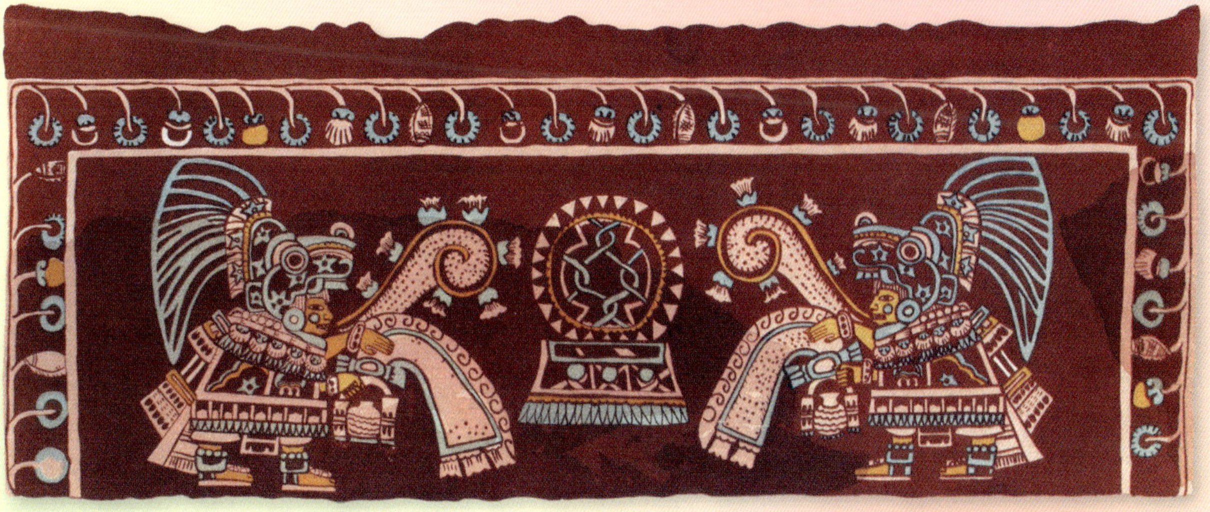

OBEN: Dieses Fresko stammt aus der Zeit zwischen 300 und 600 n. Chr. aus Teotihuacán, Mexiko. Es wurde 1894 entdeckt und später in Band II von *Mushrooms, Russia and History* (1957) veröffentlicht. Es zeigt zwei präkolumbianische Priester bei einem Ritus, möglicherweise beim Ausgießen von Pulque, und ist von Pilzmotiven umgeben.

RECHTS: *Mushrooms, Russia and History* (1957) ist nach wie vor eine der umfassendsten Quellen über die Geschichte der Pilze. Dieses zweibändige Werk ist wunderschön produziert und sorgfältig recherchiert. Ein Beispiel für die attraktiven Illustrationen ist diese Darstellung des Amanita-Pilzes vom französischen Künstler Jean-Henri Fabre. Das Werk enthält auch Fotos und Kunstwerke mit Pilzen aus aller Welt.

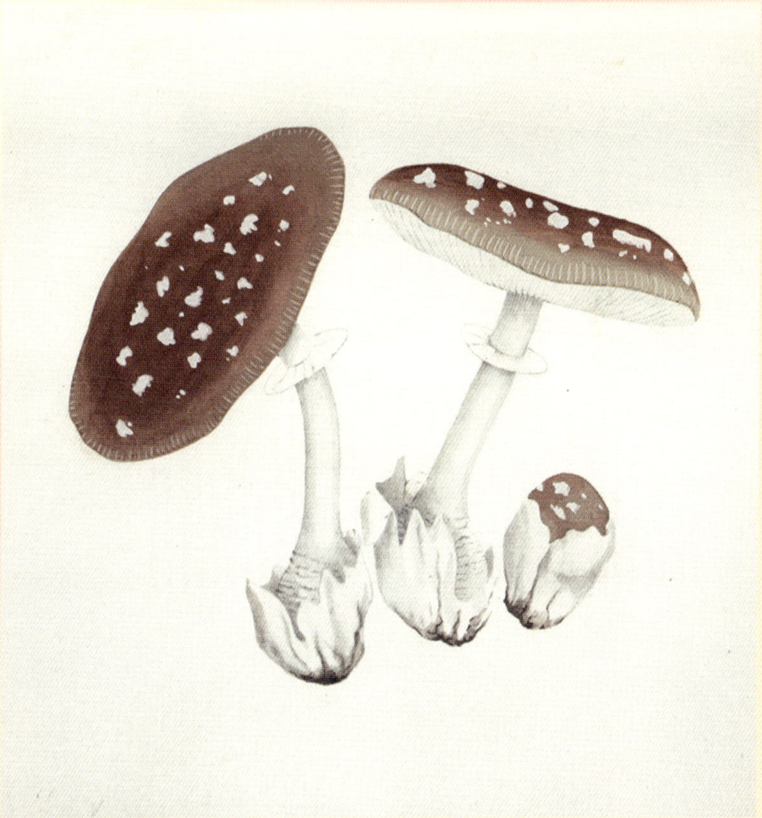

der Fotograf Allan Richardson wurden schließlich in eine Bergregion geführt, wo sie in das Haus von Eva Mendez eingeladen wurden. Nur wenige Menschen sprachen Spanisch, stattdessen verständigten sie sich in einer indigenen Sprache, die Wasson nicht kannte.

Am nächsten Tag erlebte Valentina die Wirkung der Pilze und staunte ebenfalls über die wirbelnden Visionen, die ihren Trip begleiteten. Eine Woche später erschien ein Bericht über ihr Erlebnis in der Zeitschrift *This Week*. Valentina starb kurz darauf im Jahr 1958, was zum Teil erklären könnte, warum ihr Beitrag zur Geschichte der Magic Mushrooms relativ unbekannt geblieben ist.

Nach der Lektüre der Berichte des Ehepaars strömten abenteuerlustige Menschen, darunter John Lennon und Bob Dylan, nach Huautla, um die «Magic Mushrooms» selbst zu erleben. Maria Sabina wurde in Amerika bekannt, doch ihr Ruhm weckte bei manchen ihrer Curandero-Kollegen Neid und Scham, und sie brannten Maria Sabinas Haus und Laden nieder. Maria Sabina behauptete später, dass sie Wasson lediglich den Weg zu den Pilzen gezeigt habe. Die Pilze seien nicht ihr Eigentum und es sei nicht ihre Aufgabe, sie zu schützen. Dennoch gaben Mitglieder ihrer Gemeinschaft ihr die Schuld an dem Zustrom von «Pilztouristen», die auf der Suche nach einer exotischen Erfahrung keine Rücksicht auf die Natur und ihre Heiligtümer nahmen. Sabina litt darunter, eine Form des psychedelischen Tourismus angeregt zu haben (siehe Seiten 192–195), und starb verarmt. Heute erinnert man sich an sie als ein symbolisches Opfer in einer Zeit, in der das Streben nach psychedelischen Erfahrungen die Sorge um das Wohlergehen derer, von denen dieses Wissen stammte, überlagerte.

RECHTS: Dieser spektakuläre Artikel in der Zeitschrift *Life* soll eine psychedelische Revolution ausgelöst haben. Durch die Enthüllung der seltsamen Pilzpraktiken in einem ländlichen mexikanischen Dorf und die Berühmtheit, die Maria Sabina dadurch erlangte, ist er zu einem Stück Pressegeschichte geworden. Bei manchen Lesern weckte der Artikel eine Faszination für die «Magic Mushrooms». Andere befürchteten, dass die indigenen Völker dadurch von einer Welle des Psychedelik-Tourismus überrollt würden.

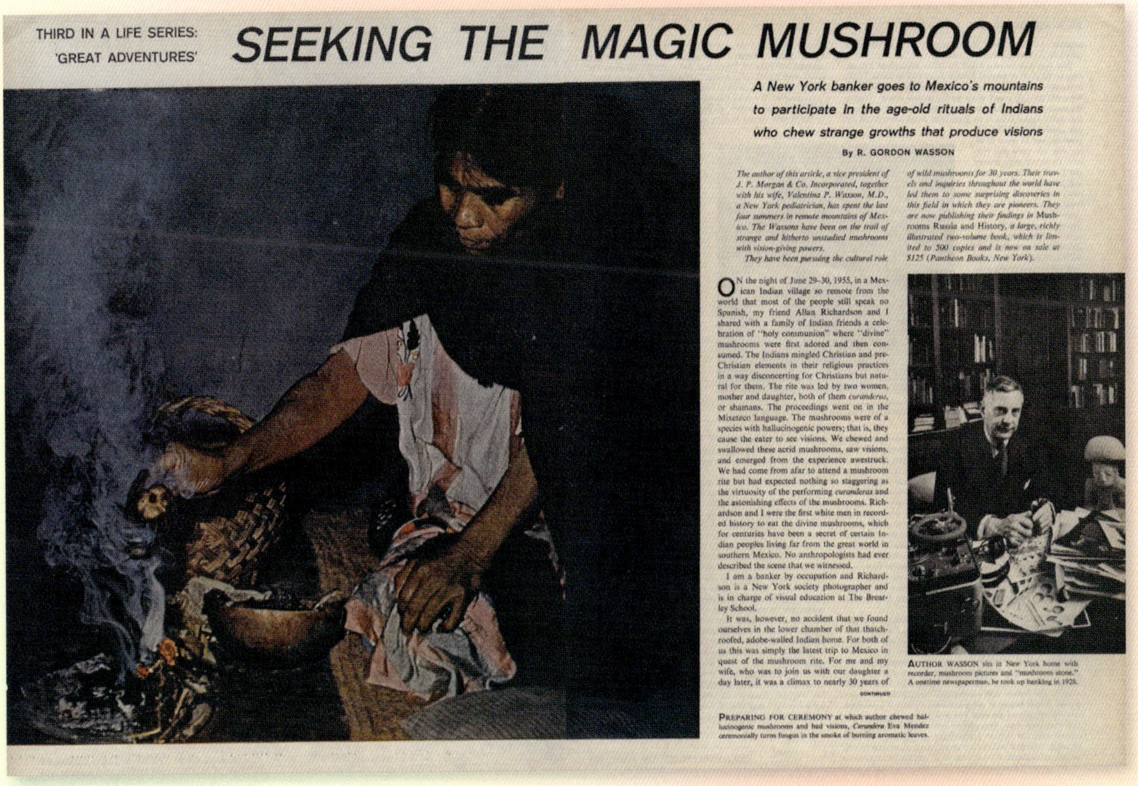

THIRD IN A LIFE SERIES: 'GREAT ADVENTURES'

SEEKING THE MAGIC MUSHROOM

A New York banker goes to Mexico's mountains to participate in the age-old rituals of Indians who chew strange growths that produce visions

By R. GORDON WASSON

The author of this article, a vice president of J. P. Morgan & Co. Incorporated, together with his wife, Valentina P. Wasson, M.D., a New York pediatrician, has spent the last four summers in remote mountains of Mexico. The Wassons have been on the trail of strange and hitherto unstudied mushrooms with vision-giving powers.

They have been pursuing the cultural role of wild mushrooms for 30 years. Their travels and inquiries throughout the world have led them to some surprising discoveries in this field in which they are pioneers. They are now publishing their findings in Mushrooms Russia and History, *a large, richly illustrated two-volume book, which is limited to 500 copies and is now on sale at $125 (Pantheon Books, New York).*

ON the night of June 29–30, 1955, in a Mexican Indian village so remote from the world that most of the people still speak no Spanish, my friend Allan Richardson and I shared with a family of Indian friends a celebration of "holy communion" where "divine" mushrooms were first adored and then consumed. The Indians mingled Christian and pre-Christian elements in their religious practices in a way disconcerting for Christians but natural for them. The rite was led by two women, mother and daughter, both of them *curanderos*, or shamans. The proceedings went on in the Mixteco language. The mushrooms were of a species with hallucinogenic powers; that is, they cause the eater to see visions. We chewed and swallowed these acrid mushrooms, saw visions, and emerged from the experience awestruck. We had come from afar to attend a mushroom rite but had expected nothing so staggering as the virtuosity of the performing *curanderas* and the astonishing effects of the mushrooms. Richardson and I were the first white men in recorded history to eat the divine mushrooms, which for centuries have been a secret of certain Indian peoples living far from the great world in southern Mexico. No anthropologists had ever described the scene that we witnessed.

I am a banker by occupation and Richardson is a New York society photographer and is in charge of visual education at The Brearley School.

It was, however, no accident that we found ourselves in the lower chamber of that thatch-roofed, adobe-walled Indian home. For both of us this was simply the latest trip to Mexico in quest of the mushroom rite. For me and my wife, who was to join us with our daughter a day later, it was a climax to nearly 30 years of

CONTINUED

AUTHOR WASSON sits in New York home with recorder, mushroom pictures and "mushroom stone." A onetime newspaperman, he took up banking in 1928.

PREPARING FOR CEREMONY at which author chewed hallucinogenic mushrooms and had visions, *Curandera* Eva Mendez ceremonially turns fungus in the smoke of burning aromatic leaves.

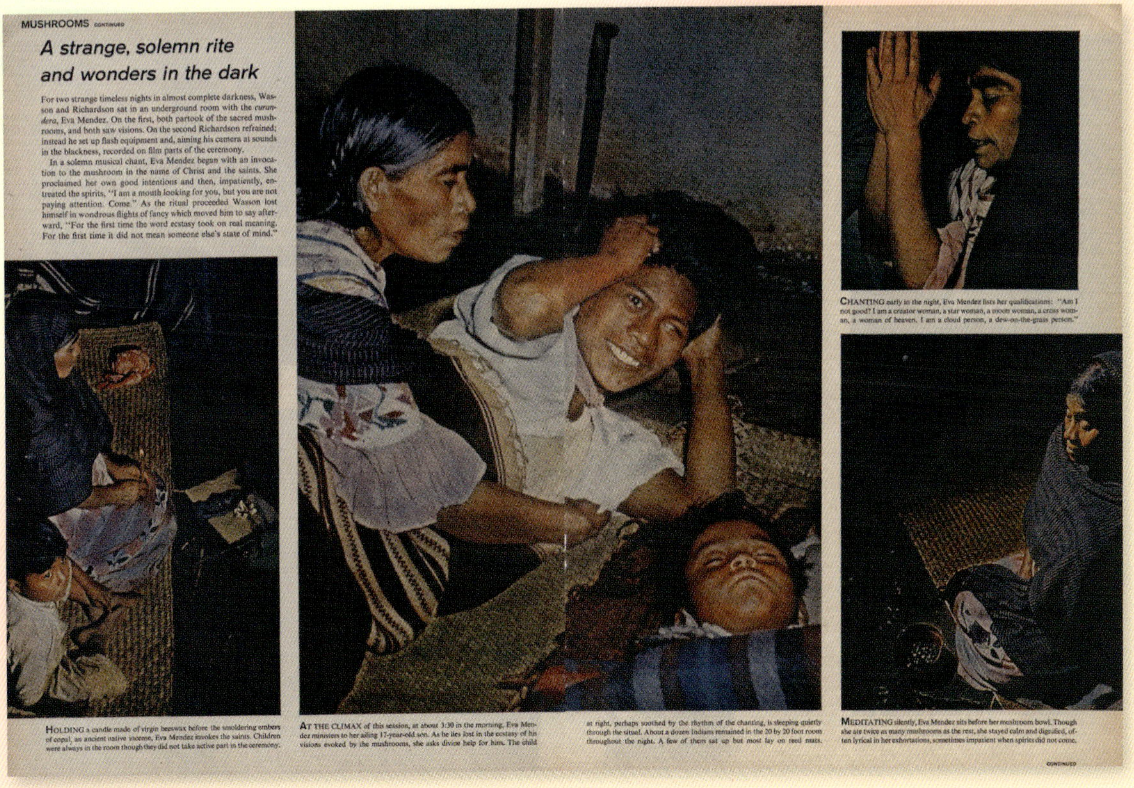

MUSHROOMS CONTINUED

A strange, solemn rite and wonders in the dark

For two strange timeless nights in almost complete darkness, Wasson and Richardson sat in an underground room with the *curandera*, Eva Mendez. On the first, both partook of the sacred mushrooms, and both saw visions. On the second Richardson refrained; instead he set up flash equipment and, aiming his camera at sounds in the blackness, recorded on film parts of the ceremony.

In a solemn musical chant, Eva Mendez began with an invocation to the mushroom in the name of Christ and the saints. She proclaimed her own good intentions and then, impatiently, entreated the spirits, "I am a mouth looking for you, but you are not paying attention. Come." As the ritual proceeded Wasson lost himself in wondrous flights of fancy which moved him to say afterward, "For the first time the word ecstasy took on real meaning. For the first time it did not mean someone else's state of mind."

CHANTING early in the night, Eva Mendez lists her qualifications: "Am I not good? I am a creator woman, a star woman, a moon woman, a cross woman, a woman of heaven. I am a cloud person, a dew-on-the-grass person."

HOLDING a candle made of virgin beeswax before the smoldering embers of copal, an ancient native incense, Eva Mendez invokes the saints. Children were always in the room though they did not take active part in the ceremony.

AT THE CLIMAX of this session, at about 3:30 in the morning, Eva Mendez ministers to her ailing 17-year-old son. As he lies lost in the ecstasy of his visions evoked by the mushrooms, she asks divine help for him. The child at right, perhaps soothed by the rhythm of the chanting, is sleeping quietly through the ritual. About a dozen Indians remained in the 20 by 20 foot room throughout the night. A few of them sat up but most lay on reed mats.

MEDITATING silently, Eva Mendez sits before her mushroom bowl. Though she ate twice as many mushrooms as the rest, she stayed calm and dignified, often lyrical in her exhortations, sometimes impatient when spirits did not come.

CONTINUED

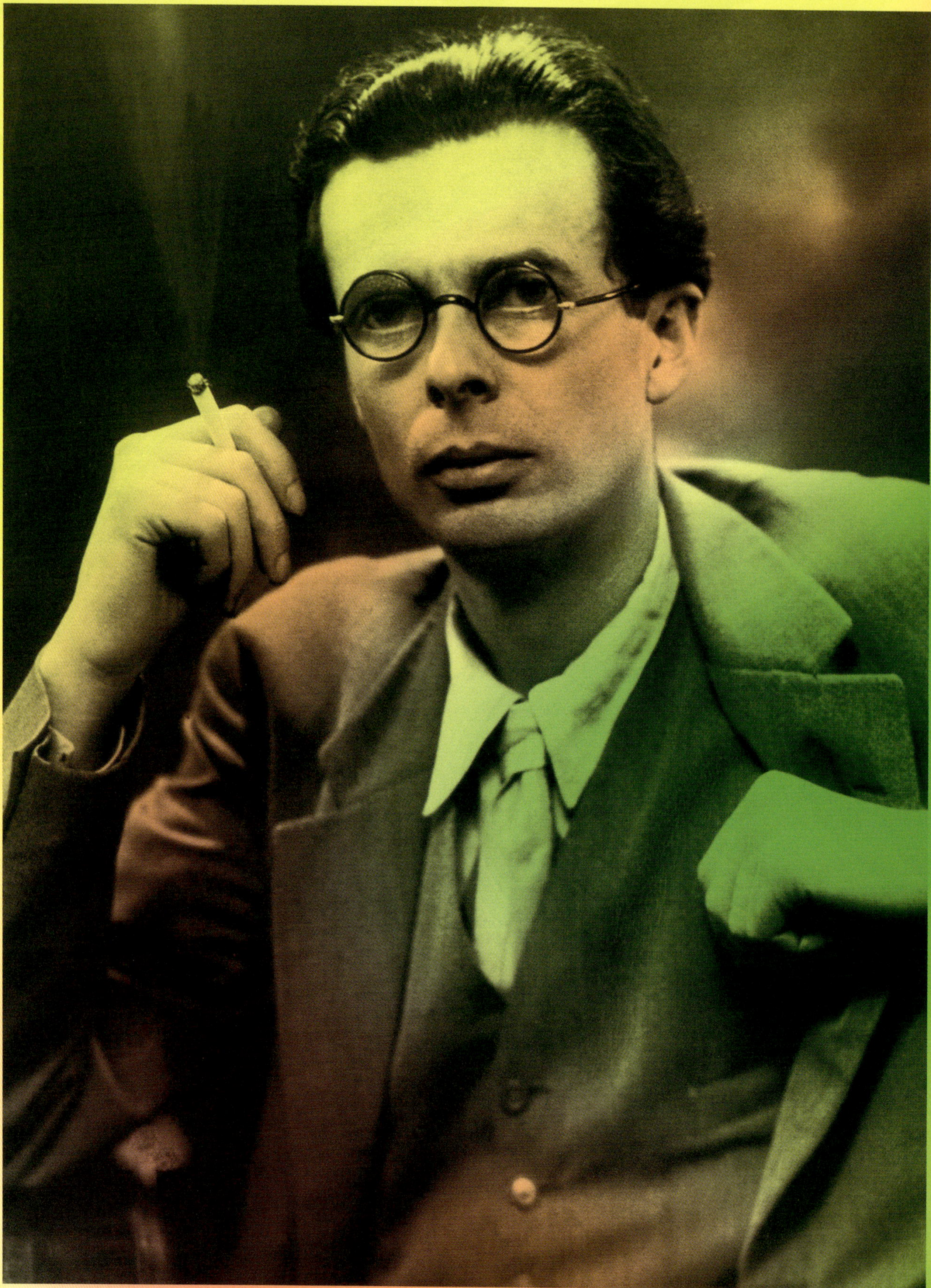

Menschliche Entfaltung

Im 19. Jahrhundert begannen Philosoph:innen, Künstler:innen sowie Wissenschaftler:innen, mit psychedelischen Drogen zu experimentieren, um ihren Horizont zu erweitern oder die Forschung voranzutreiben. Die außergewöhnlichen Bewusstseinszustände sollten ihnen neue Erfahrungs- und Wahrnehmungsbereiche eröffnen, neue Erkenntnisse über die Welt oder das eigene Selbst ermöglichen oder die künstlerische Produktivität anregen. Die Dichter der Romantik experimentierten auf verschiedene Weise mit Opium, und in den 1840er-Jahren gründete sich in Paris der berühmte Club des Hashischin, in dem Haschisch konsumiert wurde. Diese und andere Vereinigungen hatten zum Teil jedoch einen exklusiven Anstrich, da sie die Psychedelika eher zu ihrem eigenen Vorteil konsumieren wollten und nicht unbedingt daran interessiert waren, ihr Wissen oder ihre Erfahrungen mit der breiten Masse zu teilen.

LINKS: Aldous Huxley stellte sein literarisches Genie auch in den Dienst der psychedelischen Sache. Er hatte ein großes Interesse an bewusstseinsverändernden Substanzen und den damit verbundenen Erfahrungen. Seine Essays, Vorträge und Bücher zu diesem Thema lieferten der aufkeimenden psychedelischen Bewegung ein Vokabular für die Erkundungsreisen in die Tiefen des Bewusstseins.

Diese Zusammenkünfte waren nicht nur Veranstaltungen, bei denen die Menschen Heilung für den Geist oder die Seele suchten. Sie boten auch Gelegenheit zur Geselligkeit und zum Knüpfen von Kontakten. Opiumclubs, Haschischbars, Tavernen und Raucherclubs haben eine lange Geschichte als sozialer Treffpunkt und Ort, die Freizeit zu verbringen. Allerdings waren diese Räume nicht immer allen zugänglich. So waren manche Etablissements nur Männern vorbehalten, andere orientierten sich an der ethnischen Zugehörigkeit und wieder andere am sozialen Status, wie etwa die Arbeiterclubs oder Opiumhöhlen in Südostasien.

Schon im 17. Jahrhundert rauchten Menschen Opium, das sie mit Tabak mischten, und versetzten sich so in einen Zustand des Halbbewusstseins, der mit Euphorie einherging. Ausgefeilte Opium-Rauchapparate waren nur den höchsten Gesellschaftsschichten vorbehalten. Im Laufe der Zeit entstanden jedoch einfachere Methoden zur Einnahme, sodass die Erfahrung einem breiteren Publikum zugänglich wurde und auch die Arbeiterklasse eroberte. Haschisch, das aus der Cannabispflanze gewonnen wird, wurde in Teilen Nordafrikas und des Nahen Ostens bereits seit Langem konsumiert, bevor es nach Europa gelangte und dort aufgrund seiner berauschenden Wirkung vor allem in Künstlerkreisen auf Interesse stieß.

Anregung der Kreativität

Künstler:innen, Musiker:innen und Schriftsteller:innen interessierten sich seit Langem für veränderte Bewusstseinszustände und ihr kreatives Potenzial

Die Pariser Salons des 19. und frühen 20. Jahrhunderts zum Beispiel wurden zu Hotspots für Künstler:innen, die nach außergewöhnlichen Bewusstseinszuständen suchten. Hier war Absinth das Getränk der Wahl für eine Reihe von Künstlern, darunter Ernest Hemingway, Oscar Wilde und Pablo Picasso. Das mit Kräutern aromatisierte Getränk war bekannt für seinen hohen Alkoholgehalt und seine psychoaktive Wirkung, die es in den Bereich der halluzinogenen Substanzen rückt. In den Vereinigten Staaten wurde der Konsum des Absinths 1915 im Rahmen der Prohibition verboten, woraufhin einige Künstlerkreise Absinth-Clubs im Untergrund gründeten.

Neben den Absinth-Gruppen entstand mit der Gründung des Club des Hashischins («Club der Haschischesser») ein neuer Ort für psychedelische Geselligkeit. Was als Club für Pariser Literaten und Intellektuelle begann, wurde bald zu einem Treffpunkt, an dem verschiedenste Ideen unter Drogeneinfluss entwickelt wurden.

RECHTS: Opiumhöhlen gab es vor allem in China, Frankreich und England sowie entlang der Pazifikküste Nordamerikas, oft in den «Chinatowns». Das Rauchen oder Spritzen von Opium wurde zu einer beliebten Freizeitbeschäftigung, die Schmerzlinderung und Bewusstseinserweiterung miteinander verband. Zu Beginn des 20. Jahrhunderts wurden solche Etablissements in vielen Ländern verboten.

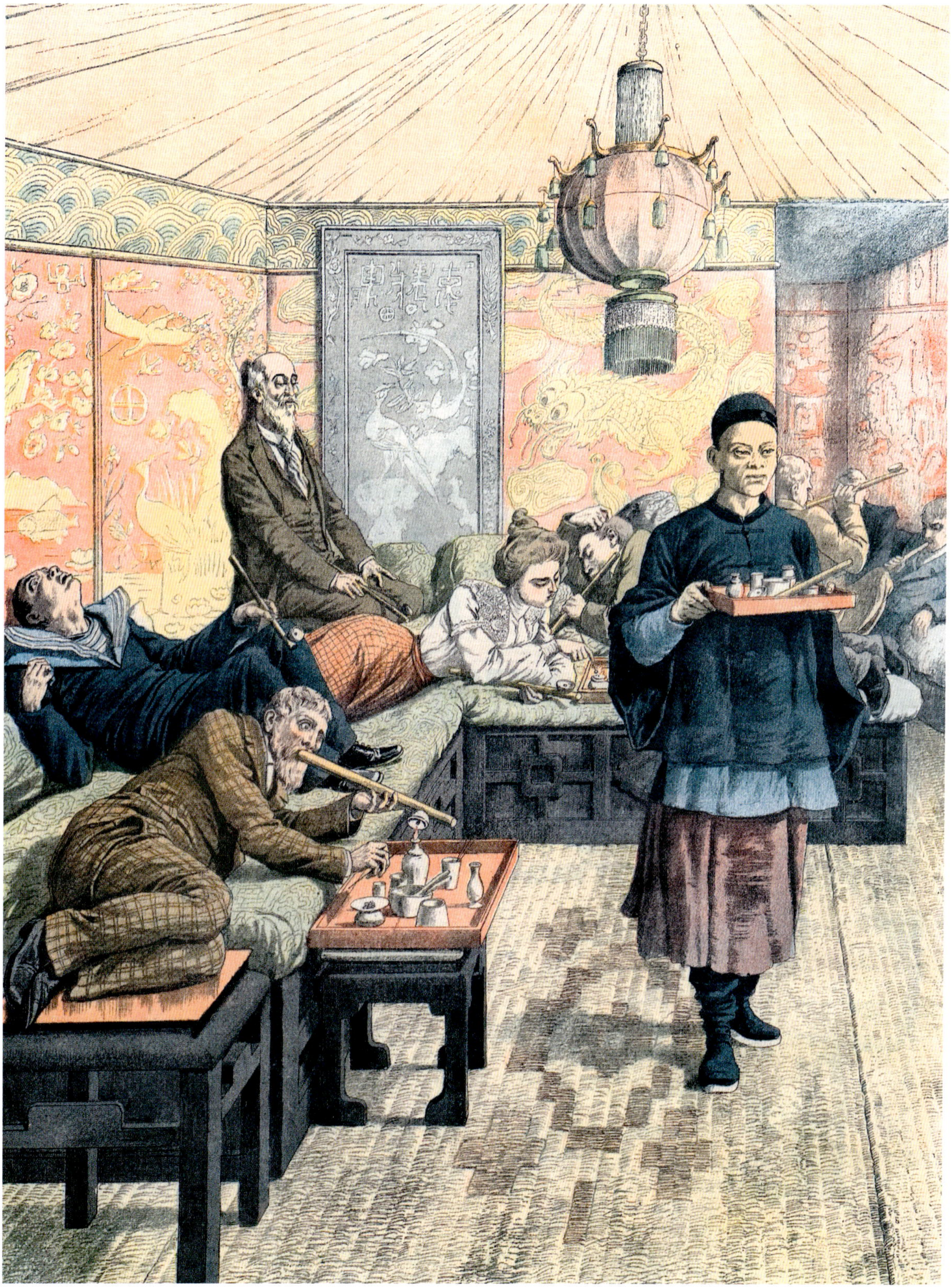

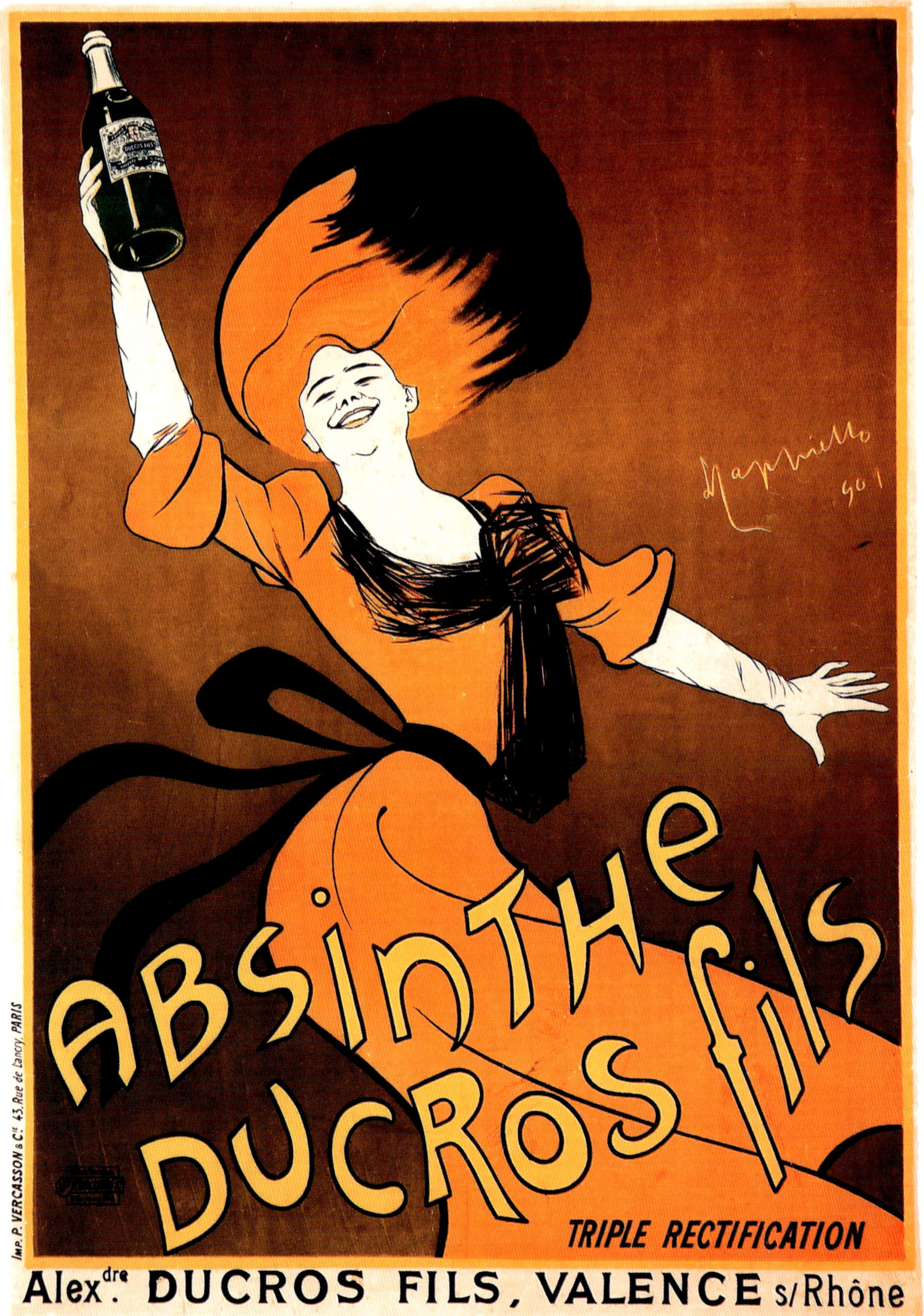
Absinthe
Ducros fils
Triple Rectification
Alex.dre Ducros Fils, Valence s/Rhône
Imp. P. Vercasson & Cie 43, Rue de Lancry, Paris

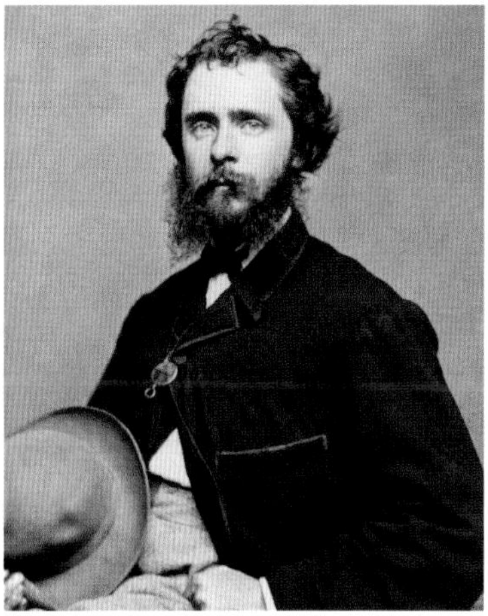

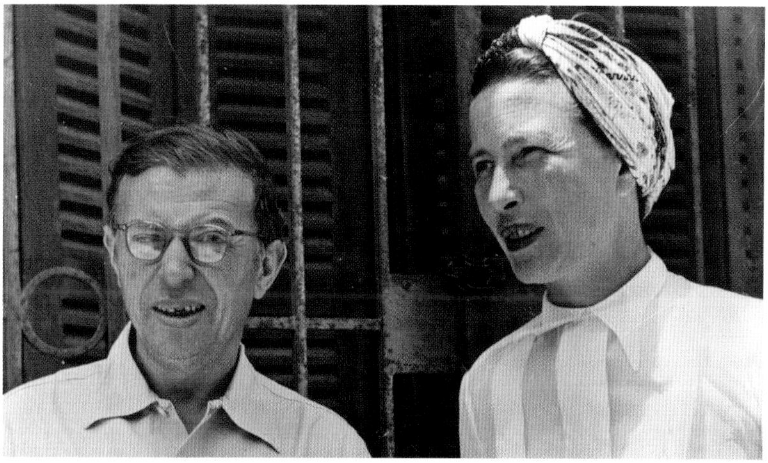

OBEN: Der amerikanische Schriftsteller und Journalist Fitz Hugh Ludlow (1836–1870) besaß eine hemmungslose Vorliebe für bewusstseinsverändernde Substanzen. Er fühlte sich schon früh zu Rauschmitteln hingezogen und wurde vor allem durch seinen autobiografischen Bericht über seine Selbstversuche mit großen Mengen des Cannabisextrakts Haschisch bekannt.

OBEN RECHTS: Unter den vielen kreativen Köpfen, die sich für bewusstseinsverändernde Erfahrungen interessierten, waren auch Philosophen. Für Jean-Paul Sartre mag es ein Glück gewesen sein, dass ihm seine enge Freundin und Vertraute, die Philosophin Simone de Beauvoir, durch seine erschütternde psychedelische Erfahrung half.

LINKS: Absinth wird aus Wermut hergestellt, der mit Anis aromatisiert ist und den Ruf hat, Halluzinationen auszulösen. Besonders populär wurde er in Frankreich in den 1860er-Jahren, als französische Soldaten ihn aus Algerien mitbrachte. Bald stand das Getränk vor allem in Künstlerkreisen hoch im Kurs. In Frankreich wurde Absinth 1915 verboten.

Opium, Alkohol, Tabak und Haschisch wurden konsumiert. Zwischen 1844 und 1849 traf sich der Club des Hashischins monatlich und veranstaltete das, was der Historiker David Guba als «von Jacques-Joseph Moreau organisierte, mit Haschisch angeheizte Zusammenkünfte der brillantesten literarischen und künstlerischen Persönlichkeiten Frankreichs» beschreibt. Als Psychiater leistete Moreau Pionierarbeit bei der Erforschung der Auswirkungen von Haschisch auf das zentrale Nervensystem. Obwohl der Club nur relativ kurze Zeit bestand, schlug diese Idee eines Raums, in dem die gesellschaftliche Elite intellektuelle Stimulation durch bewusstseinsverändernde Drogen genießen konnte, Wurzeln.

In diesem Kontext wurden Drogen nicht unbedingt zur Lösung pathologischer Probleme eingesetzt, sondern um neue Denkansätze für Philosophie, Medizin und Technologie zu schaffen. 1935 hatte der französische Philosoph Jean-Paul Sartre seine erste und einzige Meskalin-Erfahrung. Als existenzialistischer Philosoph suchte er nach einer Erfahrung, die ihm erlaubte, zu halluzinieren. Sartre reagierte stärker, als er erwartet hatte. Zu seinem Glück war Simone de Beauvoir bei ihm, als Sartre in eine intensive Halluzination verfiel und vorübergehend glaubte, von «Teufelsfischen» und einem besonders lästigen Hummer verfolgt zu werden. Beauvoirs Schilderung zufolge muss diese Erfahrung ausgesprochen unangenehm gewesen sein. Dementsprechend setzte sich Sartre auch nicht dafür ein, einen Meskalin-Club zu gründen oder andere zum Konsum zu ermutigen. Dennoch wurde die Idee, dass außergewöhnliche Erfahrungen einen Teil der Lebensbildung eines Philosophen ausmachen sollten, in einigen Kreisen zunehmend akzeptiert.

Mehr als 100 Jahre nach der Erstveröffentlichung erwarb der in den USA ansässige Raritätensammler Michael Horowitz ein Exemplar des Textes des amerikanischen Autors Fitz Hugh Ludlow aus dem Jahr 1857 mit dem Titel *The Hasheesh Eater*. Daraus erfuhr Horowitz über die französische Tradition, literarische und intellektuelle Erkundungen mit veränderten Bewusstseinszuständen zu verbinden. Horowitz interessierte sich bereits für Psychedelika und begann, eine ganze Bibliothek mit Texten anzulegen, die sich mit Vorstellungen solcher Bewusstseinsveränderungen befassten. 1985 gründete er in San Francisco das Flashbacks, eine Mischung aus Buchhandlung, Archiv und Treffpunkt. Zu einer Zeit, als psychedelische Substanzen verboten waren, war dies ein Ort, an dem sich Menschen trafen, um Ideen und Erfahrungen auszutauschen. Im Vorstand arbeiteten «psychedelische Schwergewichte» wie Laura Huxley, Alexander Shulgin, Humphry Osmond und Timothy Leary mit Horowitz zusammen. Sogar Lawrence Ferlinghetti (siehe Seiten 124–126), der als Gründer und Besitzer der legendären Buchhandlung City Lights in San Francisco Horowitz' Konkurrent war, besuchte das Flashbacks und unterstützte dessen Mission.

Die Grenze des Normalen

Neben Intellektuellen und Kunstschaffenden interessierten sich auch Psycholog:innen und Psychiater:innen für Halluzinogene. Einige, die diese Drogen nicht unbedingt als Arzneimittel betrachteten, begannen im 20. Jahrhundert damit, die Grenzen des Normalen auszuloten. Sie nutzten außergewöhnliche Bewusstseinszustände in einer Weise, die jenseits der im westlichen Denken akzeptierten Grenzen lag, um herauszufinden, wie der menschliche Geist funktioniert. Psychedelika bewegten einige dazu, sich außerhalb ihrer Berufe und sogar außerhalb der institutionalisierten Formen des Wissens umzusehen, um das psychedelische Phänomen zu erklären. Während Anthropolog:innen und Ethnobotaniker:innen durch Interaktion mit indigenen Kulturen nach Antworten suchten, sahen andere das Paranormale als Quelle der Inspiration.

Spiritualismus und Medizin haben eine wechselhafte Beziehung. Im späten 18. Jahrhundert machte der deutsche Arzt Franz Mesmer Ideen über psychische Energie populär, als er das Konzept des Magnetismus auf die menschliche Physiologie anwandte. Er interessierte sich für Hypnose und gab der Sache seinen Namen: Mesmerismus.

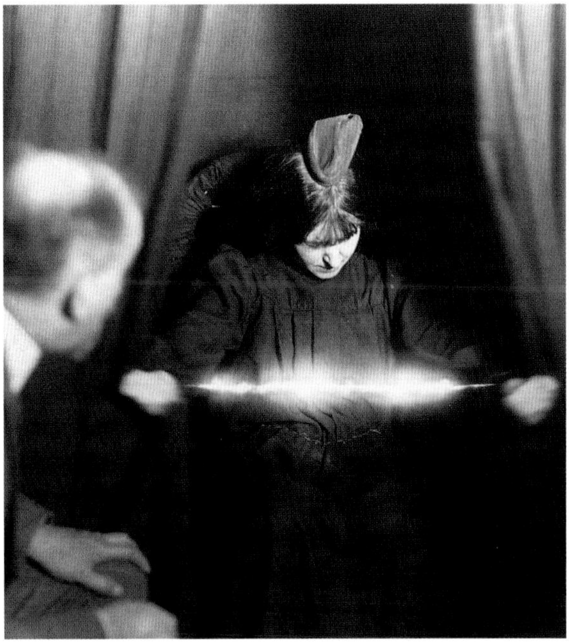

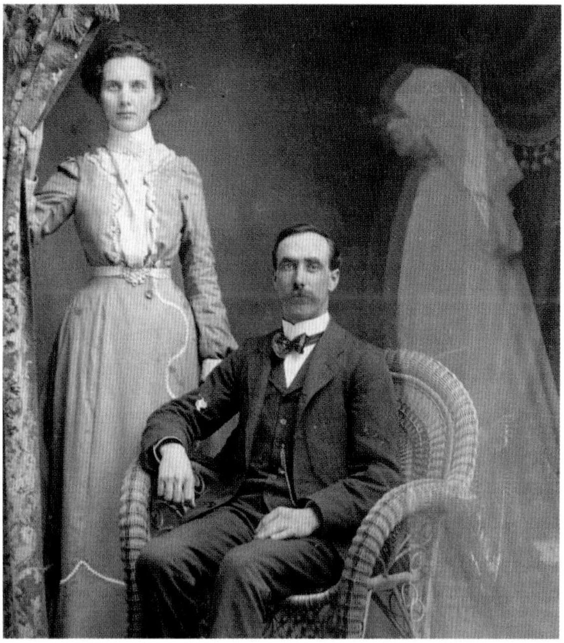

OBEN: Wenn Menschen Halluzinationen erlebten, glaubten sie, einen Blick in eine andere Welt geworfen zu haben, eine Welt, die normalerweise nur von Mystikern, bei Nahtoderfahrungen, in Trancezuständen oder vielleicht in einem Stadium der buddhistischen Erleuchtung erfahren werden konnte. Paranormale Studien lieferten einen Teil des Vokabulars, das die frühen Halluzinogenforscher:innen zur Erklärung von scheinbar unerklärlichen Phänomenen suchten.

Die Vorstellung, dass unsichtbare Energien Menschen und Tiere anziehen, faszinierte seine Anhängerschaft. Darunter befanden sich auch Wissenschaftler:innen und Ärzt:innen, die nach Erklärungen für scheinbar mystische oder auch nur mysteriöse Phänomene suchten. Später entstand der Spiritualismus als ein Konzept, das diese Ideen zusammenführte und Wissenschaft und Mystik miteinander vermischte – manchmal mit Tendenz zum Okkulten.

Der Spiritualismus hat sich nie wirklich zu einer anerkannten Bewegung mit rechtlichem oder professionellem Status entwickelt. Dennoch hat er das Studium des Bewusstseins auf wichtige Weise gefördert. So wie einige Psychedelika konsumierten, weil sie auf eine mystische Erfahrung oder eine erleuchtende Erkenntnis erhofften, waren andere neugierig auf die Fähigkeit von Psychedelika, die Kommunikation über Zeit und Raum hinweg zu fördern. Parapsychologische und paranormale Ansätze vermischten sich mit spiritualistische und es wurden verschiedene Mechanismen erdacht, um Gespräche mit den Toten zu führen oder Gedanken über den Raum hinweg zu übertragen wie beispielsweise die Telepathie. Der Begriff Telepathie wurde von Frederic Myers geprägt, einem Gründer der Society for Psychical Research, der einen wichtigen Einfluss auf Aldous Huxley ausübte.

Huxleys Erbe

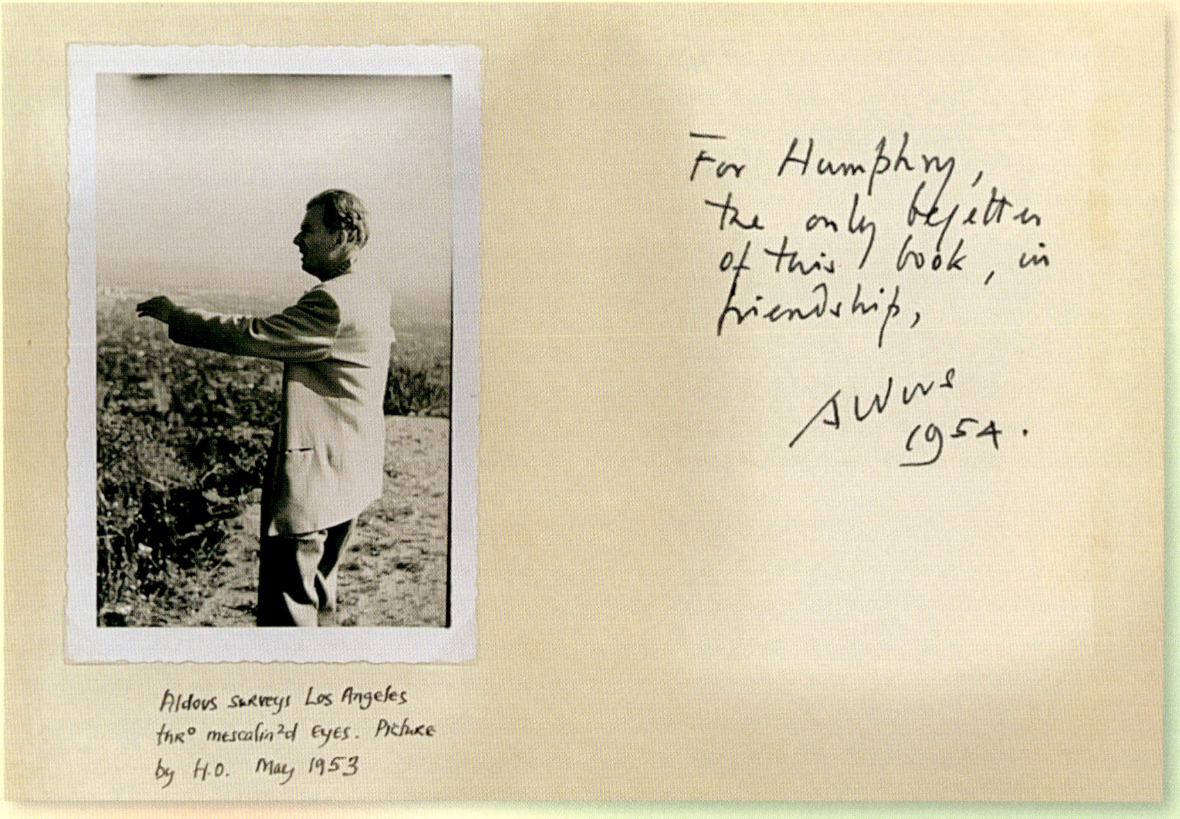
For Humphry,
the only begetter
of this book, in
friendship,
Aldous
1954.
Aldous surveys Los Angeles
thro' mescalin'd eyes. Picture
by H.O. May 1953

Der Einfluss von Aldous Huxley in der Welt der psychedelischen Literatur ist legendär. Nachdem Huxley von der Arbeit des Psychiaters Humphry Osmond erfahren hatte und eine eigene Meskalinerfahrung suchte, trafen sich die beiden 1953 in Los Angeles. Wenig später stellte er das Manuskript für sein Buch *The Doors of Perception* (1954; auf Deutsch 1964 unter dem Titel *Die Pforten der Wahrnehmung* erschienen) fertig, in dem er eine Meskalinerfahrung verarbeitete, die viele andere nur mit Mühe beschreiben konnten. Die Begegnung zwischen Huxley und Osmond war der Beginn einer jahrzehntelangen Freundschaft, in deren Verlauf die beiden Männer das Wort «psychedelisch» einführten (siehe Seite 86). Seinen letzten großen Beitrag zur Wirkung von Psychedelika leistete Huxley wohl am Morgen seines Todes am 22. November 1963. Da sich sein Gesundheitszustand aufgrund seiner Krebserkrankung massiv verschlechterte, kritzelte

OBEN: Humphry Osmond schoss dieses Foto von einem seiner literarischen Helden auf seinem ersten Meskalin-Trip: Aldous Huxley blickt mit «meskalisierten Augen» über die Stadt Los Angeles. Diese erste Begegnung festigte eine Freundschaft, die bis zum Ende von Huxleys Leben anhielt.

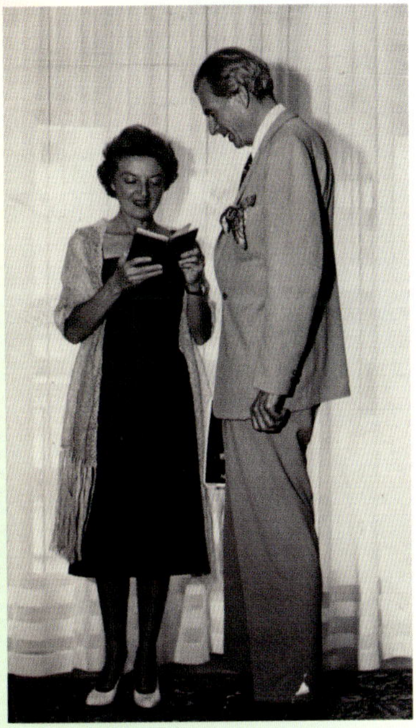

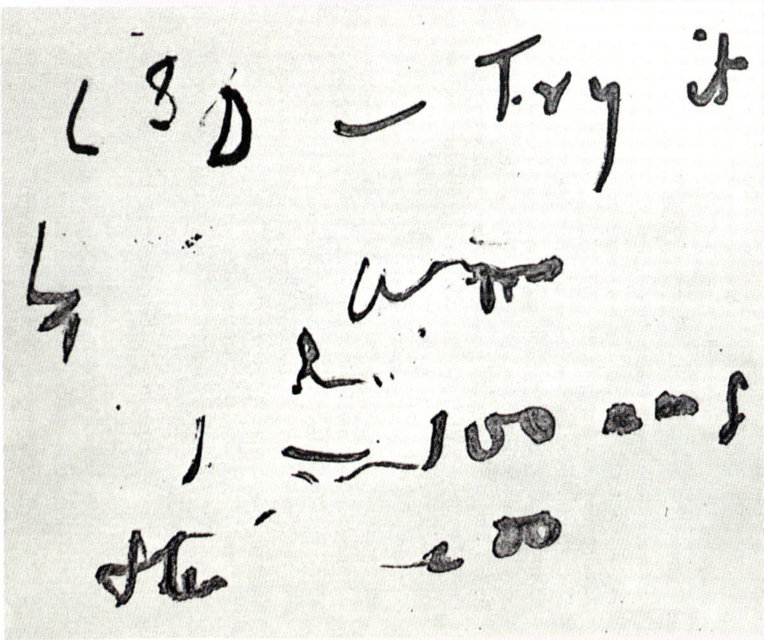

OBEN: Laura Huxley (geb. Archera, 1911–2007) heiratete Aldous Huxley im Jahr 1956. Die Schriftstellerin, Künstlerin und Psychotherapeutin war eine langjährige Freundin der Familie. Nach Aldous Tod führte sie dessen Vermächtnis fort, indem sie sich für psychedelische Mittel zur Erforschung des menschlichen Bewusstseins einsetzte.

OBEN RECHTS: Auf seinem Sterbebett kritzelte Aldous Huxley die hier abgebildete Aufforderung an seine Frau, ihm LSD zu verabreichen. Er war der Meinung, dass der durch eine psychedelische Erfahrung hervorgerufene Geisteszustand dazu beitragen könnte, die Bewusstseinsstränge zu lockern, die den Menschen an einen sterblichen Körper binden.

er eine Notiz an seine Frau Laura, die an seinem Bett saß: «LSD, 100 Mikrogramm, intramuskulär». Laura erfüllte diesen Wunsch, und etwa sechs Stunden später starb Aldous. Sein Tod war vielleicht der erste dokumentierte Tod durch Psychedelika.

Huxleys letzter Wunsch war teilweise durch seine eigenen Erfahrungen bei der Pflege seiner ersten Frau Maria beeinflusst, die 1955 ebenfalls einem Krebsleiden erlag. An ihrem Krankenbett drängte er sie, tief durchzuatmen und in Gedanken in die Mojave-Wüste in Kalifornien zurückzukehren, wo sie an einer Peyote-Zeremonie teilgenommen hatten. In einem Brief an Humphry Osmond erinnerte er sich daran, dass Maria während der Zeremonie eine Vision hatte, in der sie in Licht gebadet wurde. Gemeinsam beschrieben sie die Erfahrung später als «prämystisch», als eine, die sie in «einen Geisteszustand, eine metaphysische Realität, eine eindeutige Manifestation Gottes» versetzt habe. Er war der Meinung, dass dieser Geisteszustand notwendig war, um die mit dem Sterben verbundenen seelischen Qualen zu lindern, was mit den üblichen Schmerzmitteln nicht zu erreichen war.

In den Jahren vor seinem eigenen Tod vertrat Huxley diese Ideen immer wieder. Er war der Ansicht, dass Sterbebegleitung eine zutiefst spirituelle Angelegenheit sei und dass die moderne Medizin diese Erfahrung zum Nachteil der Menschheit mechanisiere und säkularisiere. In der Folge begannen auch andere, sich mit der Beziehung zwischen Sterbebegleitung und Psychedelika zu beschäftigen.

Eine besondere Rolle in der Geschichte der Psychedelika spielte in der Mitte des 20. Jahrhunderts auch das in Irland geborene Medium Eileen Garrett (1893–1970). Ihr Start ins Leben verlief tragisch, weil beide Eltern innerhalb weniger Monate nach ihrer Geburt Selbstmord begingen. Sie wuchs als Waisenkind auf und fiel früh dadurch auf, dass sie von unsichtbaren Freunden berichtete. Ab den 1930er-Jahren wurde Garrett aufgrund ihrer (vermeintlich) außergewöhnlichen Fähigkeiten zunehmend bekannt. Sie zog eine große Anhängerschaft an, hatte aber auch viele Kritiker:innen, die das Ganze für Schwindel oder Zeichen des Wahnsinns hielten. Infolgedessen stellte sich Garrett zahlreichen Tests, um ihre Fähigkeiten unter Beweis zu stellen.

Im Jahr 1941 gründete sie die Zeitschrift *Tomorrow,* eine Monatszeitschrift, die sich mit parapsychologischen Themen befasste, aber auch über aktuelle Ereignisse berichtete und literarische Beiträge, unter anderem von Robert Graves und Aldous Huxley, enthielt.

Zehn Jahre später gründete Garrett zusammen mit Frances Bolton die Parapsychology Foundation und erweiterte ihr Netzwerk um Forscher:innen, die sich mit Psychedelika befassten. Ihre Beziehung zu Aldous Huxley hatte sich vertieft und er stellte sie seinem engen Freund und Kollegen Humphry Osmond vor. Dieser war sehr interessiert an Garretts Ansichten über das Unbewusste, zumal er über dieses Thema schon im Zusammenhang mit psychedelischen Drogen wie LSD, Psilocybin, Ololiuqui (ein Nahuatl-Wort für die Samen einer Windenart) und Meskalin geschrieben hatte. Gemeinsam begannen sie, an Veranstaltungen zu den Themen Pharmakologie, Parapsychologie, Psychiatrie und Psychedelika teilzunehmen und schließlich Modelle zu entwickeln, um den Zusammenhang zwischen

UNTEN LINKS: Eileen Garretts Fähigkeit, die Stimmen von Menschen aus dem Jenseits zu hören und zu channeln, rückte sie ins Zentrum mehrerer Studien. Ihre Ideen über Parapsychologie trugen in der Psychedelika-Forschung dazu bei, Diskussionen in Gang zu setzen, die über die orthodoxen Theorien des Geistes hinausgingen.

UNTEN: Eileen Garrett wurde eine enge Freundin von Humphry Osmond. Er machte Garrett mit vielen Schlüsselfiguren der psychedelischen Gemeinschaft bekannt, darunter mit Albert Hofmann (hier abgebildet).

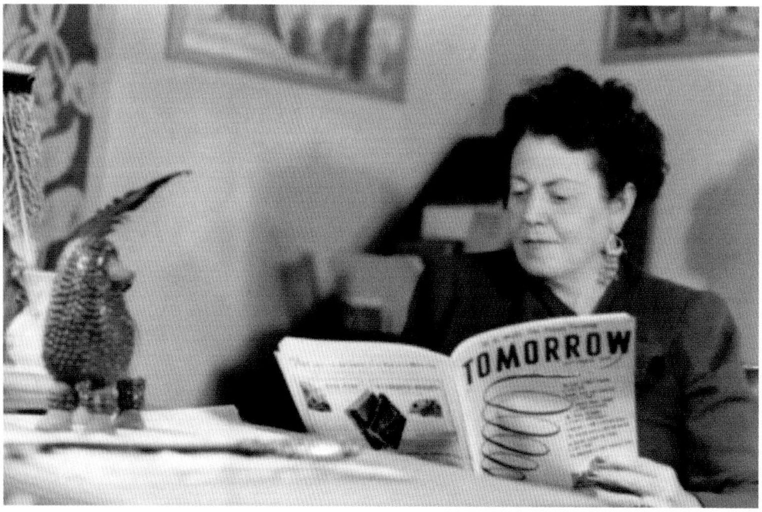

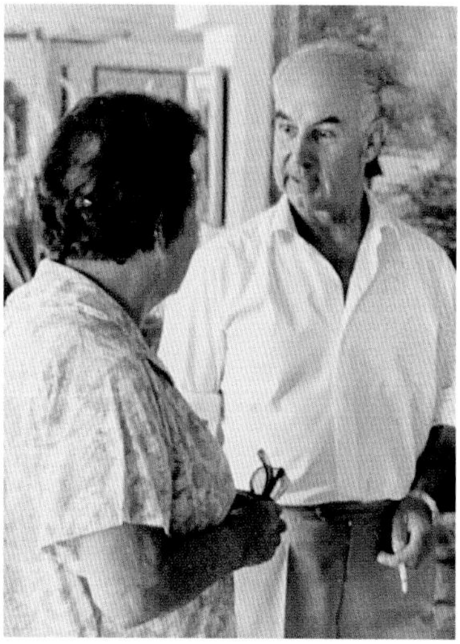

Psychedelika und außersinnlichen Wahrnehmungen zu untersuchen. Einige dieser Modelle wurden später von der CIA für ihr Programm MK-Ultra aufgegriffen, um die Möglichkeiten der Bewusstseinskontrolle mittels Psychedelika zu erforschen (siehe Seite 98). Garrett selbst ging es jedoch nicht darum, das Bewusstsein zu manipulieren, sondern es für neue Erfahrungen und Wahrnehmungen zu öffnen.

Garret war nicht nur mit Aldous Huxley eng befreundet, sondern sie hatte auch eine besondere Beziehung zu seiner ersten Frau Maria, durch die sie den Autor kennengelernt hatte. Marias anhaltendes Interesse am Paranormalen führte dazu, dass sie an Séancen teilnahm und nach mystischen Erfahrungen suchte, die von indigenen Schamanen im amerikanischen Westen geleitet wurden. Möglicherweise war es Marias Interesse für diese Bereiche, die Aldous' Aufmerksamkeit auf solche Themen lenkte. Auf ihr Drängen hin lud er Humphry Osmond für seine erste Meskalin-Erfahrung in ihr Haus ein. Garrett behauptete, in regelmäßigem Kontakt mit Maria zu stehen, zunächst über einen Ozean hinweg, als die beiden auf verschiedenen Kontinenten lebten, und auch noch nach Marias Tod im Jahr 1955. Am Morgen der Ermordung des amerikanischen Präsidenten John F. Kennedy besuchte Maria Garrett aus dem Jenseits und teilte ihr mit: «Es ist zu Ende. Er schläft jetzt» (siehe Seite 71).

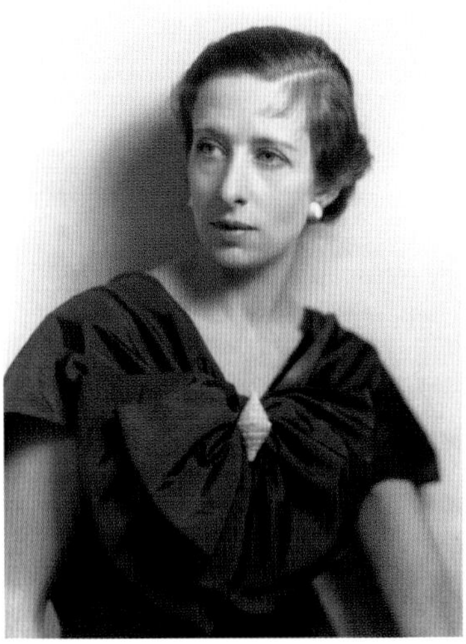

OBEN: Maria Huxley (geb. Nys. 1889–1955) war Aldous Huxleys erste Frau und Mutter des gemeinsamen Sohnes Matthew. Sie interessierte sich sowohl für parapsychologische als auch für psychedelische Erfahrungen und gründete ein Netzwerk von Frauen, die sich ausführlicher mit den Grenzen des Normalen beschäftigen.

Der Aha-Effekt

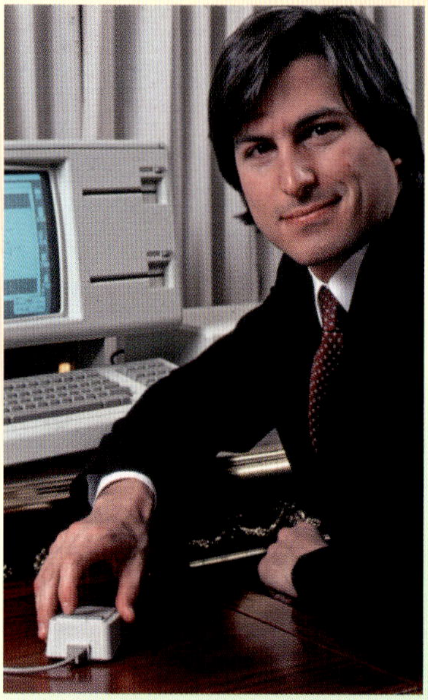

OBEN: Das Computerzeitalter wäre ohne LSD vielleicht ganz anders verlaufen. Dutzende von Computergenies wie Steve Jobs (hier abgebildet) haben später behauptet, unter dem Einfluss von Psychedelika technische Lösungen erdacht zu haben.

Für manche Konsument:innen eröffnete die psychedelische Erfahrung neue Denkkanäle, durch die sie aus eingefahrenen Denkmustern oder Grübeleien herausfanden. Andere berichten von einem Aha-Erlebnis, bei dem die psychedelische Erfahrung als Katalysator für einen Geistesblitz diente, der in eine Idee von beachtlicher Tragweite mündete.

Ein Beispiel dafür ist der US-amerikanische Neurowissenschaftler, Psychoanalytiker, Schriftsteller, Erfinder und Psychonaut John C. Lilly. Er benutzte bewusstseinsverändernde Drogen, um das Unbewusste zu erforschen, zu beschreiben und sogar zu kartografieren. Als er in den 1950er-Jahren nach San Francisco zog, war er fasziniert von der zeitgenössischen neurowissenschaftlichen Forschung. Mit der Entwicklung des sogenannten Isolationstanks – eines dunklen, schalldichten und mit warmem Wasser gefüllten Tanks, der die sensorische Stimulation von außen so weit wie möglich abschirmte – setzte er erste Maßstäbe auf diesem Gebiet. In den 1960er-Jahren bezog Lilly Psychedelika in seine Forschung ein, indem er LSD einnahm, während er sich in einem seiner Tanks befand. Auf diese Weise arbeitete er außerhalb der Grenzen der traditionellen Disziplinen. Lillys Theorien waren oft umstritten, aber seine Arbeit gab Anstöße für die Erforschung der Sprache, des Bewusstseins und schließlich der Informatik.

Zwischen Psychedelika und Technologie herrscht eine enge Beziehung. Die großen Akteure beider Richtungen sind geografisch im kalifornischen Silicon Valley konzentriert. Steve Jobs (1955–2011), ehemaliger CEO von Apple Inc., reflektierte über seinen Aufstieg als Technik-Visionär und brachte seine Kreativität offen mit seinen LSD-Erfahrungen in Verbindung. In seiner Autobiografie schrieb er: «Die Einnahme von LSD war eine tiefgreifende Erfahrung, eines der wichtigsten Dinge in meinem Leben. LSD zeigt dir, dass es noch eine andere Seite der Medaille gibt, an die du dich nicht mehr erinnern kannst, wenn die Wirkung nachlässt, aber du kennst sie. Es stärkte meinen Sinn für das, was wichtig war – großartige Dinge zu schaffen, statt Geld zu verdienen, Dinge möglichst wieder in den Fluss der Geschichte und des menschlichen Bewusstseins zurückzubringen.»

Als Student der Fotografie an der Stanford University fand der Technik-Visionär Steward Brand in den 1960er-Jahren Kontakt zu gleichgesinnten Studierenden, die sich für Kunst und Psychedelika interessierten, darunter Ken Kesey und die Merry Pranksters. Einige

RECHTS: Stewart Brand war eine der vielen kalifornischen Persönlichkeiten, die Ken Keseys berühmten «Acid Test» bestanden und ein Diplom erhielten. Er selbst wurde später zum Acid-Prüfer. Die «Acid Tests», die im Zusammenhang mit Auftritten der Grateful Dead und improvisierten Zusammenkünften der Merry Pranksters stattfanden, wurden durch Tom Wolfes Buch *The Electric Kool-Aid-Acid-Test* (1968) bekannt.

UNTEN: Der französische Philosoph Michel Foucault stellte mit seiner postmodernen Kritik an der Biomedizin die Vorstellungen von der westlichen Wissensbildung auf den Kopf. 1975 unternahm Foucault in Kalifornien einen LSD-Trip, von dem seine Biografen später behaupteten, er habe einen der größten Denker des 20. Jahrhunderts verändert. Das Foto unten wurde von dem Historiker Simeon Wade aufgenommen und zeigt Foucault (links) mit Wades Freund Michael Stoneman am Zabriskie Point im Death Valley während ihres Besuchs in Kalifornien.

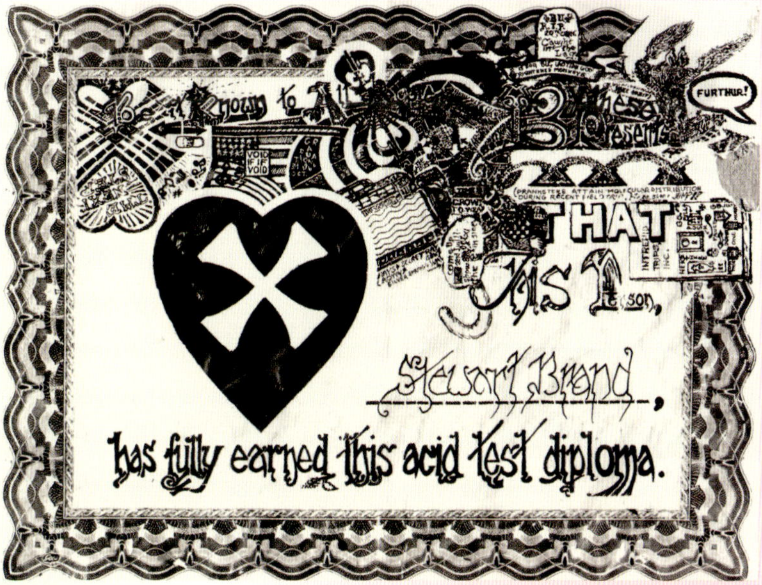
FURTHUR!
THAT
Stewart Brand,
has fully earned this acid test diploma.

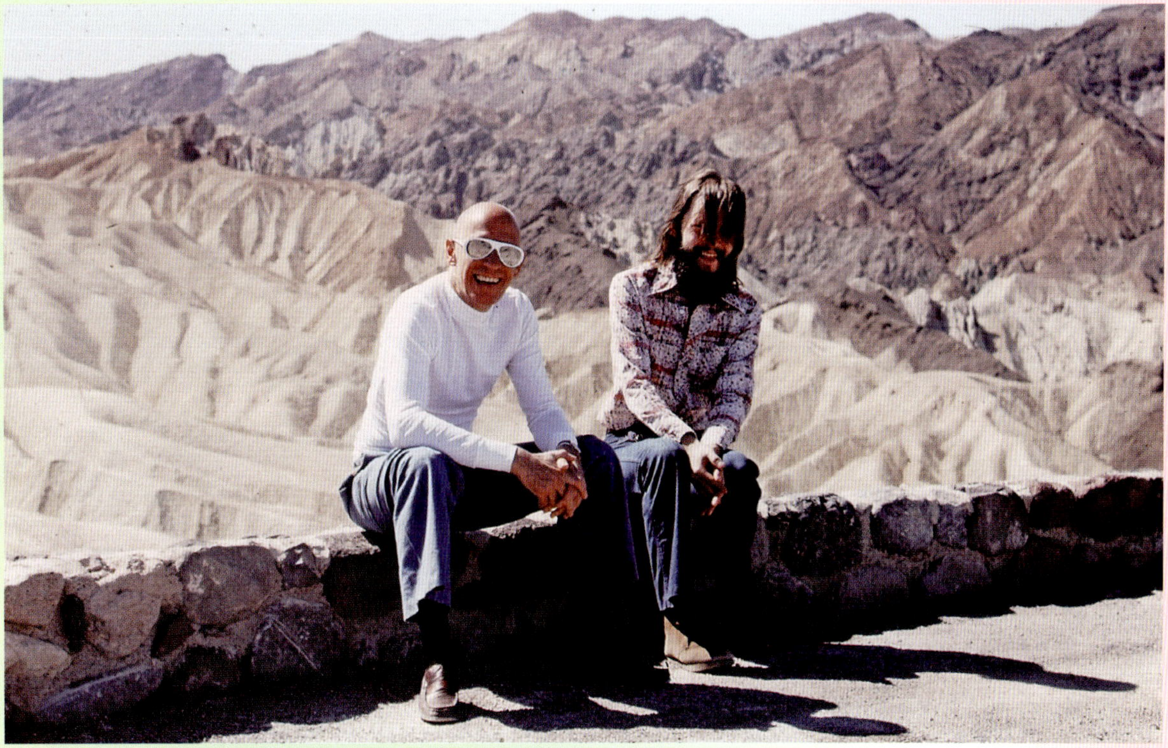

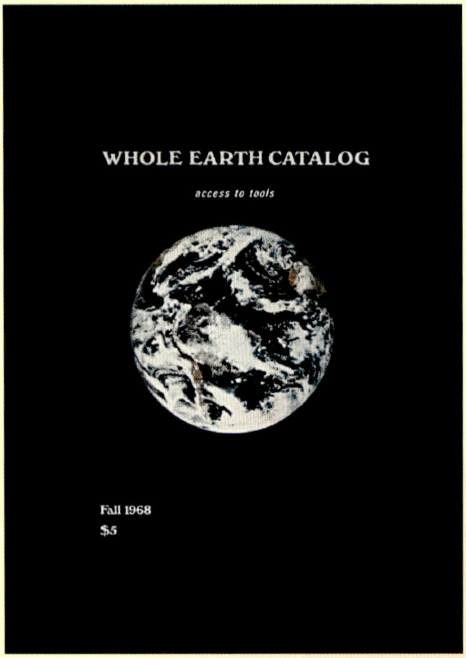

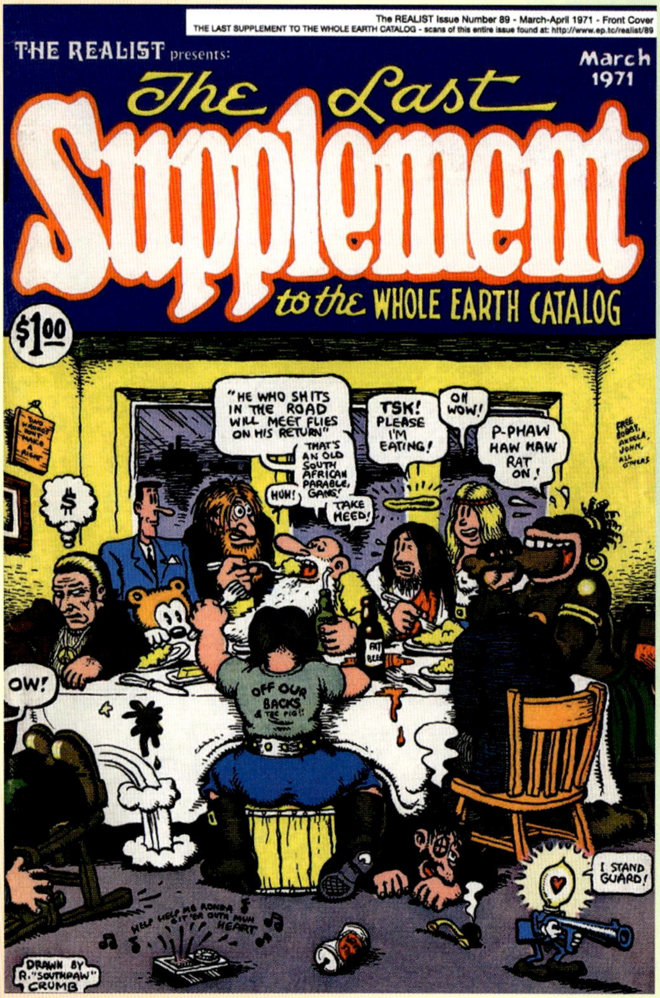

OBEN: Stewart Brand war Gründer und Chefredakteur des *Whole Earth Catalog,* der in den 1960er-Jahren erschien. Der Katalog richtete sich an einige der zehn Millionen Amerikaner, die in diesem Jahrzehnt in Kommunen lebten. Er verstand sich als Leitfaden für das Leben in der Gegenkultur, für die Do-it-yourself-Landwirtschaft und später für die «Back-to-the-Land»-Bewegung.

RECHTS: *The last Supplement to the Whole Earth Catalog* wurde 1971 veröffentlicht. Das Titelbild zeigte eine wüste Parodie des letzten Abendmahls, gezeichnet vom Cartoonisten Robert Crumb. Diese Ausgabe läutete das Ende der *Whole-Earth*-Publikationen ein und schloss mit einer Einladung zu einer Party, um die Bewegung und die Gemeinschaft, die sie unterstützt hatte, zu feiern.

RECHTS: Dieses Bild entstand im Januar 1971 bei der Produktion *The Last Supplement to the Whole Earth Catalog*, herausgegeben von Ken Kesey (im Bild ganz rechts) und Paul Krassner (im Bild links).

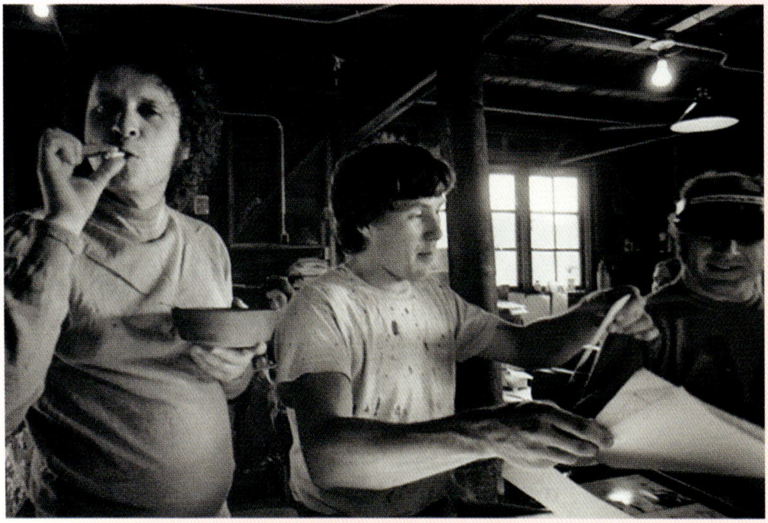

Jahre später nahm er LSD auf seiner Dachterrasse in North Beach (San Francisco) und schaute in den Himmel. Inmitten des Kalten Krieges und des aggressiven Wettlaufs ins All fragte er sich, ob die NASA Fotos von der im Weltraum schwebenden Erde machte.

Brand setzte sich dafür ein, dass die NASA ihre Bilder von der in der Dunkelheit schwebenden Erde veröffentlichte, da er der Ansicht war, dass dieser Anblick die Menschen dazu bewegen würde, ihren Planeten schützen zu wollen. Zudem veranlasste es Brand, den *Whole Earth Catalog* ins Leben zu rufen und damit ein Publikum anzusprechen, das sich für globale Politik, Umweltschutz, DIY-Praktiken und alternative Lebensformen interessierte. Rund fünfzehn Jahre später gründete er mit dem *Whole Earth Electronic Link* (abgekürzt The WELL) zudem eine der ersten Online-Communitys, in der sich Interessierte über verschiedene Themen austauschen konnten. Damit trug Brand dazu bei, den Glauben daran zu wecken, dass ein echter sozialer Wandel mithilfe von technischer Innovation und der Demokratisierung von Informationen möglich sein könnte.

Die Bay Area von San Francisco entwickelte sich in den 1970er- und 1980er-Jahren von einer Heimat der Hippies, die ihrem Unmut lautstark Ausdruck verliehen, zu einer Gegend, in der (High-)Tech-Unternehmen wie Pilze aus dem Boden schossen.

Tatsächlich sind die Ursprünge des Internets und des Personal Computing eng mit der Geschichte von Psychedelika und Technologie verbunden. Mehrere Unternehmen aus dem Silicon Valley bezeichneten LSD als entscheidenden Faktor für das kaum bremsbare Streben nach kreativen Ideen für Technologie und Kommunikation.

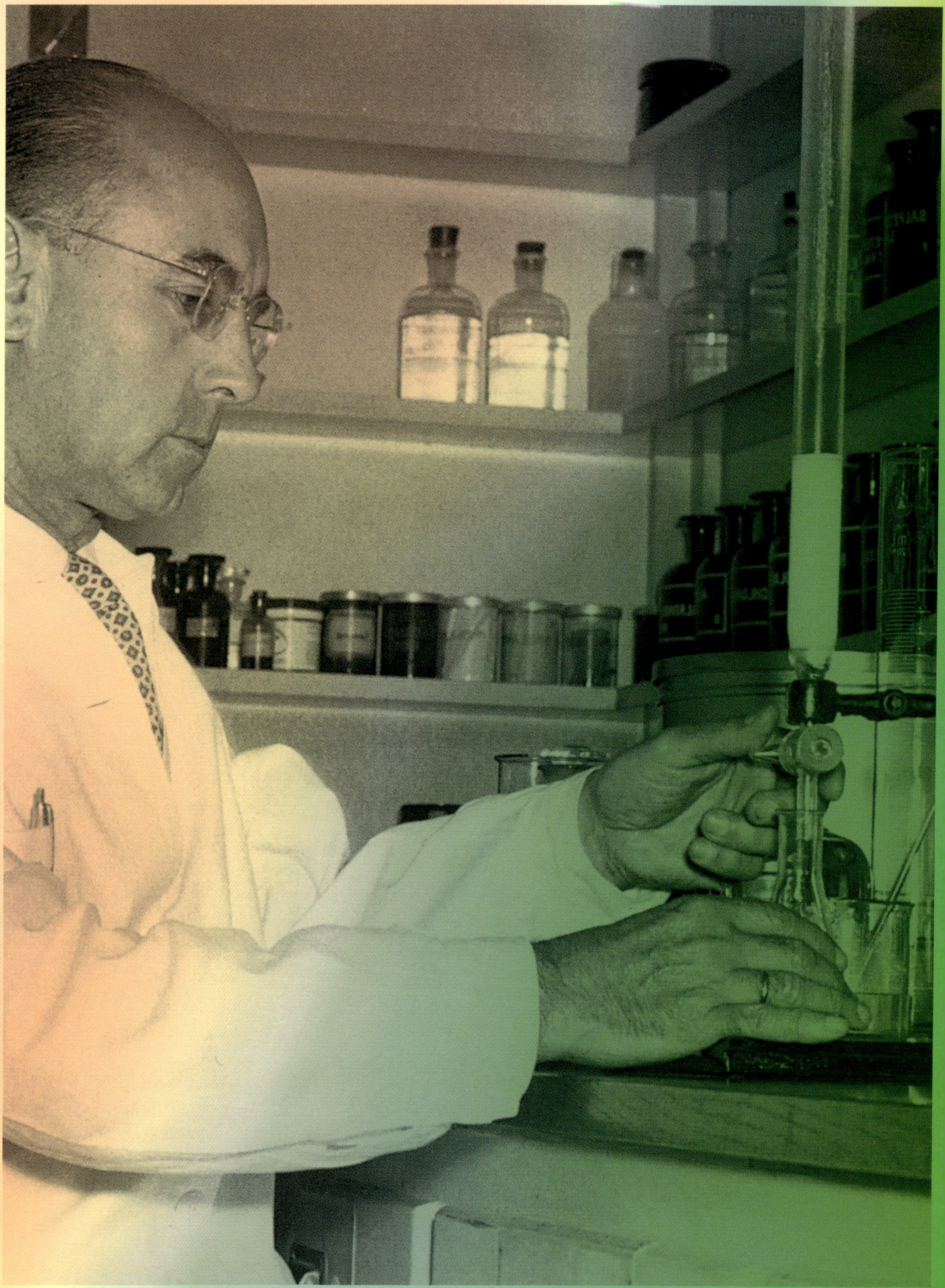

Medizinische Experimente

Um die Mitte des 20. Jahrhunderts stand die Psychiatrie an einem kritischen Punkt. Die Patientenzahlen nahmen stark zu. und die Psychiater:innen versuchten verzweifelt, die Belastung durch psychische Erkrankungen zu lindern. Schwerwiegende Eingriffe wie Lobotomien und Elektrokrampftherapien erschienen zwar radikal, wurden aber dennoch eingesetzt, um den Leidenden Erleichterung zu verschaffen. In den 1950er-Jahren tauchten am Horizont jedoch neue Lösungen auf, die eine sanftere, sicherere und nachhaltigere Behandlung versprachen. Eine Zeit lang schienen auch Therapien mit Psychedelika eine Perspektive zu bieten. Psychiater:innen suchten nach entsprechenden Wundermitteln und lösten damit eine Art psychopharmakologische Revolution aus. Sie stimmten die psychedelischen Arzneimittel sorgfältig mit der Psychotherapie ab, und einige behaupteten sogar, dass eine einzige Sitzung mit einer solchen Methode einer zehnjährigen Therapie gleichkam. Psychedelika erzielten beeindruckende Erfolgsquoten in der Behandlung verschiedener psychischer Erkrankungen und schienen damit ihren Platz auf dem modernen medizinischen Markt gefunden zu haben.

LINKS: Der Schweizer Chemiker Albert Hofmann (1906–2008) synthetisierte 1938 das d-Lysergsäurediethylamid (LSD). 1943 wendete er es in einem Selbstversuch an, den er dokumentierte. 1958 isolierte er Psilocybin und Psilocin aus Pilzen. Ohne ihn wüssten wir heute weitaus weniger über Psychedelika.

Wahnsinn, Verrücktheit oder Geisteskrankheit – unter vielen Namen hat das Gespenst der psychischen Krankheit in der jüngeren Geschichte der Menschheit eine große Rolle gespielt. Wissenschaftler:innen, die sich mit diesem Phänomen befassen, sind der Ansicht, dass der Umgang der Menschen mit dem Wahnsinn einen Einblick in die Geschichte des menschlichen Verhaltens und vielleicht sogar in die Geschichte der sozialen Beziehungen bietet. Nach der europäischen Aufklärung im 17. und 18. Jahrhundert begann man in der westlichen Welt, das Konzept des Wahnsinns von der volkstümlichen und religiösen Vorstellung von gestörten Seelen zu lösen. Man sah ihn nun als medizinisches Problem oder als eine Reihe von Zuständen an, die wissenschaftlich untersucht und medizinisch und therapeutisch behandelt werden können. Diese Entwicklung führte zu dem, was manche später auch als das Zeitalter der Institutionalisierung bezeichnet haben. Etwa zweihundert Jahre lang wurden in den Irrenanstalten Menschen untergebracht, die als verrückt galten oder gesetzlich als unzurechnungsfähig eingestuft wurden – mit der Begründung, dass dieses System der Absonderung und Ausgrenzung ihrem eigenen Wohl diene.

Nach dem Zweiten Weltkrieg trug die Dynamik der Frauen-, Homosexuellen- und Bürgerrechtsbewegungen dazu bei, dass sich auch Menschen mit psychischen Erkrankungen verstärkt für ihre Rechte einsetzten. Einige engagierten sich aktiv für einen besseren Zugang zu Therapiemöglichkeiten, während andere mit Unterstützung ihrer Therapeut:innen und Familien gegen die Stigmatisierung psychisch Kranker kämpften. Sie forderten eine angemessene Unterbringung, eine medizinische Grundversorgung, das Wahlrecht (das den Patient:innen bis dahin nach der Einweisung entzogen wurde) und den Zugang zu einem sicheren Arbeitsplatz.

In den 1960er-Jahren entstand die Bewegung «Mad Pride». Sie vertrat die Auffassung, dass Verrücktheit – ebenso wie Weiblichkeit oder Homosexualität – ein anerkennenswertes Identitätsmerkmal ist und nicht eine Krankheit, die geheilt werden muss. Die Bewegung richtete sich gegen die allgemeine Sicht der Psychiatrie, die psychische Gesundheit sei ein System von Defiziten und Störungen, die medizinische Interventionen erforderten. Stattdessen waren die Aktivist:innen der Ansicht, dass durch politische Maßnahmen eine Kultur der Akzeptanz gefördert und Strategien zur Lösung der Probleme entwickelt werden sollten, die nach Ansicht vieler Kritiker:innen überhaupt erst zu psychischen Erkrankungen führten oder diese verschlimmerten.

Wissenschaftshistoriker:innen sind sich einig, dass in der Nachkriegszeit dynamische Veränderungen auf dem Gebiet der

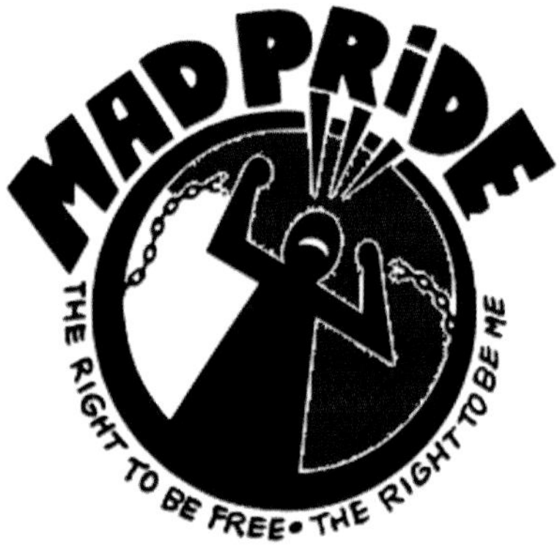
MAD PRIDE
THE RIGHT TO BE FREE • THE RIGHT TO BE ME

OBEN: Mad Pride orientierte sich an den Bürgerrechts-, Schwulen- und Frauenrechtsbewegungen und begehrte dagegen auf, von der Psychiatrie als «verrückt» abgestempelt zu werden. Stattdessen bestand sie darauf, dass Verrücktheit genauso normal sei wie jedes andere Identitätsmerkmal.

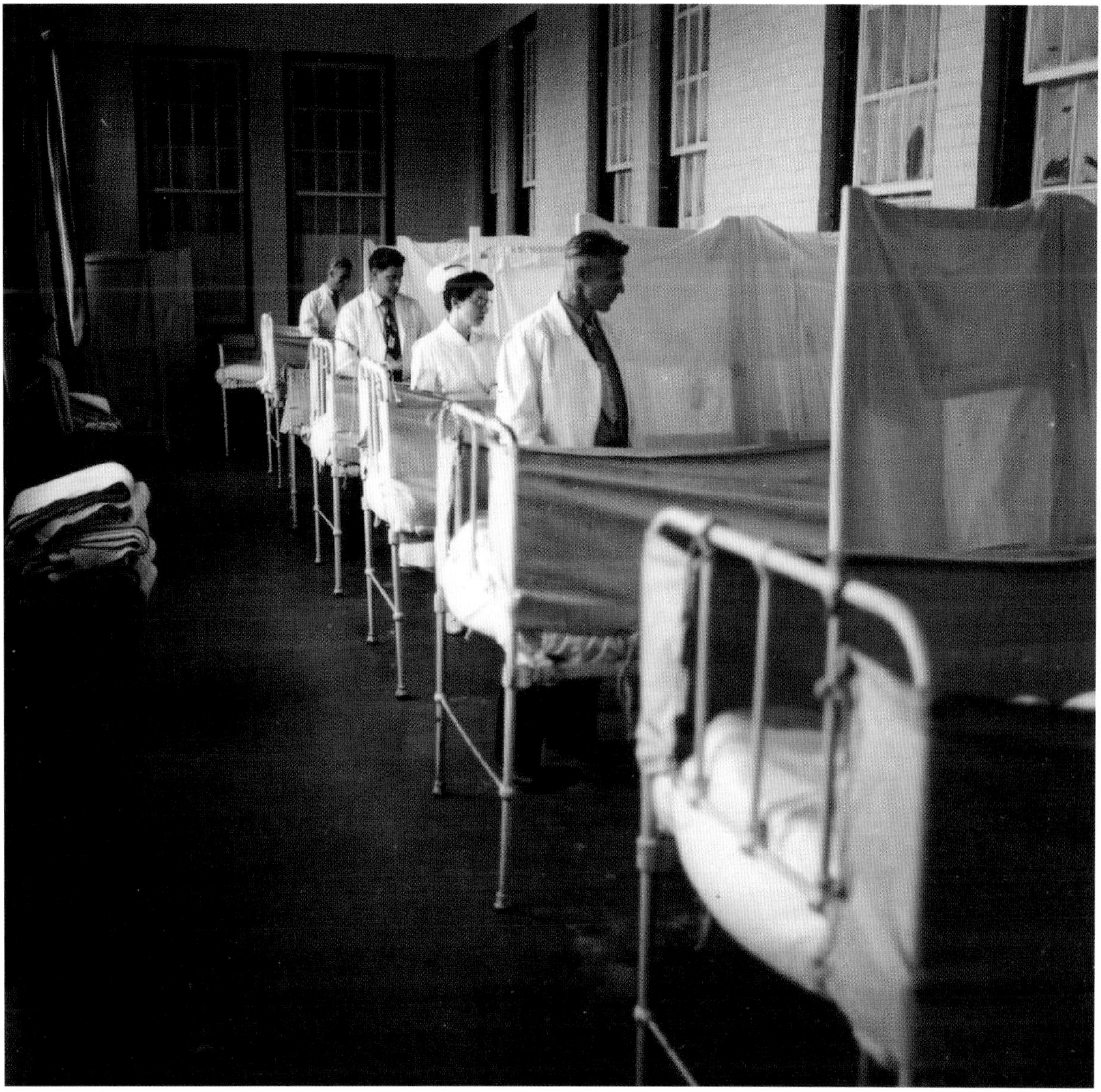

OBEN: 1953 machte der Fotograf Michael Kesterton Aufnahmen in einer psychiatrischen Anstalt in Kanada. Überfüllung, Entfremdung und Unterfinanzierung kennzeichneten die Zustände, denen Psychiatriepatient:innen in der ersten Hälfte des 20. Jahrhunderts ausgesetzt waren. Doch in dieser Klinik gab es einen bemerkenswerten Unterschied: Der Anstaltsleiter war sehr neugierig auf halluzinogene Drogen und auf das, was sie der Psychiatrie bieten könnten.

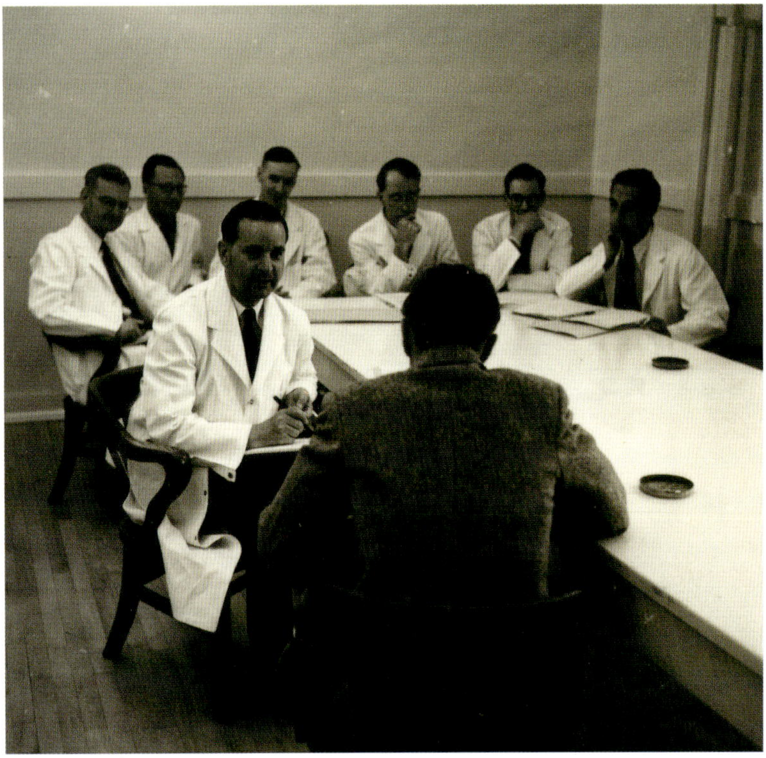

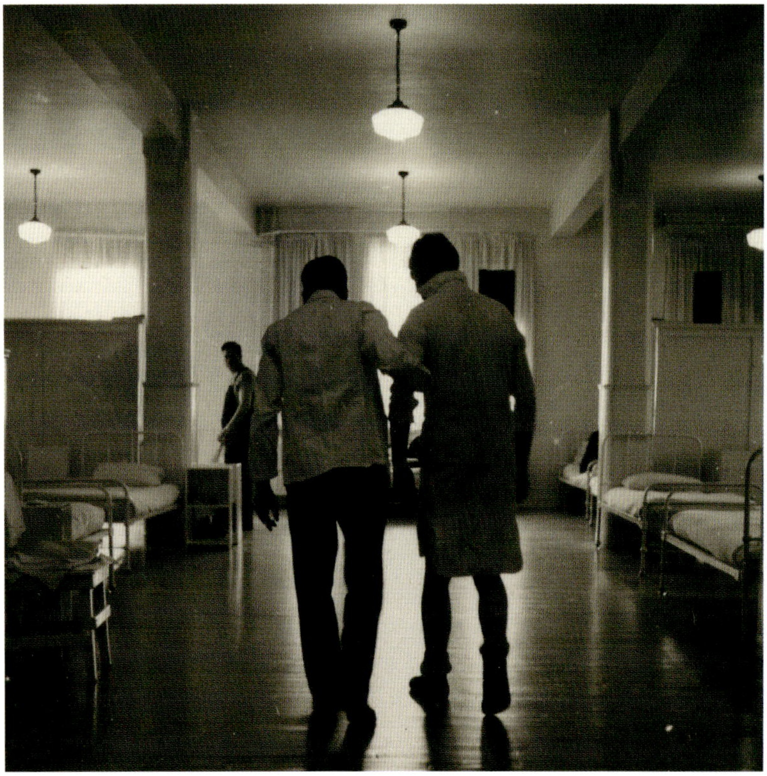

psychischen Gesundheit zu beobachten waren. Diese Zeit fiel mit der Veröffentlichung des Diagnostischen und Statistischen Handbuchs Psychischer Störungen (DSM) im Jahr 1952 zusammen (siehe Seite 54). Im gleichen Jahr kam das erste antipsychotische Medikament auf den Markt und löste eine breit angelegte Suche nach weiteren pharmazeutischen Lösungen im aufkommenden Bereich der Psychopharmakologie aus. Auch Psychedelika kamen als mögliches pharmakologisches Heilmittel für bestimmte Formen des Leidens in Betracht.

OBEN LINKS: Auf diesem Foto, das ebenfalls in dem auf Seite 81 abgebildeten Krankenhaus aufgenommen wurde, hat Kesterton auch die Machtverhältnisse in der Psychiatrie der 1950er-Jahre dokumentiert. Humphry Osmond, Chefarzt der Klinik und zugleich Leiter der psychedelischen Forschung, sitzt in der linken Ecke des Tisches und beaufsichtigt die Aufnahme eines Patienten. Osmonds Ziel als Leiter des Krankenhauses war es, psychisch Kranke in erster Linie als Menschen zu behandeln.

LINKS: Dieses Foto von Kesterton zeigt die Aufweichung der Machtverhältnisse zwischen Patient und Personal.

Weg von der Institutionalisierung

Die Erforschung des therapeutischen Potenzials von Psychedelika führte zur Entwicklung einer Vielzahl unterschiedlicher, aber verwandter Ansätze zur Nutzung ihrer Wirkung. Von der Einführung von LSD in den 1940er-Jahren bis zu den Anfängen des Verbots psychedelischer Substanzen in der zweiten Hälfte der 1960er-Jahre erschienen mehr als tausend Artikel über diese Substanzen in wissenschaftlichen und medizinischen Zeitschriften. Überall auf der Welt entstanden Forschungseinrichtungen, von den pharmazeutischen Kernländern Deutschland und Schweiz bis hin zu den psychiatrischen Forschungseinrichtungen in Frankreich, die die ersten antipsychotischen Medikamente einführten. In kommunistischen Staaten wie der Tschechoslowakei wurden Psychedelika in Kombination mit psychodynamischen Ansätzen zur Behandlung komplexer Persönlichkeitsstörungen und Süchte eingesetzt. In England entwickelte der Psychotherapeut Ronald Sandison seine «psycholytische» (die Seele auflösende) Therapie, die den Einsatz niedriger Dosen von LSD mit intensiver psychoanalytischer Therapie verband. Obwohl die Verwendung psychoaktiver Pflanzen in den zeremoniellen Traditionen der südamerikanischen Völker eine lange Tradition hatte, folgten dortige Psychiater:innen und Psychoanalytiker:innen meist den Entwicklungen in Europa und Nordamerika, um synthetische Psychedelika und LSD in das klinische Umfeld einzubinden.

Das Aufkommen der psychedelischen Wissenschaft fiel zusammen mit einer Periode medizinischer Experimente. Gleichzeitig wurden die Gesundheitssysteme, einschließlich der psychiatrischen Versorgung, umstrukturiert. In weiten Teilen der westlichen Welt wurden in den 1960er-Jahren Tausende von Psychiatriepatient:innen aus Langzeiteinrichtungen in Gemeinschaftseinrichtungen verlegt. Zur gleichen Zeit wurden in mehreren Ländern außerhalb der Vereinigten Staaten öffentlich finanzierte Gesundheitsfürsorgesysteme eingeführt oder ausgebaut. Diese Gesundheitssysteme waren besonders interessiert an kostensparenden Maßnahmen, die durch medizinische Experimente und Innovationen gefunden werden konnten. Wenn zum Beispiel relativ kurzfristige psychedelische Therapien tatsächlich einer jahrelangen Psychotherapie gleichkamen – wie einige behaupteten –, wurden sie in Ländern, die sich mit dem Aufbau öffentlich finanzierter Gesundheitssysteme befassten, besonders positiv aufgenommen. Doch dies waren nicht die einzigen finanziellen Erwägungen. Als sich herausstellte, dass Medikamente für den täglichen Gebrauch unerwünschte psychiatrische Symptome lindern konnten, befürworteten Krankenhausverwaltungen und Gesundheitsämter diesen nicht invasiven Behandlungsansatz, weil er positive Veränderungen für die Gesundheitsfürsorge versprach: Wenn Erkrankte mit Medikamenten, die ihre Kommunikationsfähigkeit und sogar ihre Arbeitsfähigkeit wiederherstellten, ein erfüllteres Leben führen und ihre familiären Beziehungen festigen konnten, dann konnte man sich langfristig vielleicht von den großen «Verwahranstalten» verabschieden. In dieser Zeit nahm die psychopharmazeutische Forschung exponentiell zu, und in vielen Ländern setzte ein Prozess ein, der von Historiker:innen auch als Desinstitutionalisierung bezeichnet wird. Gemeint ist damit die allmähliche (in einigen Fällen aber auch recht plötzliche) Schließung großer psychiatrischer Kliniken und die Rückkehr der Patient:innen in ihre angestammten Gemeinschaften.

Die psychedelische Forschung wurde vom revolutionären Geist dieser dynamischen Phase in der Geschichte der Psychiatrie erfasst. In einigen der ersten medizinischen Experimente konsumierten die Wissenschaftler:innen die Psychedelika selbst. Einige Experimente fanden sogar auf Dinnerpartys, im Kreise von Freunden und Familie und in den Wohnzimmern der Psychiater:innen statt. Durch diese zwanglosen Zusammenkünfte wurde es möglich, dass eine größere Bandbreite von Menschen seine Neugier auf diese Substanzen befriedigte und Erfahrungen sammelte. In den 1950er-Jahren stand diese informelle und manchmal elitäre Herangehensweise an die Erforschung von psychedelischen Erfahrungen jedoch zunehmend im Widerspruch zur aufkommenden Methodik der randomisierten kontrollierten Studie, die in der psychopharmazeutischen Forschung zunehmend zum Standard wurde und auf eine möglichst objektive Durchführung und Auswertung abzielte.

RECHTS: Bücher über psychedelische Substanzen fanden in den 1960er- und 1970er-Jahren großen Anklang. Sie wurden weit über akademische Kreise hinaus verbreitet und verschafften den Psychedelika dadurch im öffentlichen Diskurs einen höheren Stellenwert.

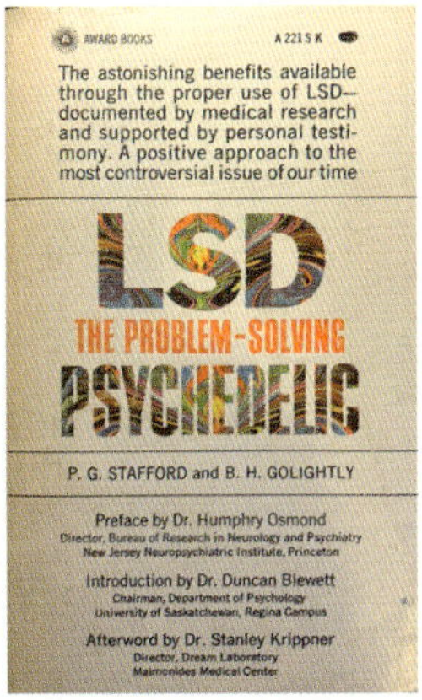
AWARD BOOKS
A 221 S K
The astonishing benefits available through the proper use of LSD—documented by medical research and supported by personal testimony. A positive approach to the most controversial issue of our time
LSD
THE PROBLEM-SOLVING
PSYCHEDELIC
P. G. STAFFORD and B. H. GOLIGHTLY
Preface by Dr. Humphry Osmond
Director, Bureau of Research in Neurology and Psychiatry
New Jersey Neuropsychiatric Institute, Princeton
Introduction by Dr. Duncan Blewett
Chairman, Department of Psychology
University of Saskatchewan, Regina Campus
Afterword by Dr. Stanley Krippner
Director, Dream Laboratory
Maimonides Medical Center

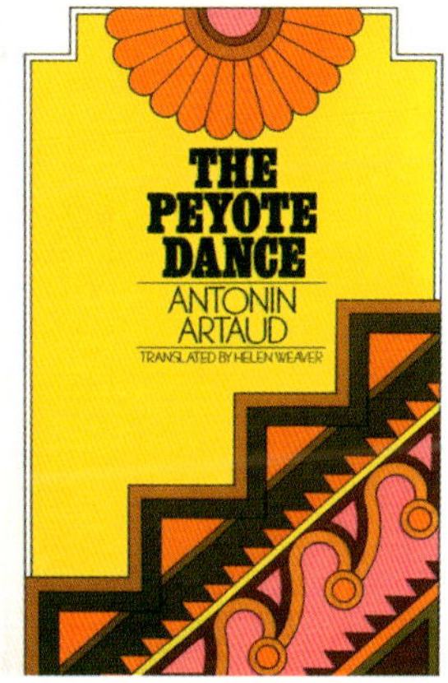
THE PEYOTE DANCE
ANTONIN ARTAUD
TRANSLATED BY HELEN WEAVER

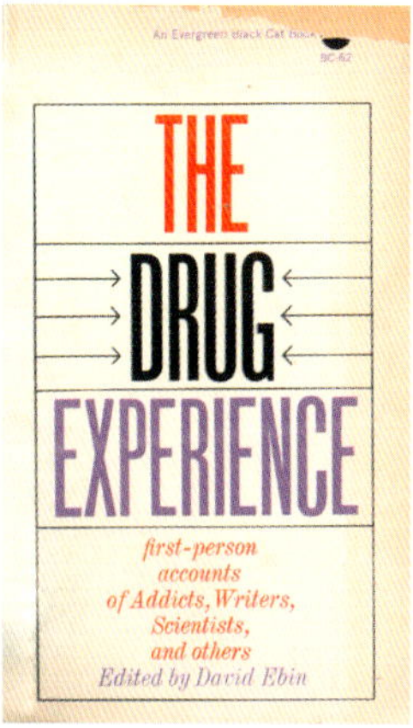
An Evergreen Black Cat Book
THE
DRUG
EXPERIENCE
first-person accounts of Addicts, Writers, Scientists, and others
Edited by David Ebin

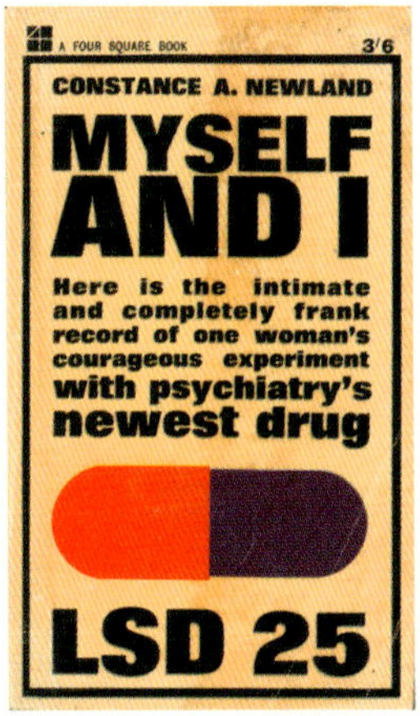
A FOUR SQUARE BOOK
3/6
CONSTANCE A. NEWLAND
MYSELF AND I
Here is the intimate and completely frank record of one woman's courageous experiment with psychiatry's newest drug
LSD 25

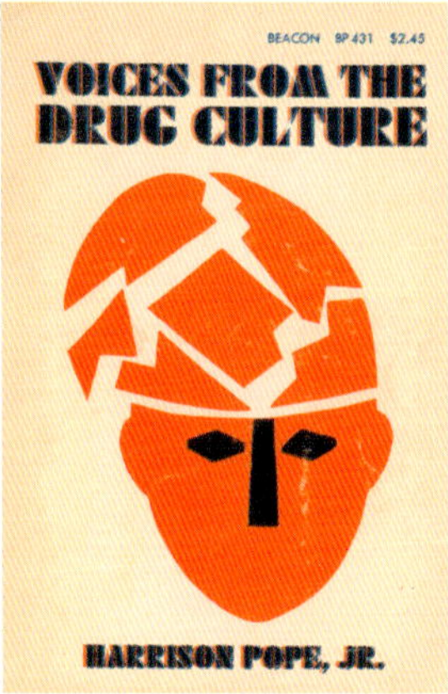
BEACON BP 431 $2.45
VOICES FROM THE DRUG CULTURE
HARRISON POPE, JR.

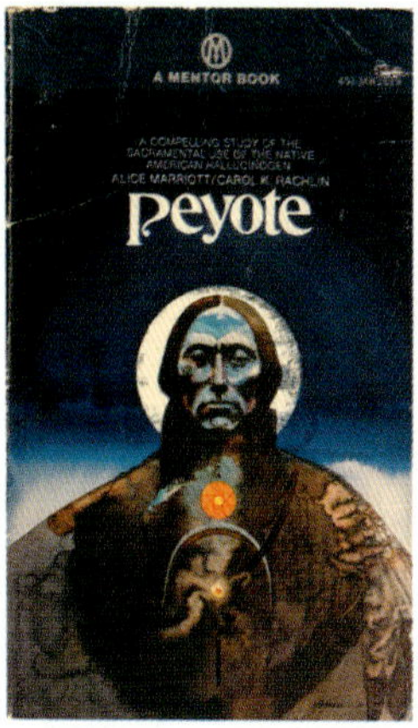
A MENTOR BOOK
A COMPELLING STUDY OF THE SACRAMENTAL USE OF THE NATIVE AMERICAN HALLUCINOGEN
ALICE MARRIOTT / CAROL K. RACHLIN
Peyote

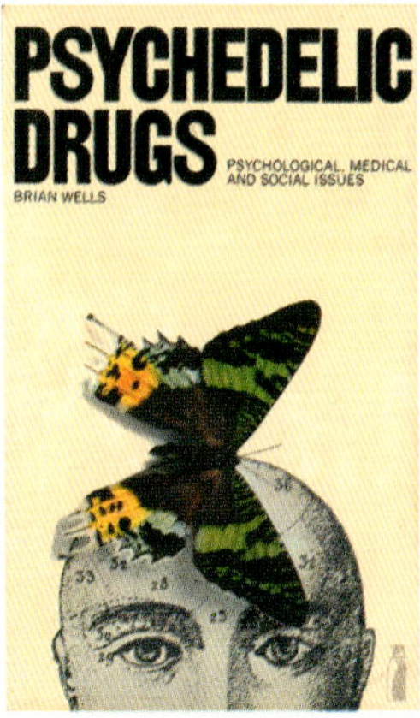
PSYCHEDELIC DRUGS
PSYCHOLOGICAL, MEDICAL AND SOCIAL ISSUES
BRIAN WELLS

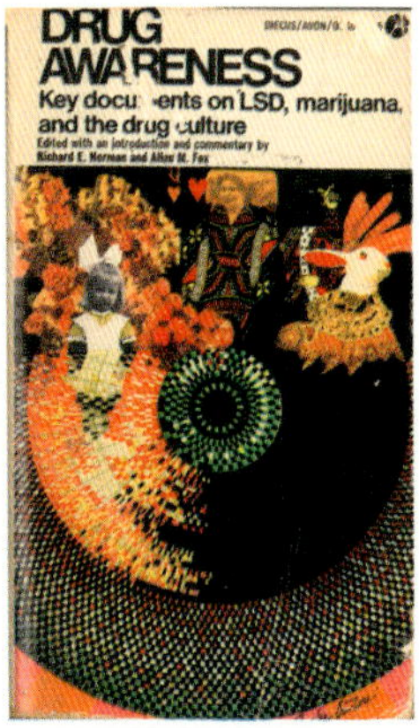
DRUG AWARENESS
Key documents on LSD, marijuana, and the drug culture
Edited with an introduction and commentary by
Richard E. Horman and Allen M. Fox

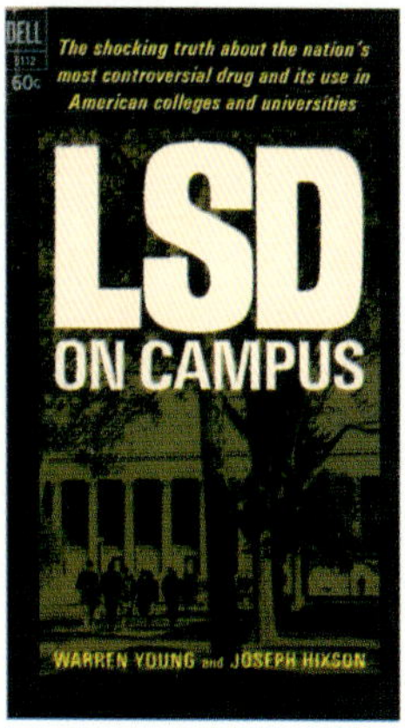
DELL
60c
The shocking truth about the nation's most controversial drug and its use in American colleges and universities
LSD
ON CAMPUS
WARREN YOUNG and JOSEPH HIXSON

Psychedelika und Phanerothyme

Frühe Experimente mit Meskalin und später mit d-Lysergsäurediethylamid (LSD) überzeugten einige Forschende davon, dass diese starken psychoaktiven Substanzen Einblicke in das menschliche Wahnsinnserleben gewähren. Nach dem Zweiten Weltkrieg kamen einige aufgrund des Konzepts der «Modellpsychose» zu dem Schluss, dass die Einnahme von Meskalin oder LSD einen vorübergehenden psychotischen Zustand hervorrufen kann, der sowohl biochemisch als auch erfahrungsmäßig untersucht werden kann. Die Möglichkeit, eine schwere psychische Erkrankung zu simulieren, eröffnete neue Behandlungsmöglichkeiten und führte zur Entwicklung neuer Ideen über die organischen Ursachen der Psychose und die potenziellen Einsichten, die eine Person in einem psychotischen Zustand haben kann. Sicherlich war dies ein relativ radikaler Forschungsansatz. Der schottische Psychiater R. D. Laing ging sogar noch weiter und schlug vor, dass die Psychose eine Form der Genialität darstellen könnte, einen Zustand, der möglicherweise besser und kreativer sein könnte als der gesunde Menschenverstand selbst. Die Vorstellung, dass ein Mensch vorübergehend – und relativ gefahrlos – sein Bewusstsein verändern könnte, um diesen lange unverstandenen menschlichen Zustand zu erleben, erregte große Aufmerksamkeit.

Der britische Psychiater Humphry Osmond knüpfte an die Idee einer Modellpsychose an und begann, die Wirkungen psychoaktiver Drogen und deren Verständnis in der Medizin zu erforschen. Seine Veröffentlichungen erregten die Aufmerksamkeit anderer Forscher:innen, die sich für den Stellenwert von Halluzinationen und veränderten Bewusstseinszuständen als Quellen der Erkenntnis interessierten. Osmond war später in leitender Position an einer großen psychiatrischen Klinik in Kanada tätig. Dort entwickelte er seine Theorien über Psychosen weiter und baute sein Netzwerk aus.

Osmond war eng mit Aldous Huxley (siehe Seite 70) befreundet. In einem Briefwechsel aus dem Frühjahr 1956 hatte Huxley angeregt, diese Substanzen «Phanerothyme» zu nennen, eine Zusammensetzung aus den griechischen Begriffen *phaneroein* (manifest/sichtbar) und thymos (Seele). Osmond schlug «Psychedelika» vor, bestehend aus den griechischen Wörtern *delos* (sichtbar) und *psyche* (Seele/Geist). Dieser Vorschlag setzte sich am Ende bekanntlich durch.

RECHTS: Aldous Huxleys maschinengeschriebener Brief vom 30. März 1956 wurde erst abgeschickt, nachdem er mit blauer Tinte seinen Vorschlag für ein neues Wort zur Beschreibung der Erfahrungen unter Einfluss von Meskalin (Phanerothym) hinzugefügt hatte. Als er den Brief erhielt, griff sein Freund Humphry Osmond zum Rotstift und antwortete mit einem gereimten Couplet, mit dem er das Wort «Psychedelika» einführte.

740 North Kings Road
Los Angeles 46
Cal

March 30th 1956

Dear Humphry,

Thank you for your letter, which I shall answer only briefly, since I look forward to talking to you at length in ~~xmxNEWxYxmxmxxxx~~ New York before very long. About ~~thexxxxxxxxxmxm~~ a name for these drugs --- what a ~~x~~ problem. I have looked into Liddell and Scott and find that there is a verb phaneroein, "to make visible or manifest," and an adjective phaneros, ~~a meaning~~ "manifest, open to sight, evident." The word is used in botany --- phanerogam as opposed to cryptocgam. ~~Psychodidxmxmx~~ Psychodetic is something I don't quite get the hang of. Is it an analogue of geodetic, geodesy? If so, it would mean mind-dividing, as ~~a~~ geodesy means earth-divinging --- from gē and daiein. Could you call these drugs psychophans? or phaneropychic drugs. Or what about phanerothymes? Thumos means soul, in its primary usage, and is the equivalent of Latin animus. The word is euphonius and easy to pronounce; Besides it has relatives in the jargon of psychology --- e.g. cyclothyme.. On the whole I think this is better than psychophan or phaneropsychic..

~~Inxhixhatxgxmxhmxmxnxn~~
I expect to be flying east on the tenth, or eleventh, and will let you know before than where we shall be staying --- possibly not in a hotel at all, but in a borrowed apartment.

Yours,

Aldous.

Phanerothyme — substantive
Phanerothymic — adjective
To make this trivial world sublime,
Take half a gramme of phanerothyme

To plumb the depths or soar angelic,
Just take a pinch of psychedelic.

Die chemische Revolution

Um die Mitte des 20. Jahrhunderts hatten psychoaktive Substanzen die Aufmerksamkeit von Psychiater:innen geweckt, die nach neuen Mitteln zur Behandlung psychischer Störungen suchten. Europäische Pharmafirmen stellten Wissenschaftler:innen und Therapeut:innen LSD und Meskalin zur Verfügung. Allmählich verdrängten die pharmazeutischen Präparate andere Formen von Eingriffen, beispielsweise Lobotomien, verschiedene Krampftherapien sowie andere Methoden, den Körper zu manipulieren, um psychische Linderung zu erzielen. Pharmazeutische Mittel, allen voran das erste Antipsychotikum Chlorpromazin, versprachen Linderung der Symptome und schienen im Vergleich zur Lobotomie weniger Nebenwirkungen zu haben. Zudem konnten die Patient:innen theoretisch Tabletten zu Hause einnehmen, anstatt ihr Leben in psychiatrischen Kliniken oder Heimen zu verbringen. Die psychiatrische Medizin setzte mehr denn je auf pharmakologische Lösungen.

Anfang der 1960er-Jahre erschienen in wichtigen Publikationen Artikel, die den scheinbar unerschütterlichen Glauben an die Chemie als Allheilmittel für die globalen Herausforderungen der Lebensmittelversorgung und die zunehmenden psychischen Erkrankungen

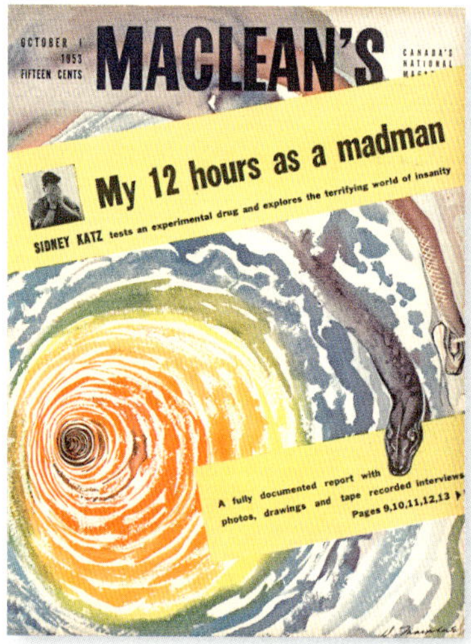

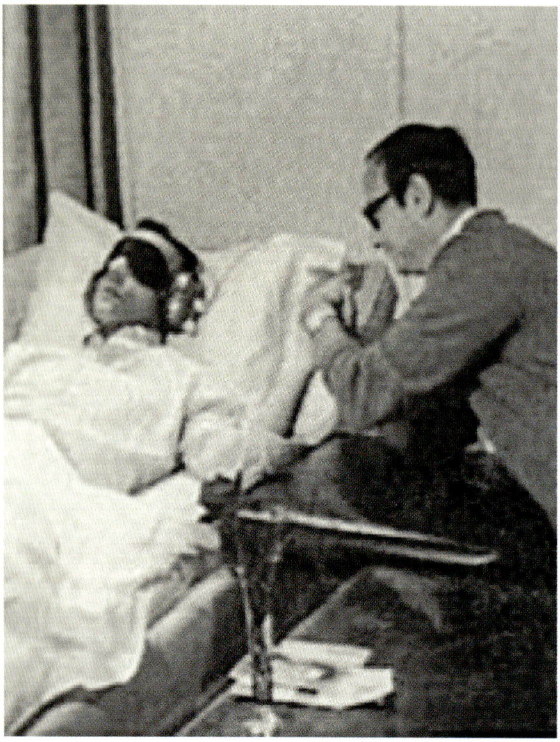

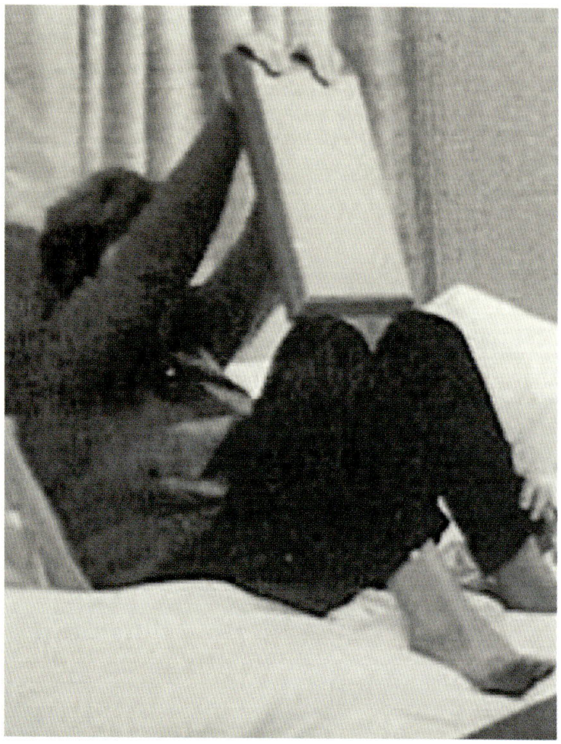

LINKS: 1953 nahm der Reporter Sidney Katz unter Aufsicht Meskalin ein und erzählte seine Geschichte in einem illustrierten Essay in *Maclean's*, einer der führenden englischsprachigen Zeitschriften Kanadas. Das war noch vor R. Gordon Wassons *Life Story*. Katz beschrieb anschaulich die Synästhesie, die er während der zwölfstündigen Trips erlebte.

UNTEN: Das Spring Grove Hospital in Baltimore (Maryland) wurde zu einem führenden Zentrum für die Anwendung psychedelischer Therapien. In dieser Klinik wurde Psychotherapie mit religiöser oder spiritueller Beratung und mit Musik- und Kunsttherapie kombiniert. Diese Bilder stammen aus *LSD: The Spring Grove Experiment*, einer 1966 von CBS News produzierten Dokumentation.

infrage stellten. Kritische Menschen begannen, sich Sorgen über die Umweltverschmutzung und die Folgekosten des steigenden Chemikalieneinsatzes in der Landwirtschaft zu machen. Das Buch *Silent Spring* der Ökologin Rachel Carson kam 1962 in den Handel und warnte vor den Gefahren synthetischer Pestizide in unseren Böden, im Wasser und in Lebensmitteln. Allmählich kamen ernste Zweifel daran auf, dass Chemikalien die Lösung komplexer globaler Probleme sein könnten. Etwa zur gleichen Zeit entwickelte das westdeutsche Pharmaunternehmen Chemie Grünenthal das Antiemetikum (Mittel gegen Übelkeit) Thalidomid. Das Medikament kam in weiten Teilen Europas und Kanadas auf den Markt, während die amerikanischen Behörden skeptischer waren und das Medikament schließlich nicht zuließen. Es stellte sich heraus, dass die FDA-Beamtin Frances Kelsey recht hatte: Schwangere Frauen, denen das Medikament gegen morgendliche Übelkeit verordnet wurde, waren von schädlichen Nebenwirkungen betroffen, darunter Fehlgeburten oder die Geburt von Kindern mit verkürzten Gliedmaßen. Als die Bilder dieser Kinder auf den Titelseiten der Zeitungen und in den täglichen Fernsehsendungen erschienen, wurde klar, dass chemische Wirkstoffe schädliche Auswirkungen haben können.

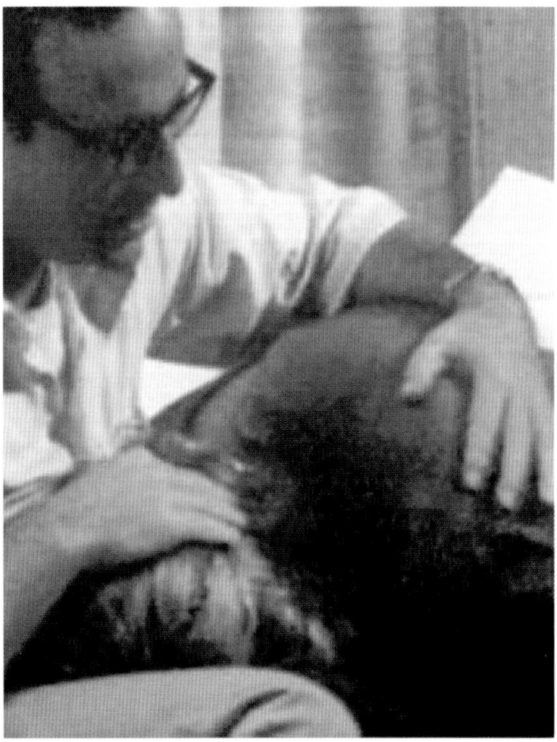

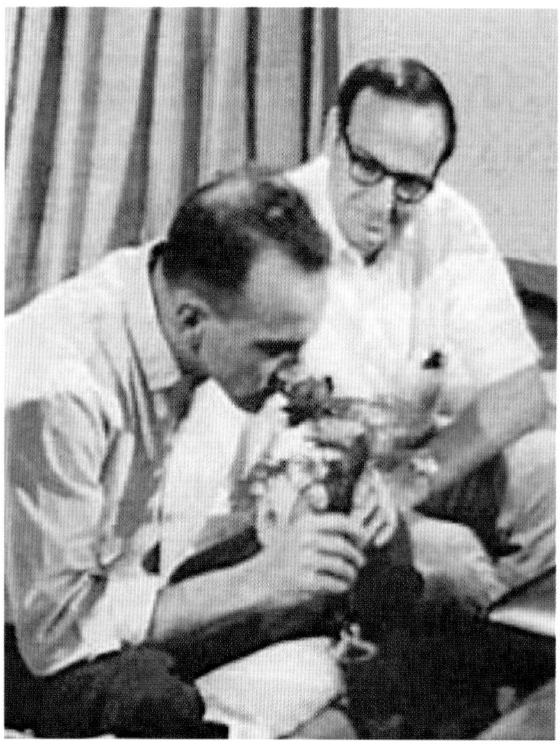

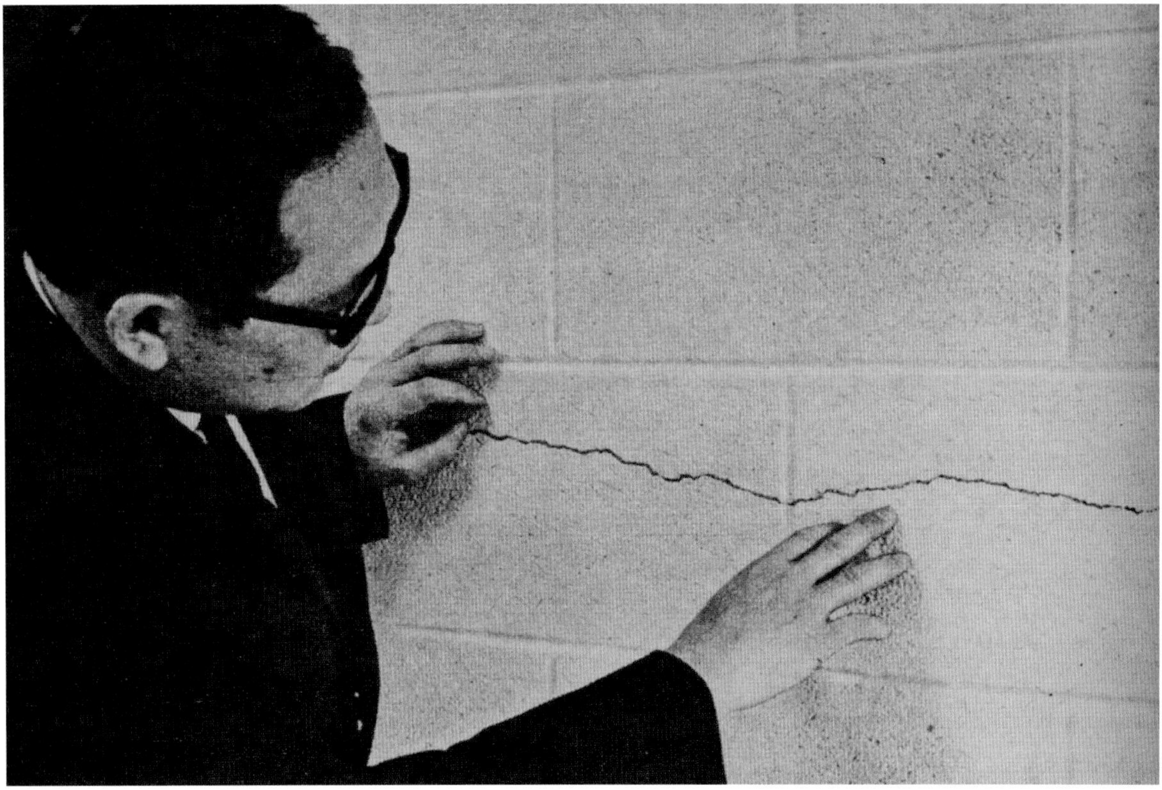

Viele Menschen waren unsicher, ob und wann sie den Empfehlungen jener vertrauen konnten, die solche Präparate verordneten.

Das Versprechen einer höheren Lebensqualität durch Chemie konnte also nicht uneingeschränkt eingehalten werden. Infolgedessen wurden Pharmazeutika und andere Chemikalien einer strengeren Prüfung unterzogen, und es traten neue Bewertungskriterien in Kraft. Die wichtigste Veränderung für die Erforschung der Psychedelika war die Einführung der randomisierten kontrollierten Studie. Dabei ging es darum, die zu beobachtenden Variablen zu minimieren und alle externen Faktoren, die zu einer Voreingenommenheit der Versuchspersonen oder der Versuchsleitung führen könnten, möglichst auszuschließen. Zu den Techniken gehörte die Blindstudie, in der den Proband:innen nicht offengelegt wurde, welche von ihnen den aktiven Wirkstoff erhielten und welche ein Placebo oder eine andere, nicht wirksame Substanz. Bei einer Doppelblindstudie wussten auch die versuchsleitenden Personen nicht, welche Versuchspersonen die aktive Dosis erhielten. Auf diese Weise sollten die Wirkungen psychoaktiver Substanzen genauer gemessen werden können.

OBEN: Der Architekt Kiyoshi Izumi nahm 1957 in Saskatchewan (Kanada) LSD, um sich ein Bild davon zu machen, wie Menschen mit Schizophrenie eine Krankenhausumgebung erleben könnten. Später wurde er von der American Psychiatric Association für seine innovativen patientenzentrierten Entwürfe ausgezeichnet, die von seinen LSD-Erfahrungen inspiriert waren.

Psychedelika haben bei diesem Studienaufbau nicht gut abgeschnitten, da die Wirkungen meist so tiefgreifend waren, dass sie leicht nachweisbar wurden. Eine wichtige Erkenntnis aus diesen Experimenten war jedoch, dass der Kontext der Studie, die Umgebung oder das Umfeld, einen wesentlichen Teil der Erfahrung ausmacht. Bereits in den 1950er-Jahren hatten seriöse Psychedelika-Forschende Protokolle für die geeignete Ausstattung von Versuchsräumen und die Herstellung einer angenehmen Atmosphäre, beispielsweise mit Bildern, Farben und Musik, entwickelt. In der Folge entstand eine Reihe von Leitfäden zum Einsatz von Psychedelika, vom *Handbook for the Therapeutic Use of LSD-25* (1959) bis zu *The Psychedelic Experience: A Manual Based on The Tibetan Book of the Dead* (1964) von Timothy Leary, Ralph Metzner und Richard Alpert, in dem sie den Begriff «set and setting» prägten. Später folgten Betty Eisners Publikationen über «Set, Setting und Matrix». In jedem dieser Ansätze erkannten die Forscher:innen die kritische Bedeutung der Umgebung und der Einstellung der Betroffenen an. Eisner hielt es auch für wichtig, Erkenntnisse aus eigenen psychedelischen Erfahrungen einzubeziehen. Damit überschritt die Psychedelika-Forschung die Grenzen der konventionellen pharmazeutischen Forschung. Letztere zielte hauptsächlich darauf ab, potenziell ablenkende oder verwirrende Elemente des Studienauf-

UNTEN: Forscher:innen, die mit halluzinogenen Substanzen arbeiteten, erkannten schnell, wie wichtig Faktoren wie die persönliche Einstellung oder die physische und akustische Umgebung für ihre Studien waren. Diese Ideen entwickelten sich weiter und verfestigten sich schließlich zu dem Konzept von «Set and Setting» oder noch später «Set, Setting and Matrix». Diese Skizzen aus einem unveröffentlichten LSD-Protokoll aus dem Jahr 1952 zeigen die Sorgfalt und Aufmerksamkeit, mit der die optimale Umgebung für LSD-Experimente gestaltet wurde.

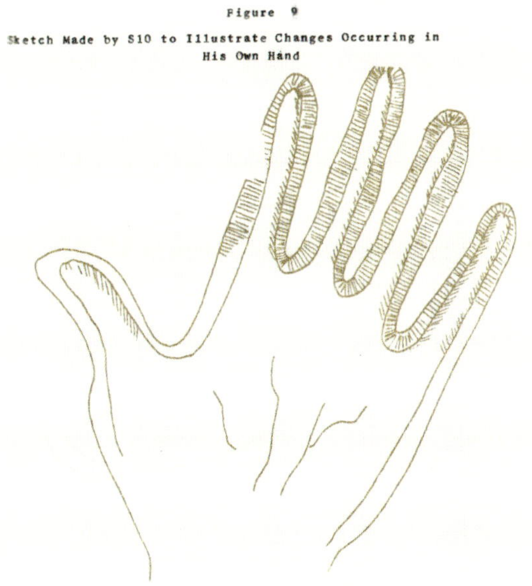

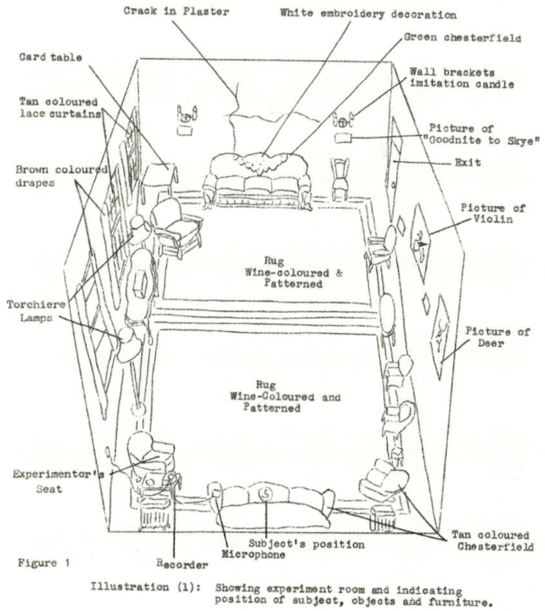

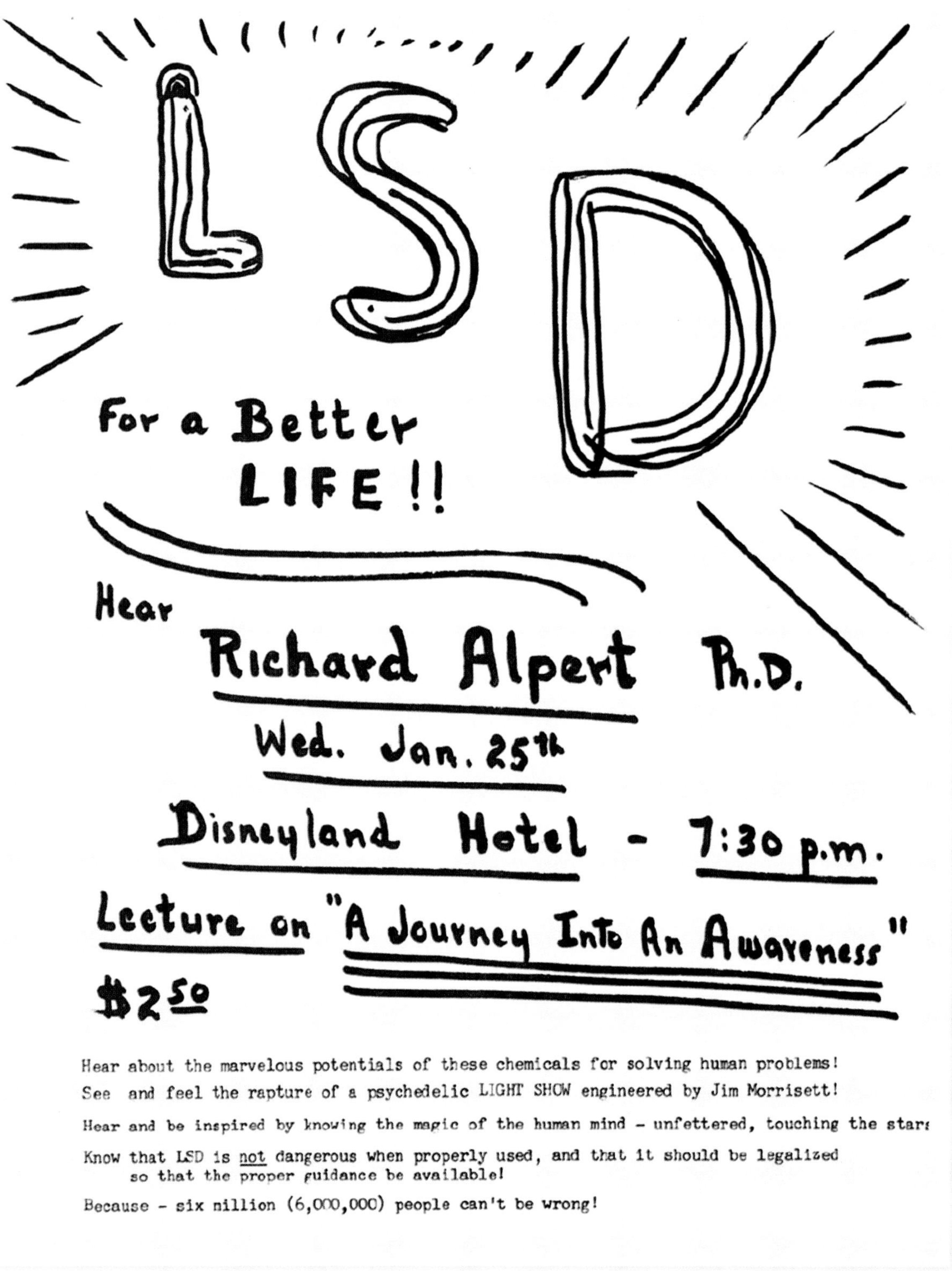
LSD
For a Better
LIFE !!
Hear
Richard Alpert Ph.D.
Wed. Jan. 25th
Disneyland Hotel - 7:30 p.m.
Lecture on "A Journey Into An Awareness"
$2.50
Hear about the marvelous potentials of these chemicals for solving human problems!
See and feel the rapture of a psychedelic LIGHT SHOW engineered by Jim Morrisett!
Hear and be inspired by knowing the magic of the human mind - unfettered, touching the stars
Know that LSD is not dangerous when properly used, and that it should be legalized so that the proper guidance be available!
Because - six million (6,000,000) people can't be wrong!

baus zu reduzieren, um ausschließlich die Ergebnisse der chemischen Reaktion beurteilen zu können, unbeeinflusst von möglicherweise störenden kontextuellen Merkmalen.

In den 1960er-Jahren mehrten sich die Anzeichen, dass die klinische Erprobung von Psychedelika von der Flut der pharmazeutischen Arzneimittelentwicklung überrollt wurde. Dennoch gab es eine Reihe von Befürworter:innen, die behaupteten, dass Psychedelika den täglich einzunehmenden Medikamenten überlegen seien. Ob in Kombination mit formaler Psychotherapie, Gruppentherapie oder anderen klinischen Settings – psychedelische Interventionen schienen gerade bei der Behandlung von Abhängigkeiten vielversprechend zu sein. Große Forschungseinrichtungen in Nordamerika und Europa setzten die Behandlung von problematischem Alkoholkonsum – oder Alkoholismus, ein Begriff, der gerade erst eingeführt wurde – mit Psychedelika fort. Trotz der methodischen Bedenken wurden bis in die späten 1960er-Jahre hinein in Fachzeitschriften Artikel über LSD-Behandlungen bei Alkoholismus veröffentlicht. In den Niederlanden waren während der deutschen Besatzung im Zweiten Weltkrieg Traumata mit LSD behandelt worden, und diese Therapie galt dort auch weiterhin als besonders wirksam. Teilweise hielt sich der Glaube an das therapeutische Versprechen der Psychedelika bis in die 1970er-Jahre, aber zu diesem Zeitpunkt war es schwieriger geworden, eine seriöse klinische Forschung aufrechtzuerhalten. Psychedelika waren aus dem klinischen Alltag verschwunden, und eine desillusionierte Generation von jungen Menschen, die in eine Welt mit Ängsten vor dem Kalten Krieg, Umweltdystopien und sozialen Umwälzungen hineingeboren wurden, suchte aus ganz anderen Gründen nach psychedelischen Erfahrungen.

LINKS: Vorträge über das Potenzial psychedelischer Substanzen sollten dabei helfen, Versuchspersonen für LSD-Experimente zu gewinnen. Flugblätter wie dieses tauchten an den Universitäten auf und stießen auf großes Interesse.

Hofmanns Sorgenkind

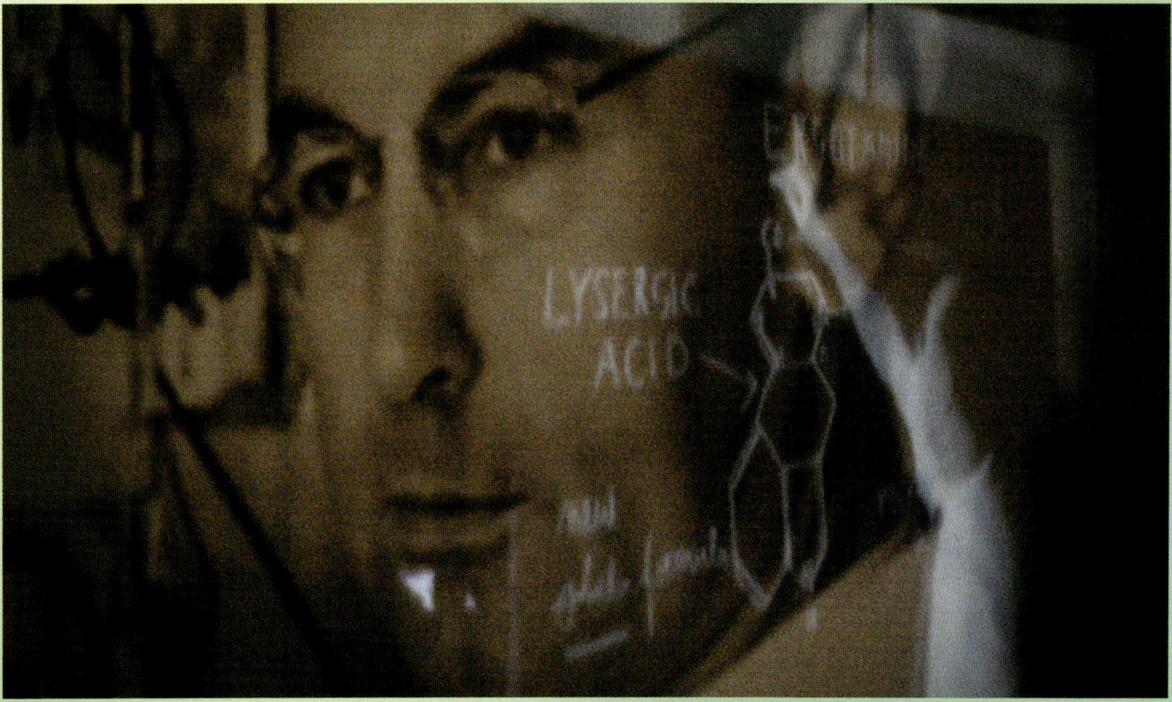

Im Jahr 1938 arbeitete der Schweizer Chemiker Albert Hofmann in den pharmazeutischen Laboratorien von Kern & Sandoz in Basel (Schweiz) mit einem aus einem Mutterkornpilz gewonnenen Alkaloid und synthetisierte dabei d-Lysergsäurediethylamid (LSD). Es ist das fünfundzwanzigste in einer Reihe von zahlreichen Derivaten der Lysergsäure. Hofmanns Version wurde aufgrund ihrer Ähnlichkeit mit bereits bekannten, aus Mutterkorn gewonnenen Verbindungen ein medizinisches Potenzial zugeschrieben. Es dauerte weitere fünf Jahre, bis ihre einzigartigen Auswirkungen auf das menschliche Bewusstsein öffentlich bekannt wurden. Hofmann erlebte am 16. April 1943 den weltweit ersten Acid-Trip, als er versehentlich etwas von der Sandoz-Flüssigkeit in seine Haut aufnahm. Drei Tage später nahm er 250 Mikromilligramm LSD zu sich und erlebte den ersten beabsichtigten LSD-Trip. Durch dieses Erlebnis ging er als Vater des LSD in die Geschichte ein. Mindestens zwei Jahrzehnte lang faszinierte LSD die medizinische Forschung. Man glaubte, LSD könne möglicherweise psychotische Symptome imitieren, und hoffte, durch seinen Einsatz

OBEN: Albert Hofmann isolierte d-Lysergsäurediethylamid (LSD) und synthetisierte Psilocybin und Psilocin aus Pilzen. Damit sicherte er sich seinen Platz in der Geschichte als hervorragender Chemiker im Bereich der Psychedelika. Seine umfangreichen Veröffentlichungen zeugen von einer tiefen Faszination für diese chemischen Substanzen, aber auch von einer gewissen Besorgnis darüber, wie sie am besten in das moderne Leben integriert werden könnten.

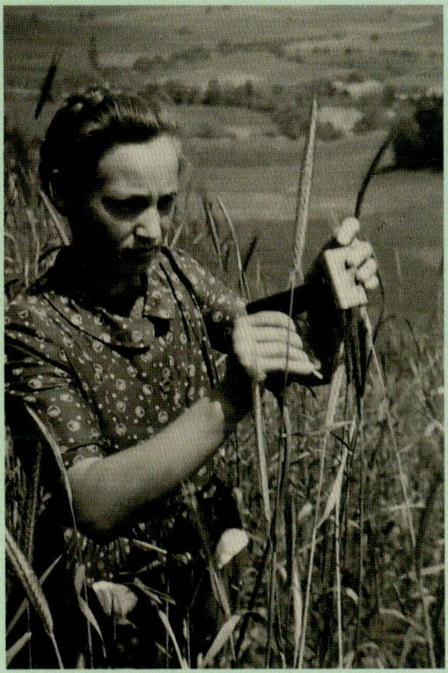

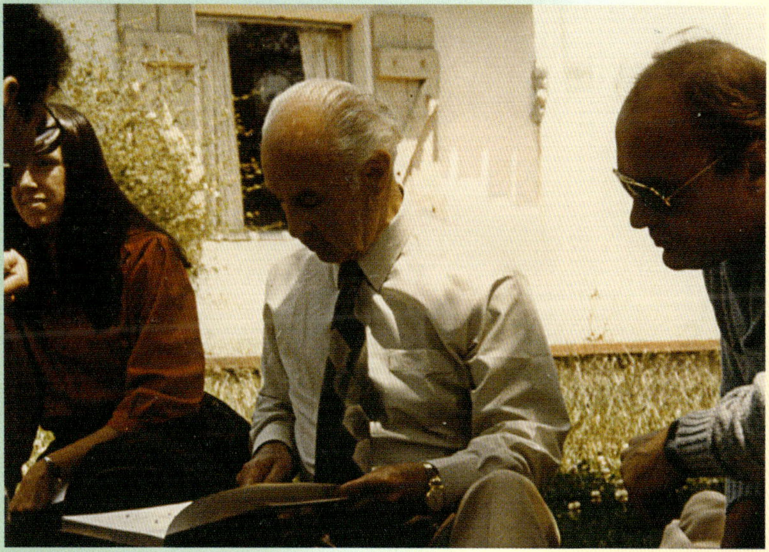

OBEN: Als Sandoz in die Mutterkornproduktion investierte, um die Forschung voranzutreiben, wurde diese spezielle Impfpistole entwickelt, mit der Stiele von Roggenpflanzen imprägniert wurden, um die Ausbreitung des Mutterkornpilzes zu fördern. Weil dieser Prozess sehr arbeitsintensiv war, wurden Frauen und junge Erwachsene für die Behandlung der einzelnen Halme eingestellt.

OBEN RECHTS: Bei einer Versammlung in Santa Barbara (Kalifornien) im Jahr 1983 signierte Hofmann Bücher. Neben ihm saßen Kat Harrison, eine begeisterte Amateur-Ethnobotanikerin und Illustratorin, John Palmer, ein Liebhaber psychedelischer Substanzen und Erfinder sozialer Lebensexperimente, sowie Michael Horowitz, ein Archivar und Büchersammler für alles Psychedelische.

psychologische Erkenntnisse über das menschliche Bewusstsein und Verhalten zu gewinnen, also Fragen zu beantworten, an denen man bereits jahrhundertelang gerätselt hatte.

Die LSD-Forschung weckte das Interesse verschiedenster Bereiche. Die militärische Forschung beispielsweise betrieb Studien über Wahrheitsseren und Gedankenkontrolle. Andere beschäftigten sich mit therapeutischen Interventionen bei psychischen Erkrankungen, sexuellen «Funktionsstörungen» und Süchten. Es gab Versuche an Tieren von Spinnen bis hin zu Delphinen sowie mehrere Experimente, die die Grenzen der akademischen Forschung gänzlich überschritten. Obwohl Hofmann selbst grundsätzlich der Meinung war, dass LSD ein großes Potenzial hatte, positive Veränderungen herbeizuführen, äußerte er auch Bedenken, diesen Geist aus der Flasche zu lassen, und bezeichnete LSD später als sein «Sorgenkind».

Hofmann führte seine Arbeit mit Psychedelika fort. In späteren Jahren synthetisierte und kreierte er weitere Substanzen, beispielsweise isolierte er Psilocybin aus entsprechenden Pilzen. Er interessierte sich weiterhin leidenschaftlich für die Beziehungen zwischen Pflanzen und ihren Alkaloiden und deren synthetischen Entsprechungen. Trotz seiner vergleichsweise umfangreichen Arbeit auf diesem Gebiet ist er vor allem durch die Einführung von LSD bekannt geworden. Sein Beitrag kam rechtzeitig zu einem entscheidenden Zeitpunkt in der Geschichte der Psychiatrie, aber auch in einer polarisierenden Zeit der Weltgeschichte. LSD wurde in beiden Bereichen zum Gegenstand ideologischer Auseinandersetzungen.

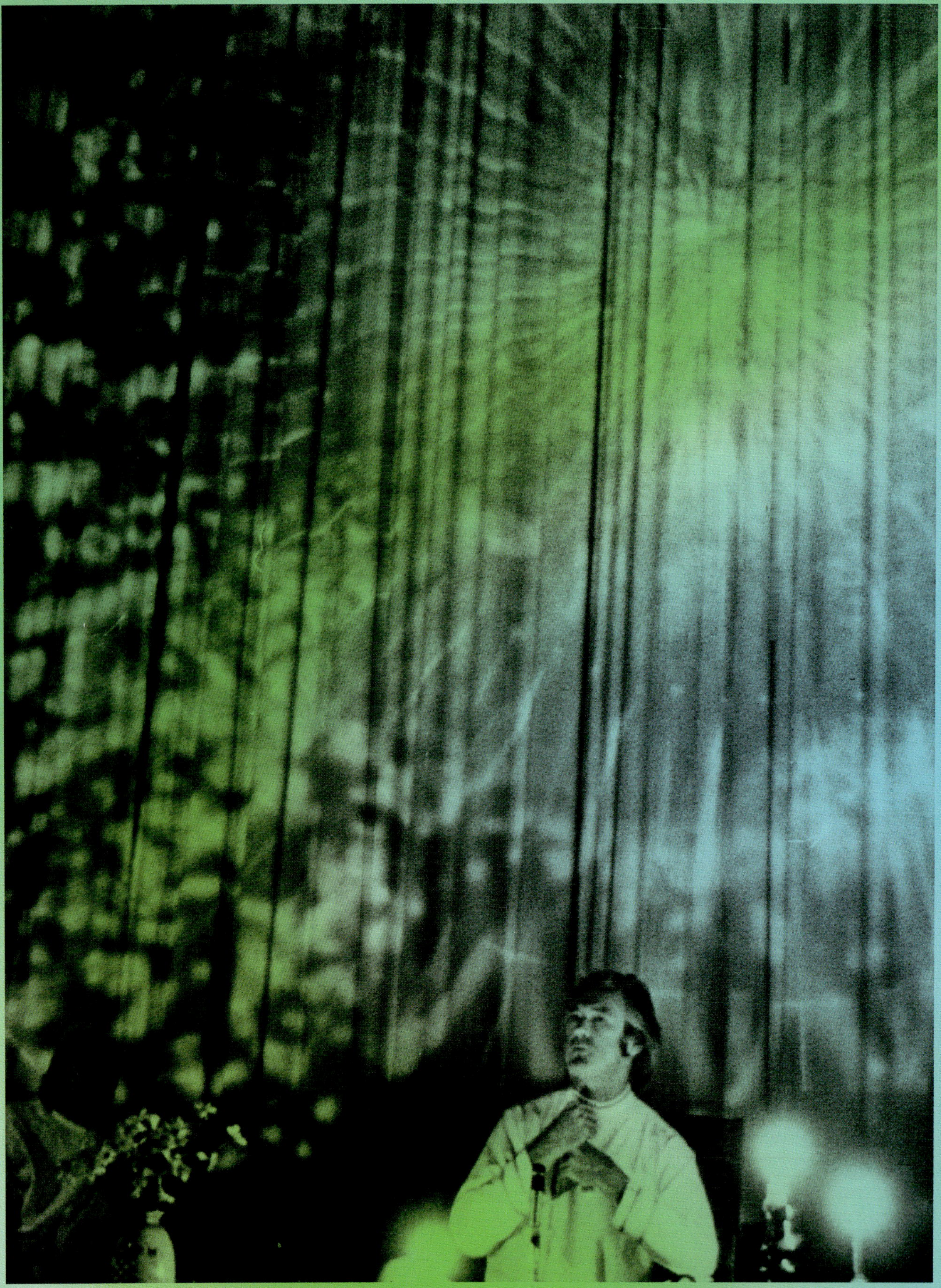

Treibstoff für eine Revolution

Psychedelika sprachen nicht nur Menschen an, die medizinische Hilfe in Anspruch nehmen wollten. In den 1960er-Jahren erreichte der Freizeitkonsum von Psychedelika enorme Ausmaße. Mit der Verlagerung des Konsums von Psychedelika aus den klinischen Abteilungen in die Studentenwohnheime und Konzerthallen änderte sich auch der gesellschaftliche Diskurs über sie. In den 1950er-Jahren wurden Psychedelika fast ausschließlich als Mittel zum Verständnis psychologischer Zusammenhänge und zur Behandlung von Psychiatriepatient:innen betrachtet. In den 1960er-Jahren hingegen begannen Schriftsteller:innen, Musiker:innen und Künstler:innen neue Ausdrucksformen zu suchen. Sie schufen ein Genre von Literatur, bildender Kunst und Musik, das zunehmend mit veränderten Bewusstseinszuständen spielte oder sogar speziell für diese bestimmt war. Insbesondere bei Gruppen, die bereits auf der Suche nach gegenkulturellen und bewusstseinsverändernden Erfahrungen waren, fanden Psychedelika großen Anklang. Gemeinschaftliche Lebensformen, androgyne Mode sowie politische Bewegungen, die sich für Frauen-, Homosexuellen- und Bürgerrechte engagierten, schufen das Schreckgespenst des Hippies, das insbesondere für bürgerliche Kreise eine Herausforderung darstellte.

LINKS: Timothy Leary (1920–1996) war sowohl im medizinischen als auch im kulturellen Bereich eine bedeutende Figur der psychedelischen Bewegung. Mit seinem unbestreitbaren Charisma und seiner ansteckenden Neugier hielt Leary akademische Vorträge, die mit Lightshows und Musik kombiniert waren, und schuf so eine völlig neue Art der Bewusstseinsforschung.

Bei der Untersuchung der psychologischen Auswirkungen halluzinogener Drogen stellten klinische Forscher:innen fest, dass es außerordentlich schwierig war, die psychedelische Erfahrung genau zu beschreiben. Selbst so talentierte Schriftsteller wie Aldous Huxley beklagten sich über die Schwierigkeit, synästhetische Erlebnisse, also beispielsweise das Schmecken von Farben oder das Sehen von Geräuschen, adäquat in Worte zu fassen. In den späten 1950er-Jahren wurden mehrere Forschungsgruppen in der Gegend von San Francisco gegründet, darunter zwei wichtige Zentren in Menlo Park, gleich südlich der Stadt. Das dortige Veterans Administration (VA) Hospital bemühte sich, Studierende verschiedener Fachrichtungen für Studien zu rekrutieren. In den 1970er-Jahren enthüllten Journalisten, dass die CIA diese Studie finanziert hatte, und zwar als Teil der militärischen Forschung im Kalten Krieg, die als MK-Ultra bekannt wurde. Sie zielte darauf ab, die Wirkung von Psychedelika im Hinblick auf ihre Verwendung als potenzielles Wahrheitsserum zu untersuchen.

Grenzüberschreitung

Ein solcher Freiwilliger war der junge Ken Kesey. 1960 erhielt er 75 Dollar pro Tag, um sich Drogenexperimenten zu unterziehen. Die Ergebnisse sollten die Welt verändern. Kesey war verheiratet, Wrestling-Champion und ein vielversprechender junger Schriftsteller. Er wuchs in einem christlichen Elternhaus in Colorado auf, bevor sich seine Familie auf einer Farm nördlich von Eugene (Oregon) niederließ. Laut seiner Frau und Jugendliebe Faye Haxby hatte Kesey noch nie Alkohol getrunken, als er im Herbst 1953 sein Studium begann. Als freiwilliger Teilnehmer an der psychedelischen Studie im VA-Krankenhaus erhielt er Psilocybin, LSD und Meskalin sowie andere psychoaktive Substanzen, darunter Amphetamine und die aus der Tollkirsche gewonnene Droge Ditran.

Für Kesey war dies kein normaler Sommerjob. Die Teilnahme an der Studie veränderte sein Leben so grundlegend, dass er einen Nebenjob im Krankenhaus antrat und als Helfer die Nachtschicht in der psychiatrischen Abteilung übernahm. Diese Erfahrung inspirierte ihn auch dazu, einen Roman zu schreiben, den er zum Teil während der Arbeit und unter dem Einfluss von Psychedelika verfasste. Sein 1962 erschienenes Buch *One Flew Over the Cuckoo's Nest (Einer flog über das Kuckucksnest)* fand beim Publikum enormen Anklang, weil es die widerwärtigen Zustände und den Missbrauch in den amerikanischen Psychiatrien aufzeigte. Wenige Tage nach Erscheinen des Romans

RECHTS: Im Jahr 1967 veröffentlichte Ken Kesey zusammen mit Freunden dieses Buch, in dem sie «acidophile artisticizing» präsentierten. Es enthielt Gedichte, Prosa, Skizzen, Collagen und Ephemera der Merry Pranksters. Das Titelbild spielt auf die vorletzte Szene in *Einer flog über das Kuckucksnest* (1962) an, in der sich die Hauptfigur Randle McMurphy einer Lobotomie unterziehen muss.

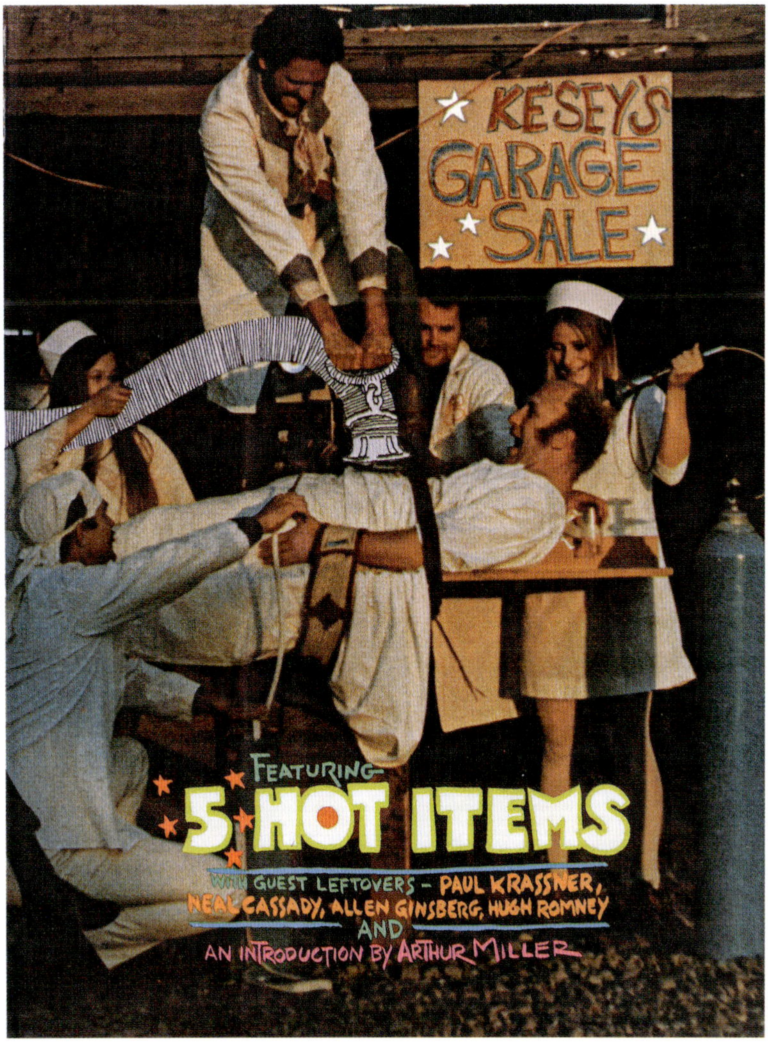

kaufte Kirk Douglas die Filmrechte direkt von Kesey und spielte in einer Broadway-Adaption (1964) selbst die Hauptrolle des Randle McMurphy. 1975 erschien die Verfilmung, die sowohl von den Kritikern als auch vom Publikum gelobt wurde. Der Film wurde über Nacht zu einem Klassiker und zu einem filmischen Ausdruck des Antiautoritarismus und insbesondere der wachsenden Anti-Psychiatrie-Bewegung.

Keseys literarischer Erfolg trug dazu bei, ein breites Publikum gegen Amerikas psychiatrisches Establishment aufzubringen. Gleichzeitig wurde sein persönliches Leben zum Vorbild für eine Gegenkultur. 1964 zog Kesey aus seinem Haus in der Perry Lane in Palo Alto (Kalifornien) aus und stieg in einen Bus, um damit quer durch Amerika bis nach New York zu fahren, wo sein neues Buch vorgestellt werden sollte. Es handelte sich jedoch nicht um einen gewöhnlichen

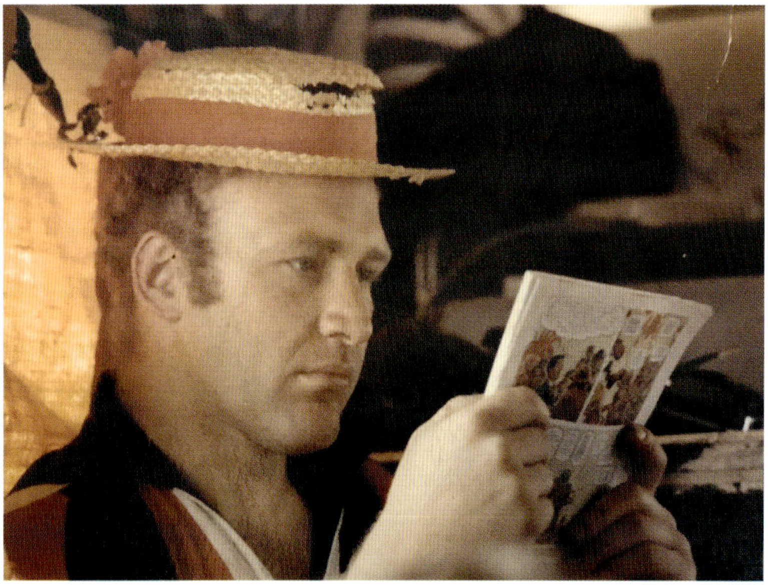

LINKS: Ken Kesey liebte Comics, Cartoons und Graphic Novels. Als Schriftsteller war er von der Beat-Tradition beeinflusst, die Freude an der Lautmalerei und den Klang des gesprochenen Wortes in den Mittelpunkt stellte. Kesey führte diese Ideen in seinen Live-Performances, in denen sich Kunst, Theater, Licht und Klang miteinander verbanden, zu neuen Höhen.

UNTEN: Der bemalte Bus voller Hippies und Merry Pranksters ist ein klassisches Bild der psychedelischen Sechzigerjahre. Inspiriert von Ken Kesey und seinen Freunden Neal Cassady, Ken Babbs, Stewart Brand und anderen, wurde die Ankunft des Busses zum Symbol des «Trips».

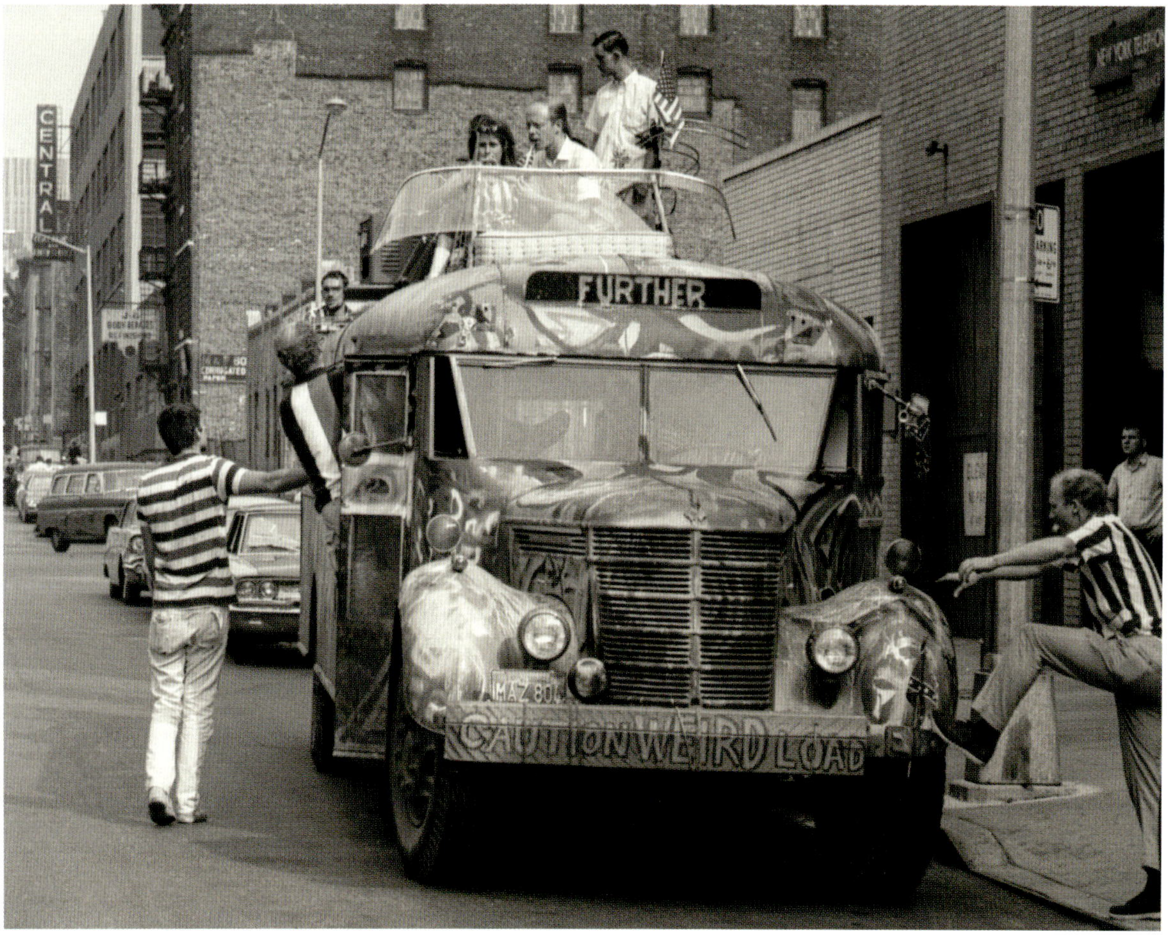

Greyhound-Bus, sondern um einen umgebauten Schulbus der Marke International Harvester aus dem Jahr 1939, der kunterbunt bemalt, mit Lautsprechern ausgestattet und mit einer bunt zusammengewürfelten Gruppe von Menschen besetzt war, die sich selbst die Merry Pranksters nannten. Einige waren Kommiliton:innen von Kesey, andere waren angehende Künstler:innen oder Kulturkritiker:innen, darunter die Filmemacherin Dorothy Fadiman, die Frauenrechtlerin Carolyn Garcia (Leiterin des Women's Visionary Congress), der Umweltschützer Stewart Brand und der legendäre Beat-Schriftsteller und notorische Alleskönner Neal Cassady. Mit ihrem Bus, der den Spitznamen *Further* trug, machten sie in verschiedenen Städten Halt und sorgten für Aufsehen. Sie trugen leuchtend bunte Kleidung und Kostüme, bauten Lightshows und Zirkuszelte auf, begannen zu tanzen oder sprangen wild durch die Straßen.

Der Schriftsteller Tom Wolfe begleitete die Pranksters streckenweise. Angeblich soll er in einem makellos weißen Anzug den Bus bestiegen haben, wo er von einer Schar von Hippies in bunten, wallenden Kleidern begrüßt wurde. Er machte sich mit auf den Weg, um in Kalifornien jene psychedelischen Veranstaltungen durchzuführen, die bald als «Acid Tests» bekannt wurden: multimediale Happenings mit Live-Konzerten, extravaganten Lichtshows und Filmprojektionen, bei denen Psychedelika, vor allem LSD, frei zirkulierten und nicht selten auch ahnungslosen Partygästen verabreicht wurden.

Auf seiner Reise mit den Pranksters machte Wolfe unzählige Notizen. Sein 1968 erschienenes Buch *The Electric Kool-Aid Acid Test*

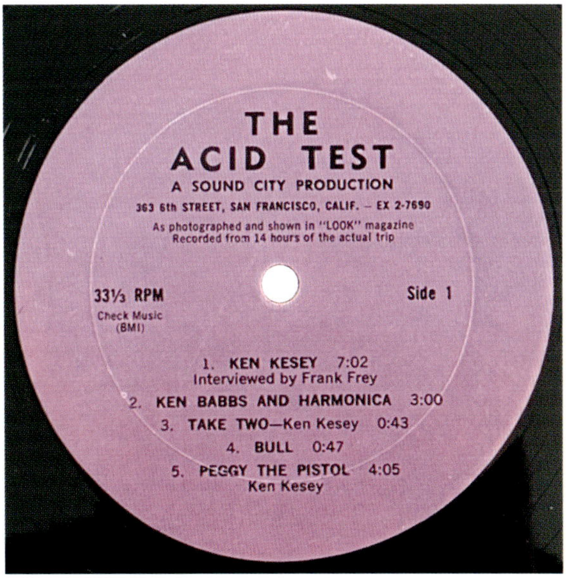

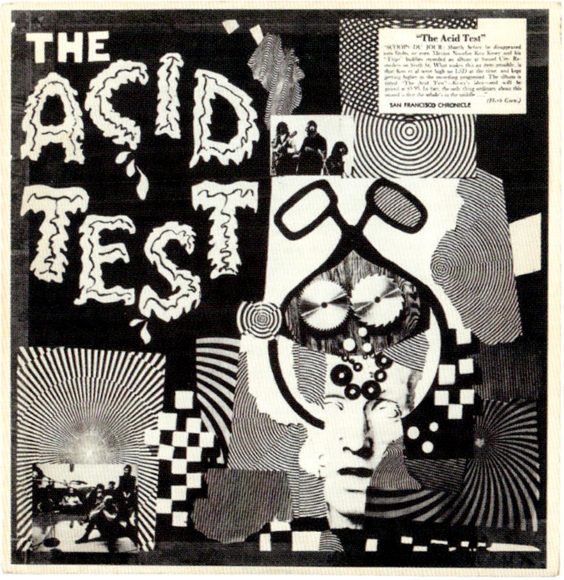

UNTEN: The Acid Test verarbeitete Klänge auf völlig neue Weise und schuf Klanglandschaften, die nicht nur die psychedelische Erfahrung verstärkten, sondern auch ihren eigenen Wert hatten. Dieses Album ist die Aufzeichnung eines Acid Tests, eines rauschhaften und freien Abenteuers unter der Leitung von Ken Kesey und seinen Merry Pranksters.

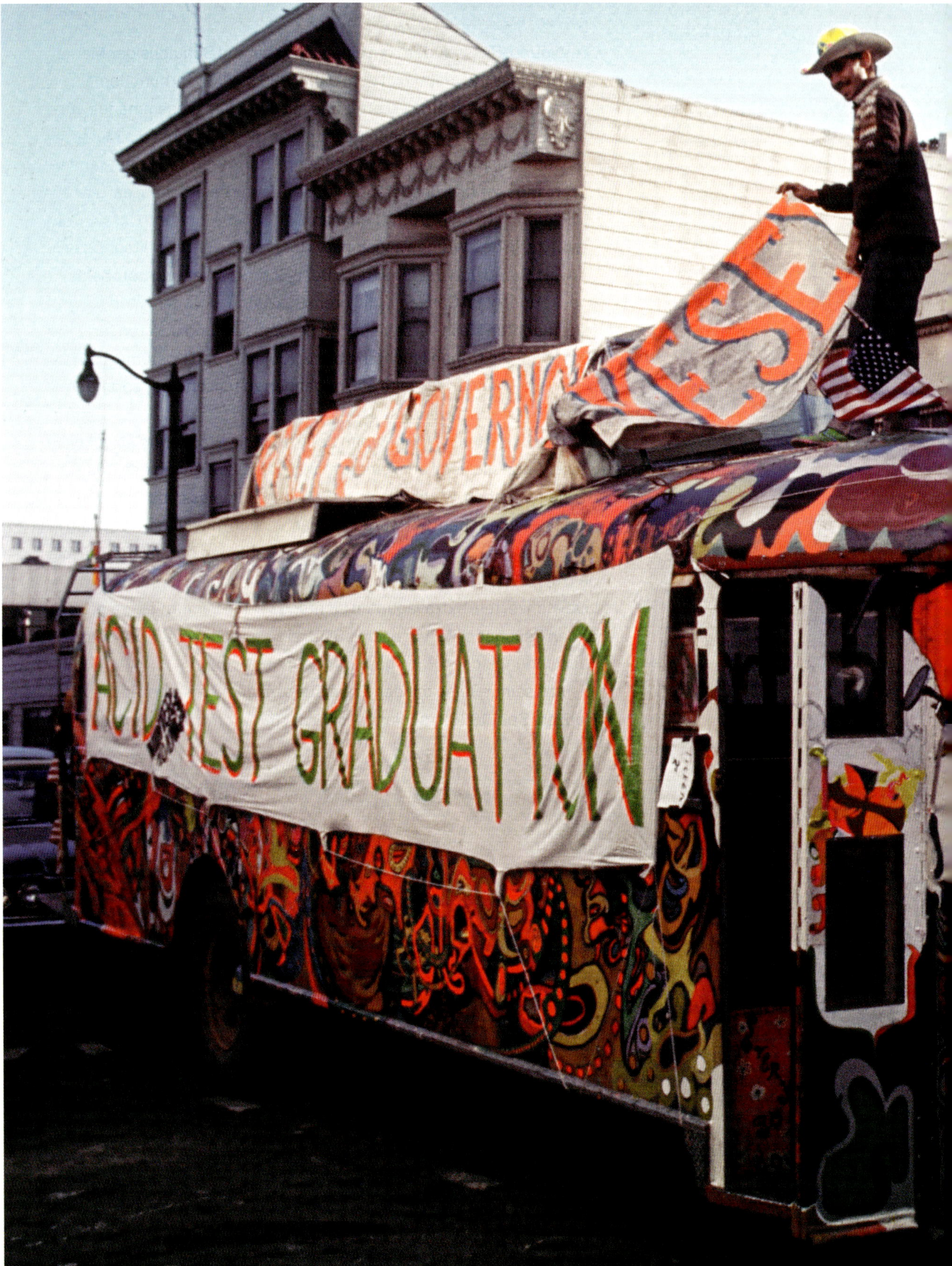
ACID TEST GRADUATION

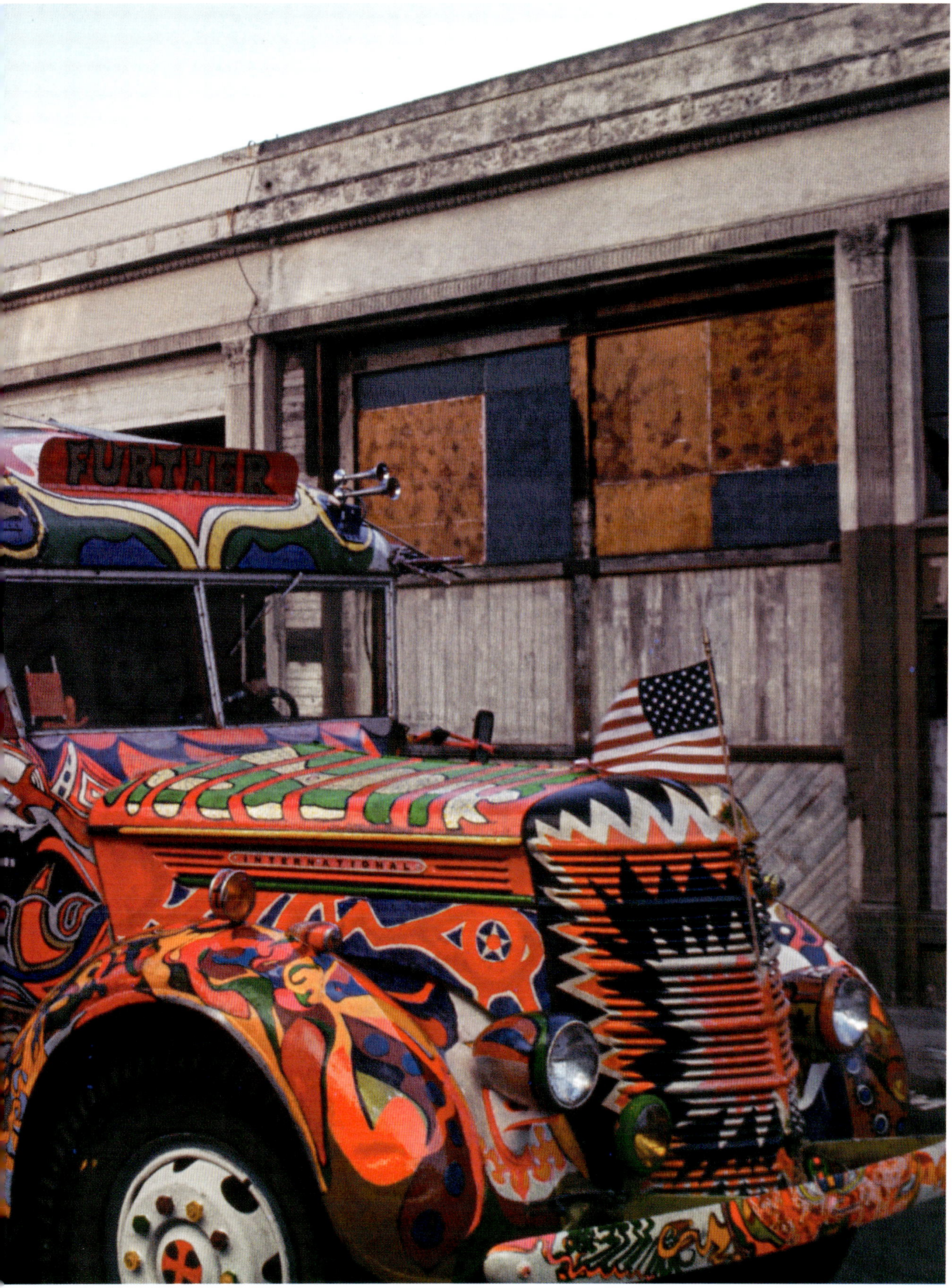
FURTHER
INTERNATIONAL

nimmt die Leser mit in den Bus, zu den Acid-Tests, hinter die Kulissen der mehrstündigen Konzerte von Grateful Dead, auf die Bühne bei bedeutsamen politischen Kundgebungen und in eine optimistische Szene der freien Sexualität – eine Szene voller Kritik an der Vergangenheit und voller Hoffnung für die Zukunft.

Neal Cassady, dessen rätselhafte Persönlichkeit als Dean Moriarty in Jack Kerouacs Beat-Klassiker *On the Road* (1957) verewigt wurde, war bei den frühen Prankster-Happenings ebenfalls bald eine feste Größe. Mitglieder wie Ken Babbs, Larry McMurtry und Wendell Berry erlebten durch die Teilnahme einen steilen Aufschwung ihrer Karriere. Die Filmemacherin Dorothy Fadiman entschied sich trotz ihrer Verbindungen zu den Merry Pranksters, nicht im Bus mitzufahren. Später wurde ihr Dokumentarfilm von 1992 über eine illegale Abtreibung, an deren Komplikationen sie fast gestorben wäre, für den Oscar nominiert. Der Film zeigt die Grenzen der freien Liebe und die schwelende Frustration, die zum Teil das Streben dieser Generation nach sozialer Gerechtigkeit nährte.

VORHERIGE SEITE: Der restaurierte und bemalte Schulbus von 1939, genannt *Further*, ist das Sinnbild der amerikanischen Gegenkultur. Zuerst brachte der Bus Ken Kesey und seine Merry Pranksters zu einer Vorführung von *Einer flog über das Kuckucksnest*, doch schon bald erlangte er eine neue kulturelle Bedeutung. Der mit Lautsprechern und einer Aussichtsplattform ausgestattete Further-Bus fuhr kreuz und quer durch Amerika und brachte die Pranksters und ihre karnevalesken Veranstaltungen mit Lichtshows, Musik und Psychedelika in verschiedene Städte.

UNTEN: Die Acid Tests dauerten vom 27. November 1965 bis zum 31. Oktober 1966. Sie fanden vor dem Summer of Love statt und dienten dazu, junge Leute aus der Bay Area zu den Veranstaltungsorten für psychedelische Musikshows zu locken.

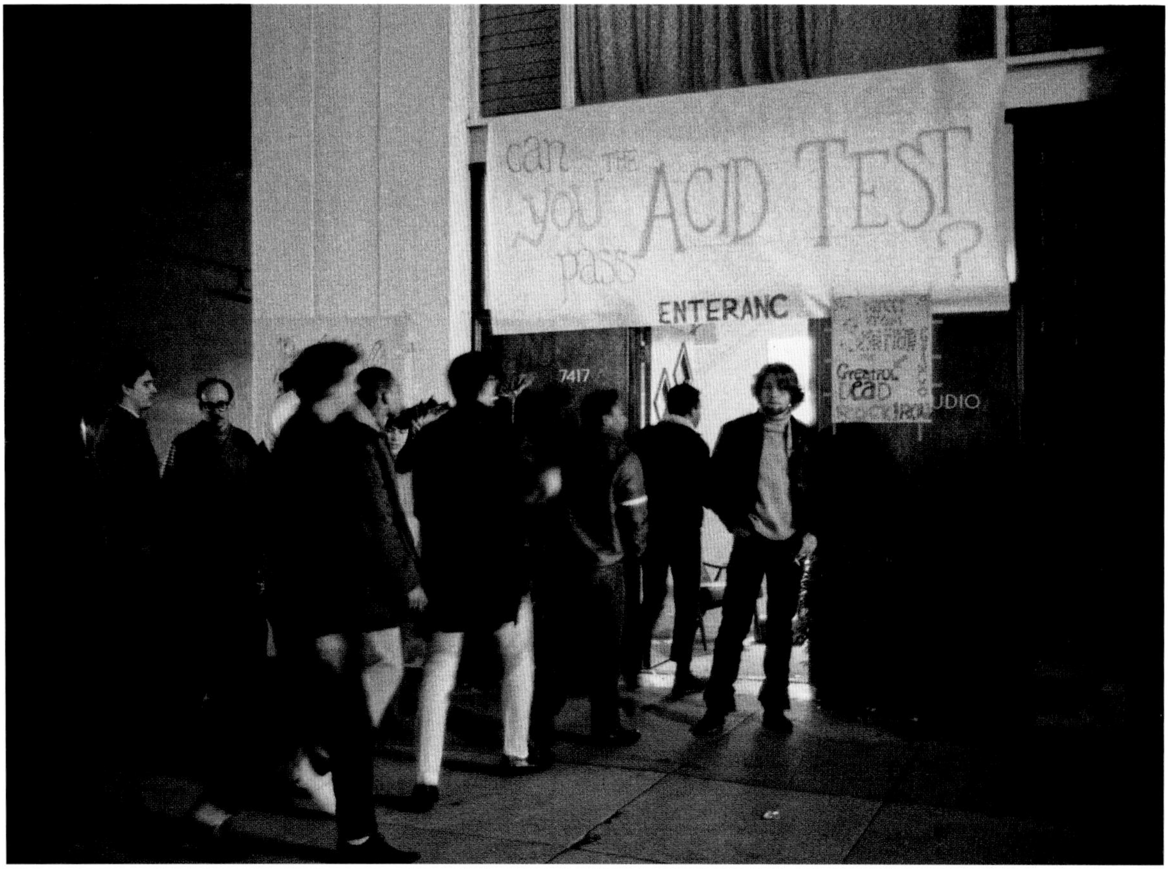

RECHTS: Während Ken Kesey durch seine Schriften und sein Theater gegenkulturelle Ausdrucksformen inspirierte, sorgte Jerry Garcia (Mitte) für den Soundtrack und Tom Wolfe (rechts) erzählte die Geschichte.

UNTEN: Neal Cassady (1926–1968), hier an Bord des Busses mit Timothy Leary (links), war eine wichtige Figur der Beat-Generation. Er war mit Jack Kerouac und Allen Ginsberg befreundet und wurde, nachdem er 1962 Ken Kesey kennengelernt hatte, zum Fahrer des Busses.

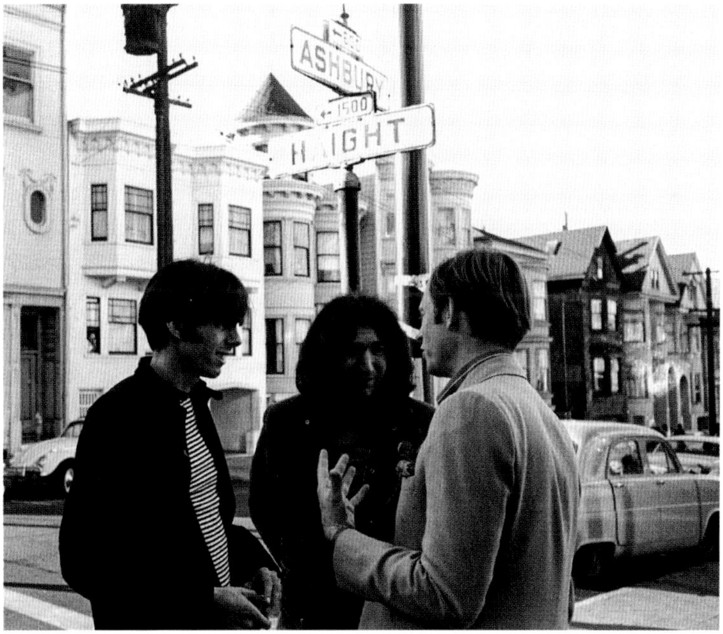

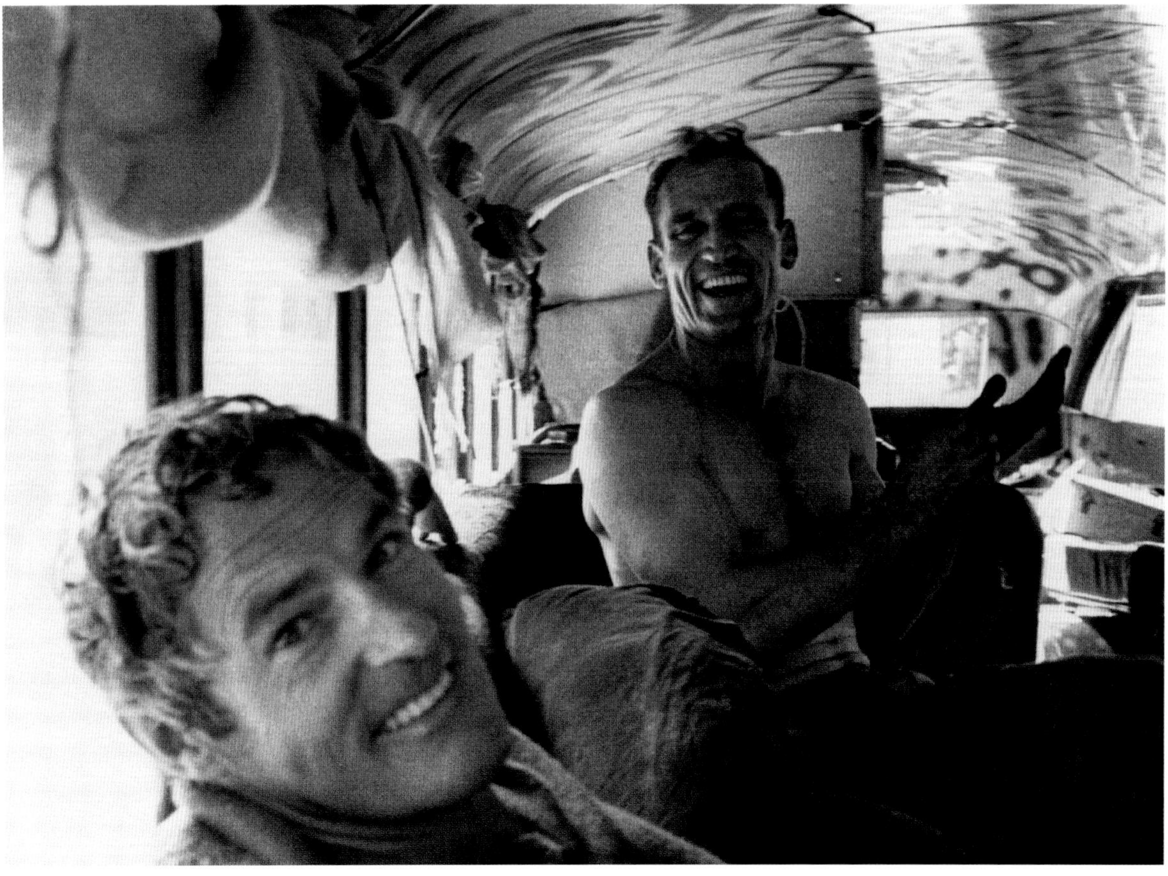

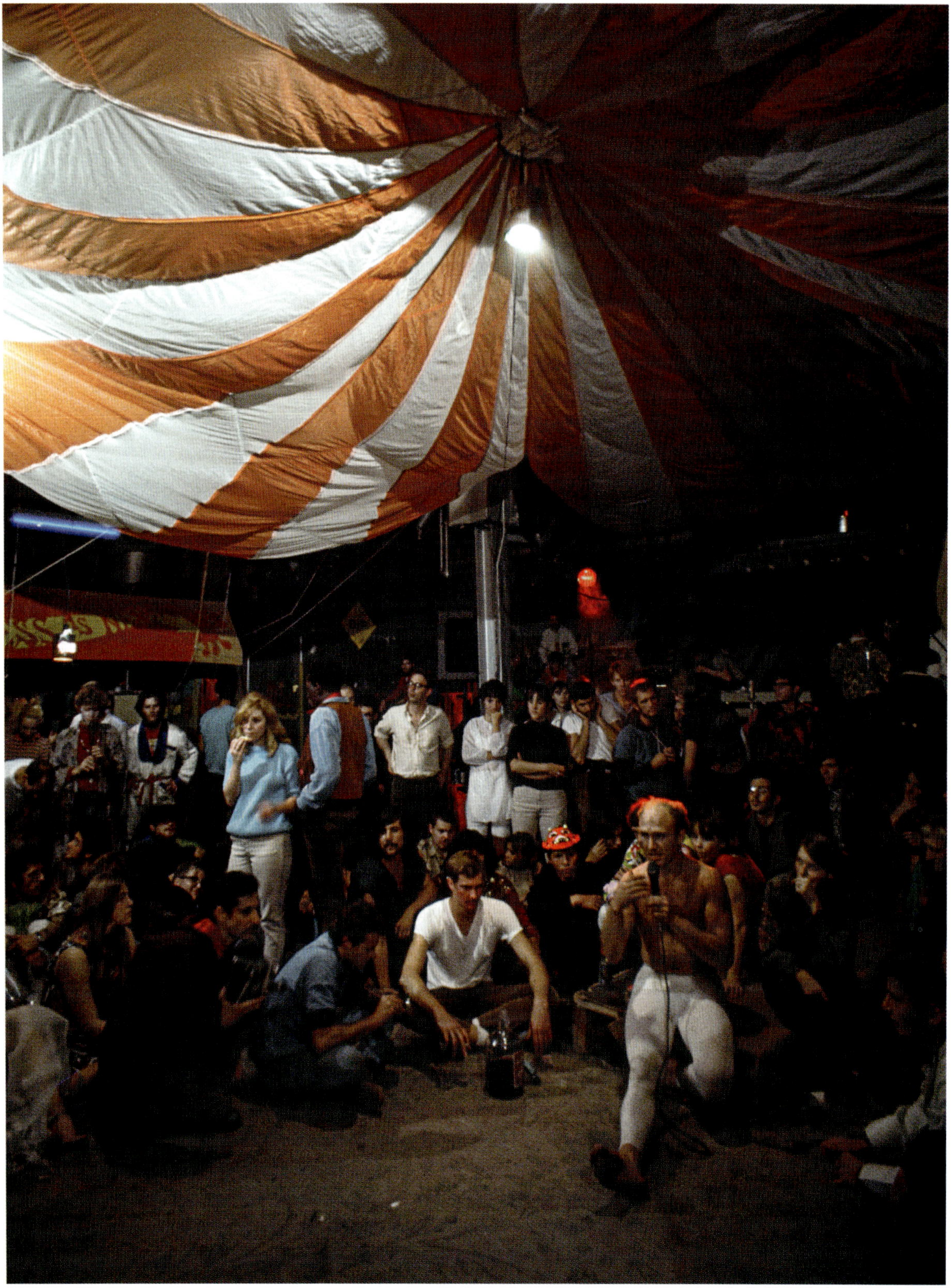

Trendsetter

In der gegenkulturellen Bewegung, die durch die Merry Pranksters angeführt wurde, vermischte sich das Streben nach sozialer Gerechtigkeit mit einem spielerischen, manchmal ziellosen Hedonismus. Einige schienen einfach nur mitzumachen, während andere darauf bedacht waren, sich bewusst abweichend und aufsässig zu verhalten.

In anderen Kreisen setzte man hingegen eher auf eine nüchterne und ernsthafte Kritik an den Institutionen und Konventionen der USA und betrachtete die wilde und rebellische psychedelische Bewegung mit Skepsis. Doch in der Umgebung von San Francisco war Mitte der 1960er-Jahre die radikale Veränderung des eigenen Bewusstseins durch Psychedelika ein Schlüsselelement einer Anti-Establishment-Haltung, die großen Anklang fand.

Kesey wurde – vielleicht ungeplant – zu einem Anführer dieser Anti-Bewegung. Sein zweiter Roman, *Sometimes a Great Notion* (1964; 1971 verfilmt), trug zu seinem Ansehen als wichtiger und einzigartiger amerikanischer Autor bei. Sein Ansehen innerhalb der Szene nahm noch zu, als er 1966 wegen Marihuanabesitzes verhaftet wurde. Während eines viermonatigen Gefängnisaufenthalts im Jahr 1967 schrieb, skizzierte und fertigte er Collagen an, in denen er eine Reihe von Themen darstellte, die das moderne Amerika quälten.

Der letzte Acid Test fand 1966 statt. Nach seiner Entlassung aus der Haft im November 1967 führte Kesey ein relativ ruhiges Leben in Oregon. Cassady starb einige Monate später in Mexiko. Als Wolfes Buch im Juli 1968 erschien, waren die Pranksters noch unterwegs. Als symbolisches Ende könnte man vielleicht Keseys Entscheidung betrachten, sich nicht den zwei Busladungen von Pranksters anzuschließen, die sich im August 1969 auf den Weg nach Woodstock (New York) zur mittlerweile legendären Woodstock Music and Art Fair machten. Aber der Trend war bereits gesetzt, und Psychedelika begannen auch andernorts freier zu kursieren. Der Stadtteil Yorkville in Toronto beispielsweise erwarb sich einen Ruf für billige Mieten und Kaffeehäuser, in denen lange Haare, neue Ideen, laute Musik und Drogen wie LSD willkommen waren. Yorkville war Kanadas Hippie-Paradies, ein Stadtteil, der sich über zwei Häuserblocks erstreckte. Hier trafen sich junge Vorstadtbewohner:innen und junge Künstler:innen wie Joni Mitchell, Neil Young und Mitglieder von The Band, der Begleitband von Bob Dylan. Sie alle konnten hier mit ihren Identitäten experimentieren. Die meisten zogen sich schließlich wieder in die Vororte zurück – doch die psychedelische Bewegung breitete sich in den Städten auf der ganzen Welt aus, unter anderem in Manhattan, Amsterdam, Paris, Sheffield, London, Prag, Rio de Janeiro, Jerusalem und Goa.

LINKS: Für die theaterähnlichen Darbietungen, die bei den Acid Tests stattfanden, war Kesey der geborene Zeremonienmeister. Diese Versammlungen, die immer größere Zuschauermengen anzogen, waren für ihre lebhafte Atmosphäre bekannt.

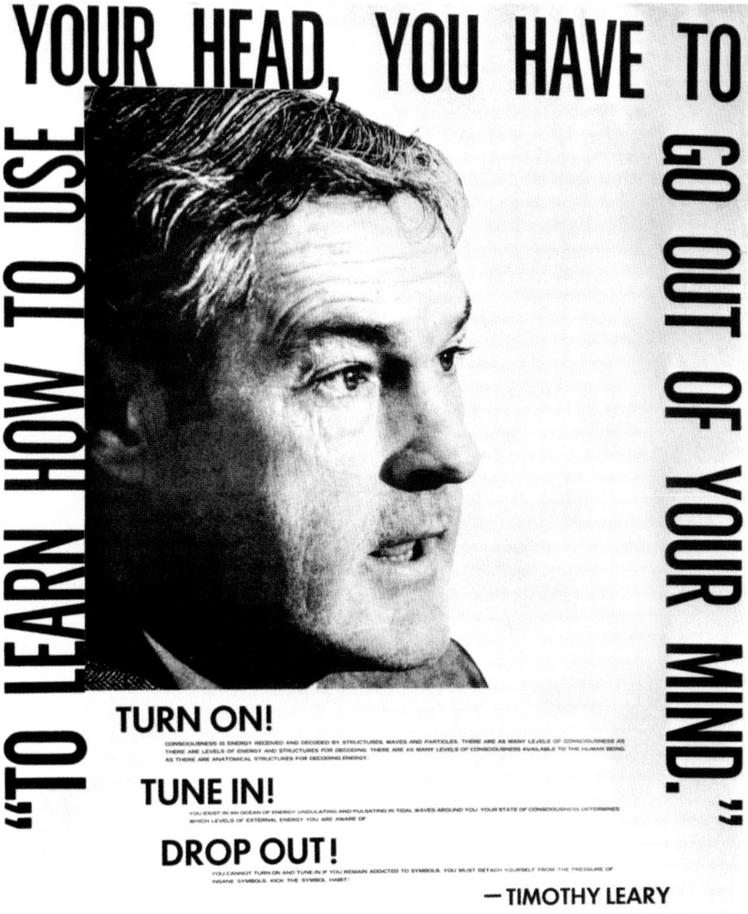
YOUR HEAD, YOU HAVE TO
“TO LEARN HOW TO USE
GO OUT OF YOUR MIND.”
TURN ON!
CONSCIOUSNESS IS ENERGY RECEIVED AND DECODED BY STRUCTURES, WAVES AND PARTICLES. THERE ARE AS MANY LEVELS OF CONSCIOUSNESS AS THERE ARE LEVELS OF ENERGY AND STRUCTURES FOR DECODING. THERE ARE AS MANY LEVELS OF CONSCIOUSNESS AVAILABLE TO THE HUMAN BEING AS THERE ARE ANATOMICAL STRUCTURES FOR DECODING ENERGY.
TUNE IN!
YOU EXIST IN AN OCEAN OF ENERGY UNDULATING AND PULSATING IN TIDAL WAVES AROUND YOU. YOUR STATE OF CONSCIOUSNESS DETERMINES WHICH LEVELS OF EXTERNAL ENERGY YOU ARE AWARE OF.
DROP OUT!
YOU CANNOT TURN ON AND TUNE IN IF YOU REMAIN ADDICTED TO SYMBOLS. YOU MUST DETACH YOURSELF FROM THE PRESSURE OF INSANE SYMBOLS. KICK THE SYMBOL HABIT!
—TIMOTHY LEARY

RECHTS: Eine von Keseys Collagen. Seine Motive drehten sich um Themen wie Religion, Sex, Familie und das I-Ching, einen alten chinesischen Wahrsagetext, der bei Hippies sehr beliebt war.

OBEN: Timothy Learys Motto «turn on, tune in, drop out» wurde zum Mantra für eine ganze Generation. Er verband seinen Appell für die Freiheit des Geistes mit einer Formulierung, die an die wachsende Kritik am Kapitalismus und der Mainstream-Gesellschaft anknüpfte. Learys prägnante Formulierung stellte eine Verbindung zwischen Psychedelika und Aktivismus her, die dem Zeitgeist entsprach.

RECHTS: Timothy Leary pendelte zwischen Ost- und Westküste der USA hin und her und verkündete seine psychedelische Botschaft. Hinter ihm ist ein Banner der East Village Other zu sehen, einer New Yorker Untergrundzeitung, die neben Nachrichten auch Beiträge über Kunst, Kultur und Psychedelika veröffentlichte.

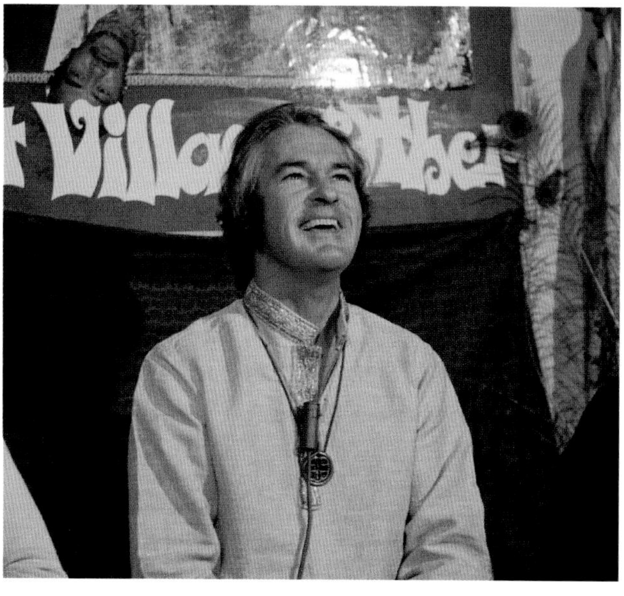

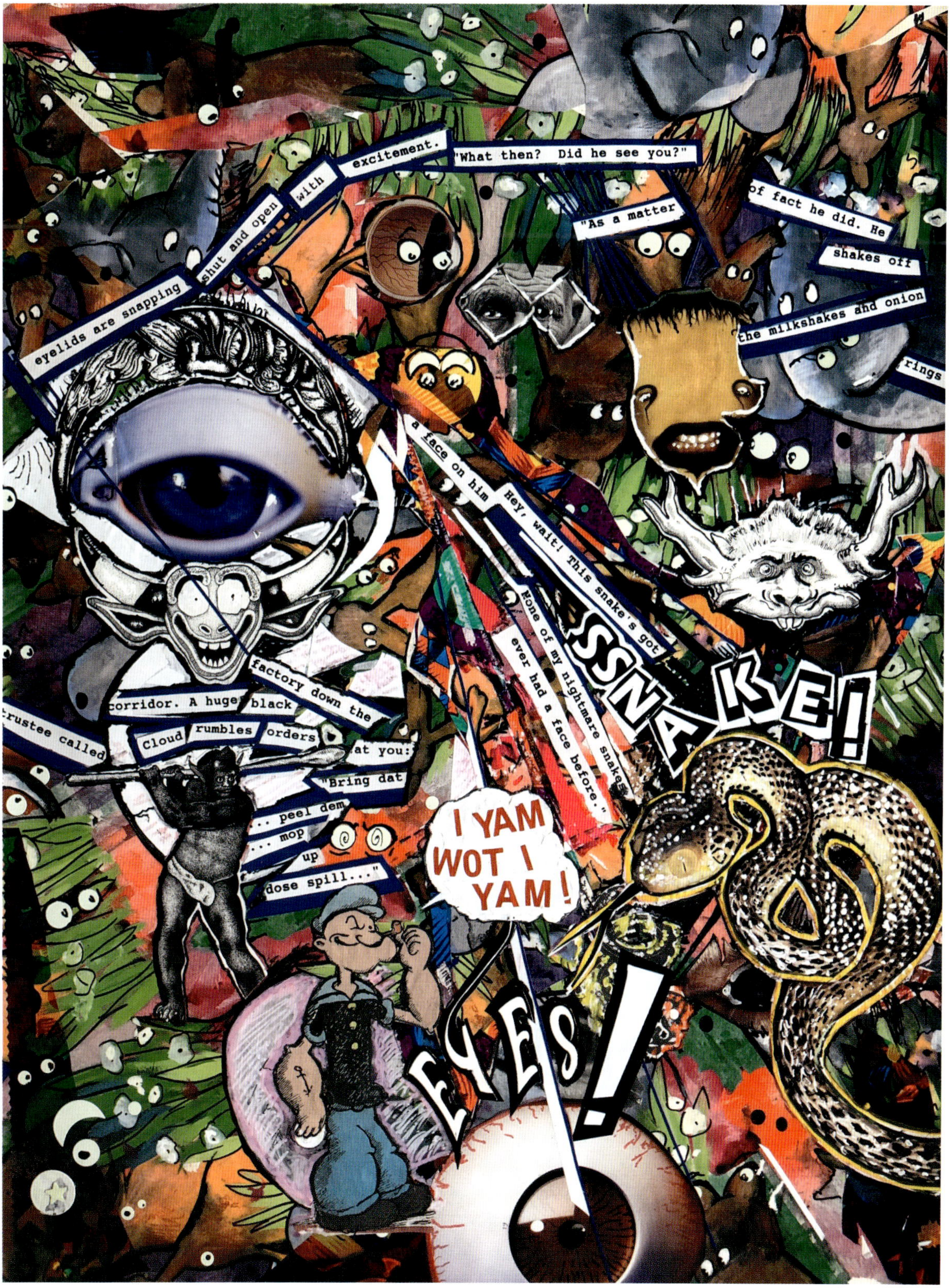
eyelids are snapping
shut and open
with
excitement.
"What then? Did he see you?"
"As a matter
of fact he did. He
shakes off
the milkshakes and onion
rings
a face on him
Hey, wait! This snake's got
None of my nightmare snakes
ever had a face before."
SSNAKE!
factory down the
corridor. A huge black
trustee called
Cloud rumbles orders
at you:
"Bring dat
... peel dem
... mop
up
dose spill..."
I YAM WOT I YAM!
EYES!

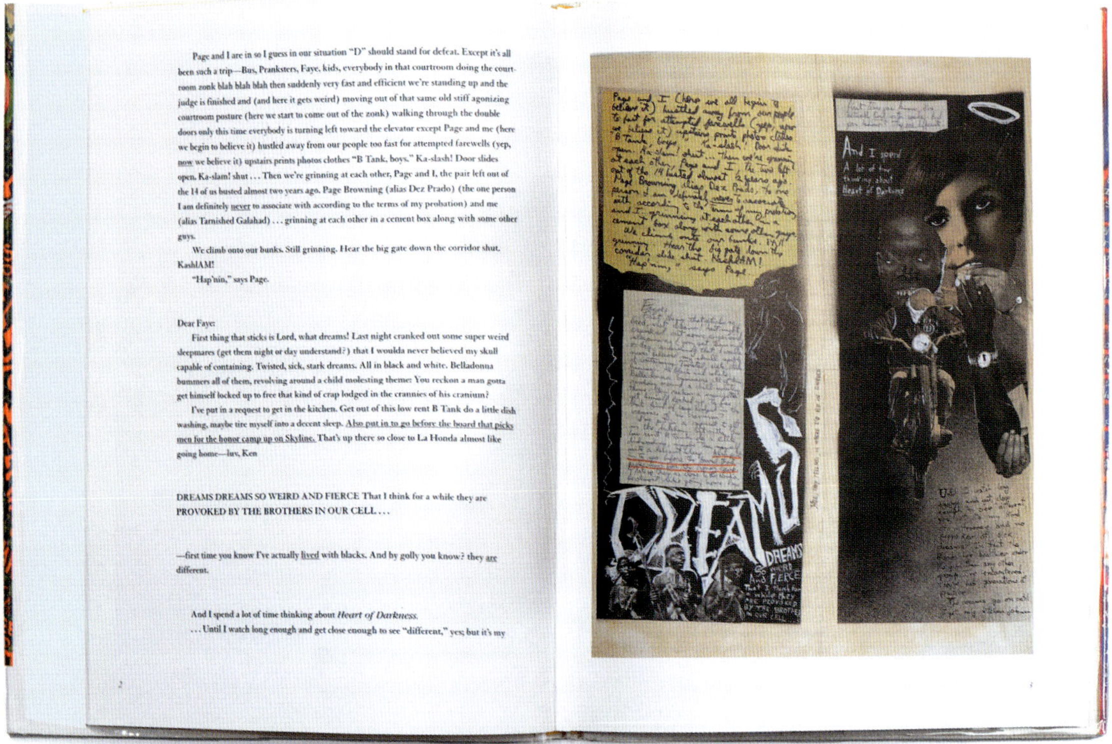

Page and I are in so I guess in our situation "D" should stand for defeat. Except it's all been such a trip—Bus, Pranksters, Faye, kids, everybody in that courtroom doing the courtroom zonk blah blah blah then suddenly very fast and efficient we're standing up and the judge is finished and (and here it gets weird) moving out of that same old stiff agonizing courtroom posture (here we start to come out of the zonk) walking through the double doors only this time everybody is turning left toward the elevator except Page and me (here we begin to believe it) hustled away from our people too fast for attempted farewells (yep, now we believe it) upstairs prints photos clothes "B Tank, boys." Ka-slash! Door slides open. Ka-slam! shut . . . Then we're grinning at each other, Page and I, the pair left out of the 14 of us busted almost two years ago. Page Browning (alias Dez Prado) (the one person I am definitely never to associate with according to the terms of my probation) and me (alias Tarnished Galahad) . . . grinning at each other in a cement box along with some other guys.

We climb onto our bunks. Still grinning. Hear the big gate down the corridor shut. KashlAM!

"Hap'nin," says Page.

Dear Faye:

First thing that sticks is Lord, what dreams! Last night cranked out some super weird sleepmares (get them night or day understand?) that I woulda never believed my skull capable of containing. Twisted, sick, stark dreams. All in black and white. Belladonna bummers all of them, revolving around a child molesting theme: You reckon a man gotta get himself locked up to free that kind of crap lodged in the crannies of his cranium?

I've put in a request to get in the kitchen. Get out of this low rent B Tank do a little dish washing, maybe tire myself into a decent sleep. Also put in to go before the board that picks men for the honor camp up on Skyline. That's up there so close to La Honda almost like going home—luv, Ken

DREAMS DREAMS SO WEIRD AND FIERCE That I think for a while they are PROVOKED BY THE BROTHERS IN OUR CELL . . .

—first time you know I've actually lived with blacks. And by golly you know? they are different.

And I spend a lot of time thinking about *Heart of Darkness.*

. . . Until I watch long enough and get close enough to see "different," yes; but it's my

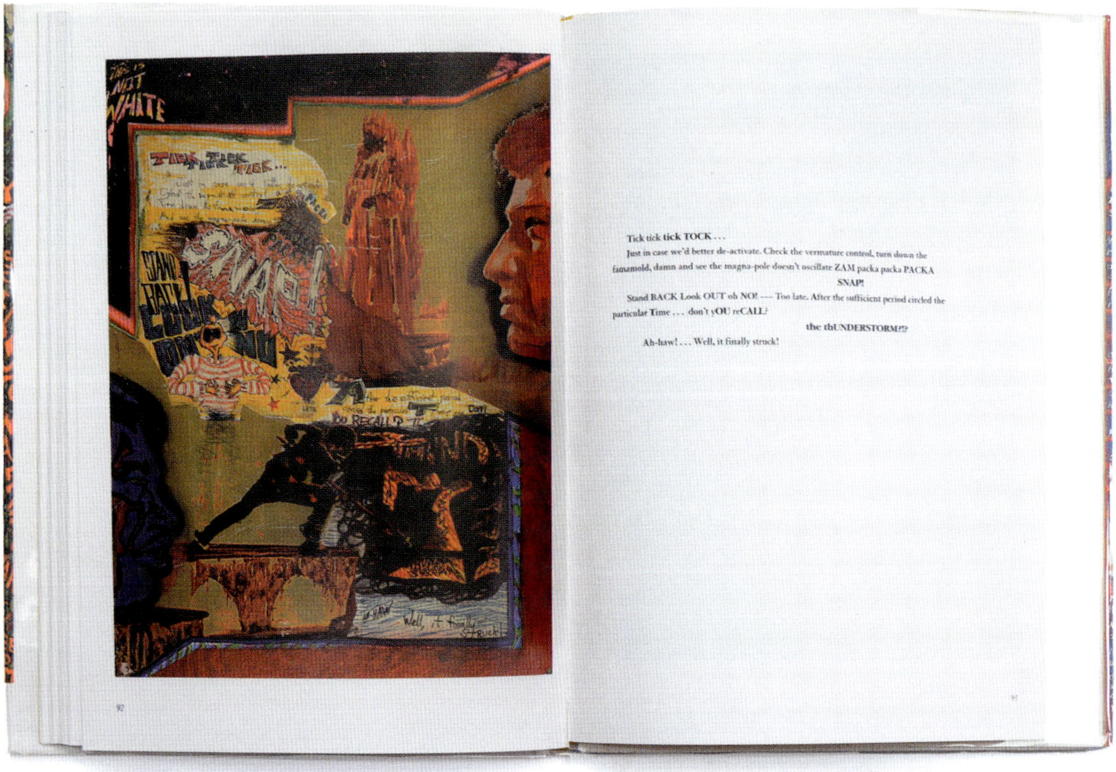

Tick tick tick TOCK . . .

Just in case we'd better de-activate. Check the vermature control, turn down the famamold, damn and see the magna-pole doesn't oscillate ZAM packa packa PACKA

SNAP!

Stand BACK Look OUT oh NO! —– Too late. After the sufficient period circled the particular Time . . . don't yOU reCALL?

the thUNDERSTORM?!?

Ah-haw! . . . Well, it finally struck!

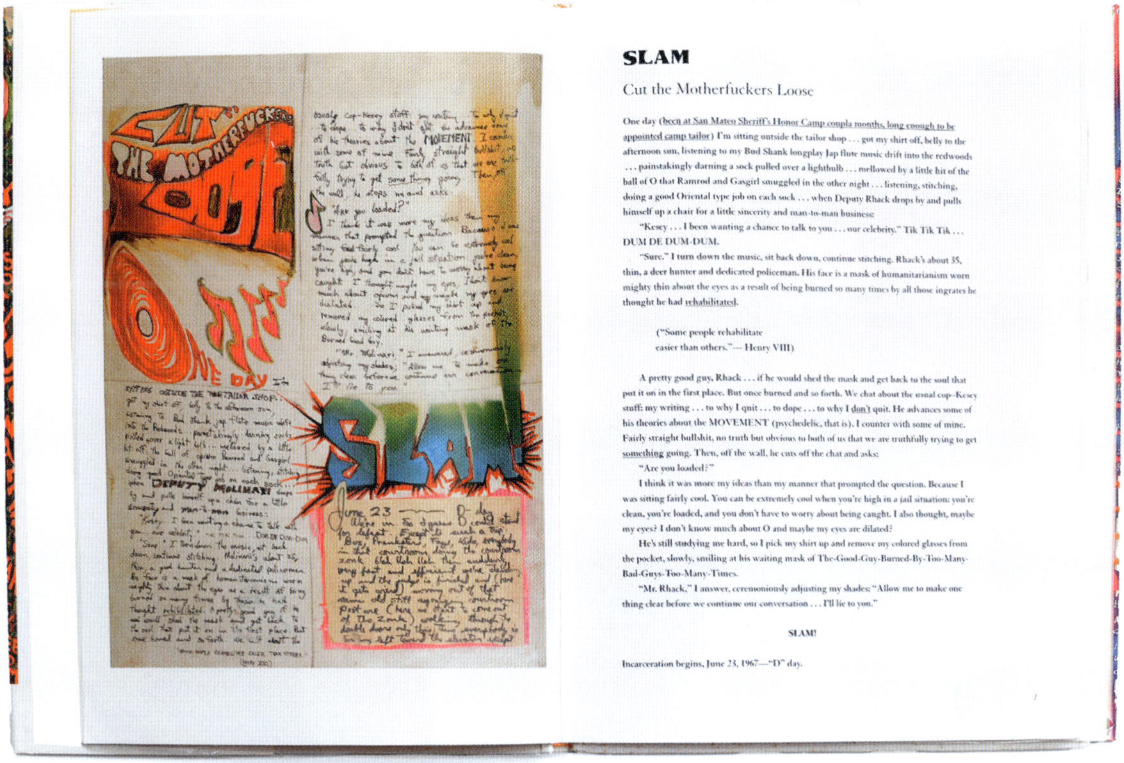

SLAM

Cut the Motherfuckers Loose

One day (been at San Mateo Sheriff's Honor Camp coupla months, long enough to be appointed camp tailor) I'm sitting outside the tailor shop . . . got my shirt off, belly to the afternoon sun, listening to my Bud Shank longplay Jap flute music drift into the redwoods . . . painstakingly darning a sock pulled over a lightbulb . . . mellowed by a little hit of the ball of O that Ramrod and Gasgirl smuggled in the other night . . . listening, stitching, doing a good Oriental type job on each sock . . . when Deputy Rhack drops by and pulls himself up a chair for a little sincerity and man-to-man business:

"Kesey . . . I been wanting a chance to talk to you . . . our celebrity." Tik Tik Tik . . . DUM DE DUM-DUM.

"Sure." I turn down the music, sit back down, continue stitching. Rhack's about 35, thin, a deer hunter and dedicated policeman. His face is a mask of humanitarianism worn mighty thin about the eyes as a result of being burned so many times by all those ingrates he thought he had rehabilitated.

("Some people rehabilitate
easier than others."— Henry VIII)

A pretty good guy, Rhack . . . if he would shed the mask and get back to the soul that put it on in the first place. But once burned and so forth. We chat about the usual cop–Kesey stuff: my writing . . . to why I quit . . . to dope . . . to why I don't quit. He advances some of his theories about the MOVEMENT (psychedelic, that is). I counter with some of mine. Fairly straight bullshit, no truth but obvious to both of us that we are truthfully trying to get something going. Then, off the wall, he cuts off the chat and asks:

"Are you loaded?"

I think it was more my ideas than my manner that prompted the question. Because I was sitting fairly cool. You can be extremely cool when you're high in a jail situation: you're clean, you're loaded, and you don't have to worry about being caught. I also thought, maybe my eyes? I don't know much about O and maybe my eyes are dilated?

He's still studying me hard, so I pick my shirt up and remove my colored glasses from the pocket, slowly, smiling at his waiting mask of The-Good-Guy-Burned-By-Too-Many-Bad-Guys-Too-Many-Times.

"Mr. Rhack," I answer, ceremoniously adjusting my shades: "Allow me to make one thing clear before we continue our conversation . . . I'll lie to you."

SLAM!

Incarceration begins, June 23, 1967—"D" day.

LINKS UND OBEN: Während seiner Haft fertigte Ken Kesey eine Reihe von Collagen an – hier ein Beispiel aus *Keseys Jail Journal* –, in denen er Zeichnungen, Zeitschriftenausschnitte, Gedichte und Skizzen kombinierte. Manchmal verwendete er Materialien, die von Freunden eingeschmuggelt wurden, wenn sie ihn im Gefängnis besuchten.

Mountain Girl

Mountain Girl wurde 1946 als Carolyn Adams im Staat New York geboren. Nach ihrem Schulabschluss zog es sie, wie viele andere ihrer Generation, nach Kalifornien. In den frühen 1960er-Jahren begann sie dort in einem Chemielabor der Stanford University zu arbeiten, wo sie zum ersten Mal mit Psychedelika in Berührung kam. 1964 lernte sie den Beat-Schriftsteller Neal Cassady kennen, dann den Schriftsteller Ken Kesey, und im Handumdrehen stand Carolyn im Zentrum der amerikanischen Gegenkulturbewegung.

Die Pranksters lehnten die kapitalistische Mainstream-Gesellschaft ab und gaben sich sogar neue Namen, um ihre Abkehr von alten Werten und Verbindungen auszudrücken. Wegen ihrer Liebe zu den Bergen und der wilden, abenteuerlichen Natur kam Carolyn Adams zu dem Namen «Mountain Girl».

Der fantastisch bemalte Bus der Merry Pranksters, gefüllt mit langhaarigen Hippies in wallenden Kleidern, erregte die Aufmerksamkeit der Medien und rückte die Gruppe wegen ihres hemmungslosen Hedonismus ins Rampenlicht. Mountain Girl war in gewisser Weise das Herz des Ganzen. Sie stand den Beatniks nahe und versuchte sich selbst als Schriftstellerin und Dichterin, die mit den Konventionen von Sprache und Mustern brach und innovative poetische Klänge und Ausdrücke schuf. Auch ihre Liebe zur Wissenschaft beflügelte ihren Ehrgeiz. In ihrem klassischen Underground-Handbuch *The Primo Plant: Growing Sinsemilla Marijuana* (1977) veröffentlichte sie ihr hart erarbeitetes Wissen über optimale Anbaupraktiken für Marihuana. Das Buch war in der Szene eine Sensation.

Als Mountain Girl und Ken Kesey 1966 auf der Flucht in Mexiko waren, kam ihre gemeinsame Tochter Sunshine zur Welt. In den 1970er-Jahren hatte Mountain Girl zwei Töchter mit Jerry Garcia, dem Frontmann der Grateful Dead (siehe Seite 132), den sie später heiratete. In den Beziehungen mit diesen beiden Ikonen der Gegenkultur bemühte sich Mountain Girl, ihren eigenen Platz in diesem oft von Männern dominierten Umfeld zu finden, in dem trotz der Bemühungen um Gleichberechtigung und freie Liebe alte Muster fortbestanden.

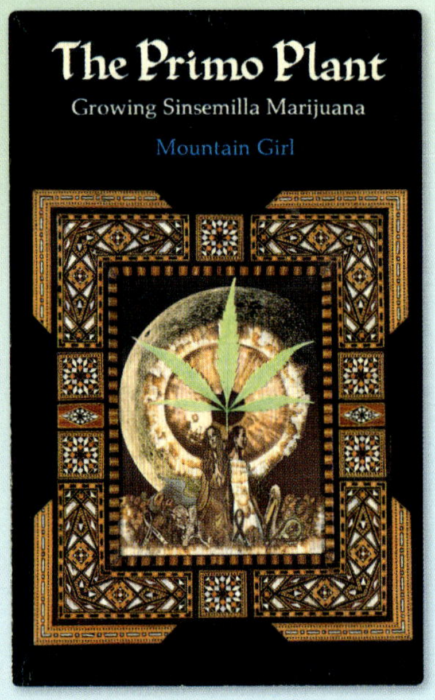

OBEN: 1977 veröffentlichte Mountain Girl eine der ersten Anleitungen für den Anbau von Marihuana. Sie bedankte sich bei Mitgliedern von Grateful Dead und Jefferson Airplane dafür, dass sie sie mit Samen aus aller Welt versorgten, die ihr beim Experimentieren mit verschiedenen Anbaubedingungen halfen. Der berühmte Plakatkünstler Alton Kelley lieferte das Titelbild.

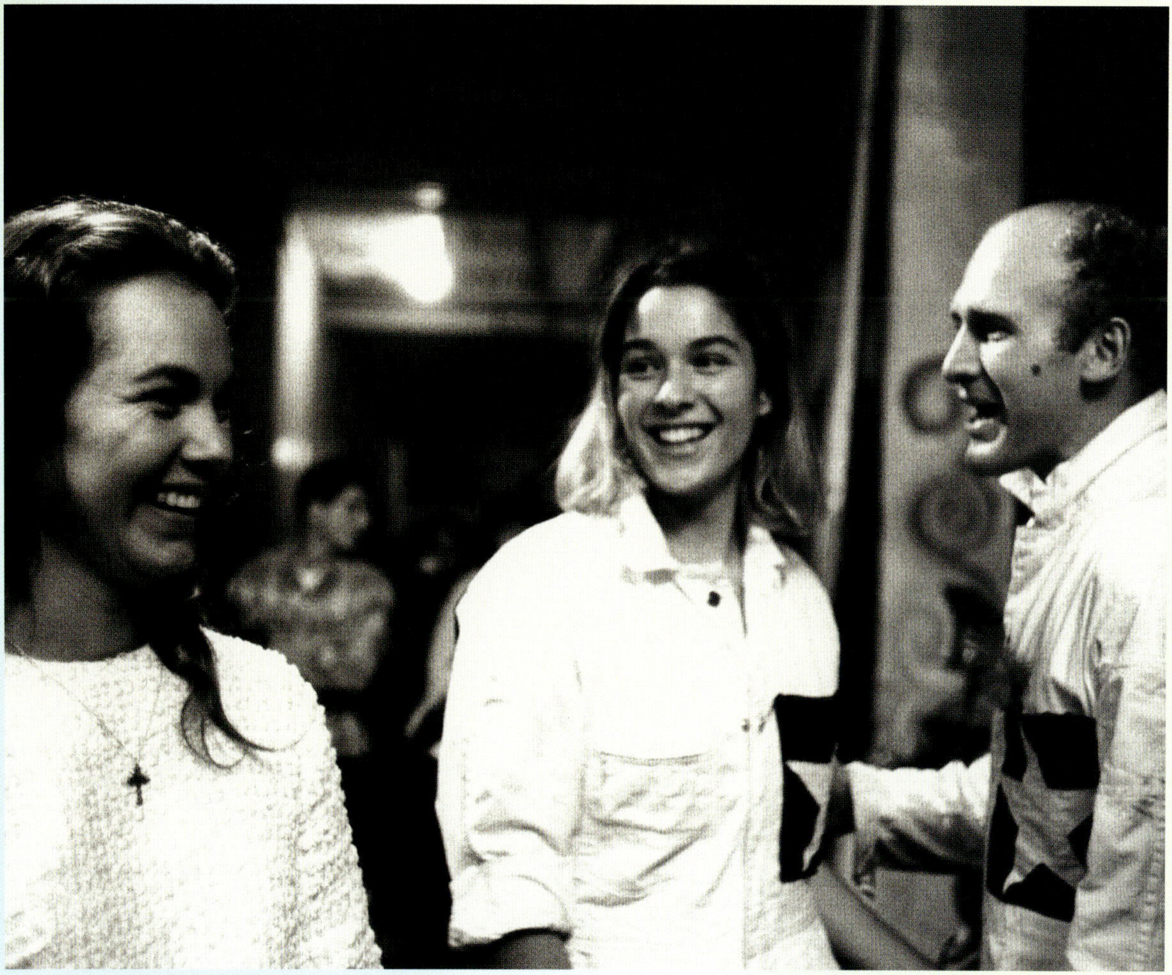

OBEN: Faye Kesey, Carolyn «Mountain Girl» Garcia und Ken Kesey bei einem Acid-Test im Jahr 1965.

RECHTS: Carolyn «Mountain Girl» Garcias Backstage-Pass für die Grateful-Dead-Tour 1972.

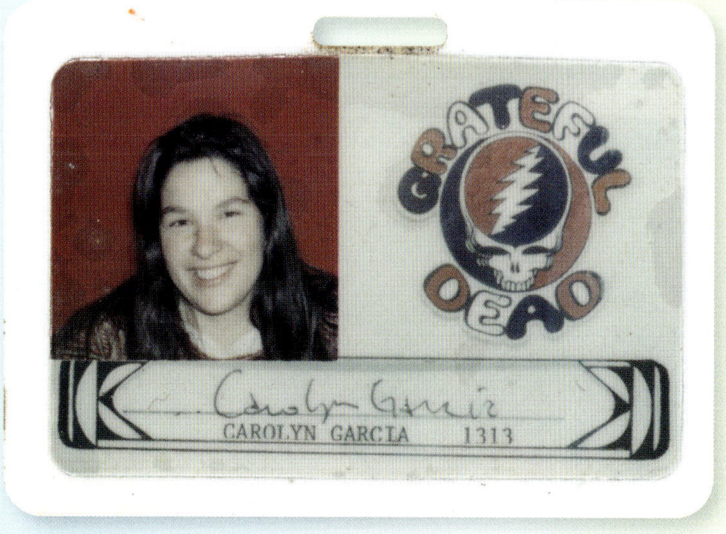

Obwohl die kalifornische Bay Area eine Art Keimzelle der psychedelischen Bewegung wurde, war die amerikanische Westküste nicht der einzige Ort für Drogen-Experimente. Die zunehmende Gleichsetzung von psychedelischem Drogenkonsum und Nonkonformismus sprach auch Menschen in anderen Ländern und Kontexten an.

In Israel zum Beispiel untersuchten die Historiker Ido Hartogsohn und Itamar Zadoff, wie Schriftsteller:innen und Künstler:innen der ersten Generation nach der Gründung des israelischen Staates mit psychedelischen Substanzen wie LSD experimentierten. Sie orientierten sich bei ihren Versuchen, den neuen Nationalstaat zu verstehen, an amerikanischen Persönlichkeiten wie Allen Ginsberg und Timothy Leary. In den 1970er-Jahren existierte in Israel eine psychedelische Kultur, in der Musik, Film, Literatur und Kunst zusammenflossen. Sie spiegelte in mancher Hinsicht die Tradition der amerikanischen Folk Music, schuf aber mit Friedensbotschaften und dem Wunsch nach Verteidigung des neuen Staates einen gegenkulturellen Ausdruck mit einer eigenen zionistischen Note.

Elemente der psychedelischen 1960er-Jahre in Israel tauchten in den 1980er-Jahren wieder auf, als die israelische Jugend mit dem Aufkommen der Trance-Musik das indische Goa für sich entdeckte. Israelische Historiker:innen erklären, dass diese jungen Leute nach dem obligatorischen Militärdienst mit der wiedergewonnenen Freiheit zu kämpfen hätten. Das regte sie dazu an, Abenteuer in Indien und Südamerika zu suchen, wo sich Elemente der Spiritualität mit Musik- und Drogenkonsum vermischten und ihnen eine Art «Bewusstseinsauszeit» versprachen. Rucksackreisen auf dem «Hippie-Trail» von verschiedenen Orten in Europa nach Indien und Nepal wurden immer beliebter und sprachen vor allem junge Menschen an, die das kollektive Erlebnis von Reisen, Musik und psychedelischen Drogen suchten.

In Südamerika hatte der gegenkulturelle Lebensstil andere Auswirkungen. Während der brasilianischen Diktatur (1964–1985) wurde Protest gegen die Regierung drastisch geahndet. Die brasilianische Jugend konnte unter diesen Umständen nicht direkt dem Beispiel der amerikanischen Jugend folgen. Ähnlich wie in Israel drückten aber einige brasilianische Kritiker:innen ihre politische Frustration durch Kunst, Film und heimlichen Drogenkonsum aus. Den Historikern Henrique Carneiro und Júlio Delmanto zufolge fügte sich der Umgang mit LSD in Brasilien in die Reformen der Psychiatrie ein, die Mitte des 20. Jahrhunderts in anderen Ländern durchgeführt wurden. Auch brasilianische Psychiater:innen waren daran interessiert, das therapeutische Potenzial psychoaktiver Drogen wie LSD und Meskalin zu erforschen, und wie ihre amerikanischen Kolleg:innen arbeiteten sie

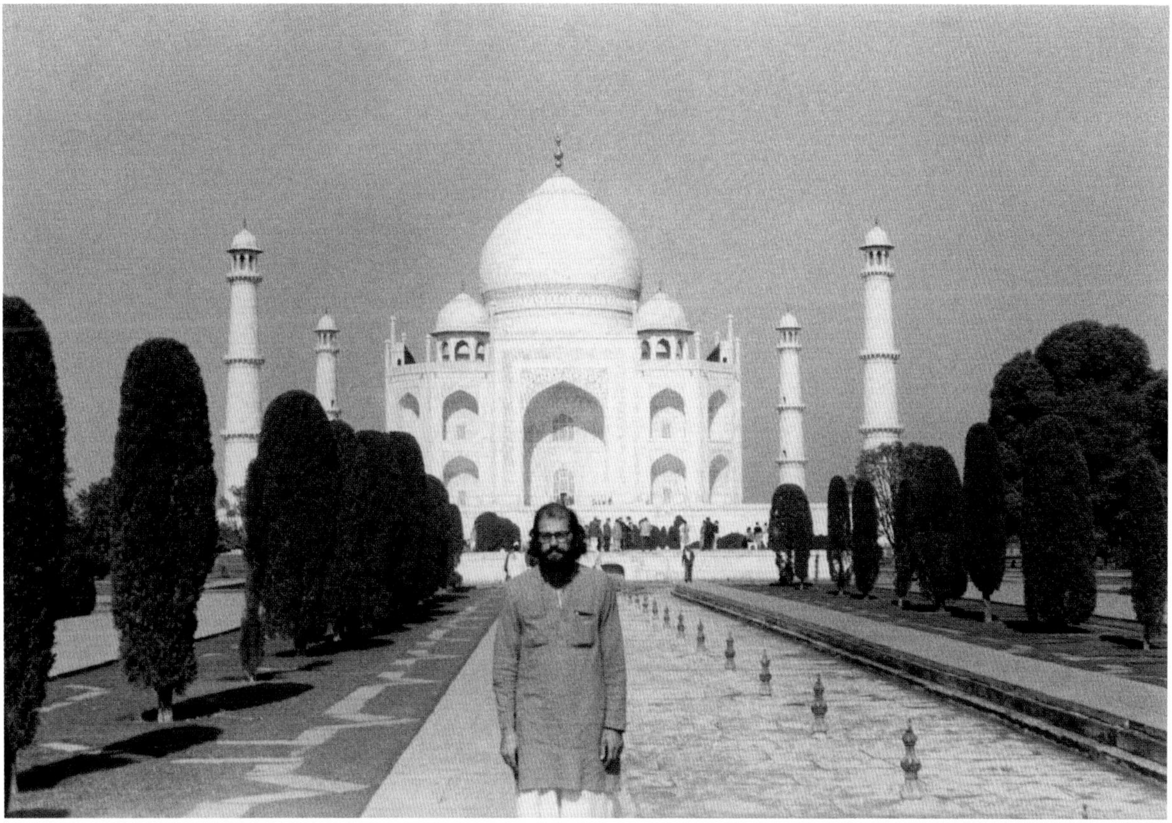

OBEN: Der Beat-Poet und Schriftsteller Allen Ginsberg war eine Ikone in der psychedelischen Community. Seine Schriften wurden zu einem Manifest für eine Gegenkultur, die sich gegen Autoritäten, Konformität und Kapitalismus wandte. Ginsberg wurde als Kind einer jüdischen Familie geboren und konvertierte zum Buddhismus. Seine intensive Beschäftigung mit asiatischen Lehren beeinflusste seine schriftstellerische Tätigkeit, aber auch seinen Wunsch, seine Botschaft von einer Gegenkultur weltweit zu verbreiten.

RECHTS: Der amerikanische Stil und die Hippie-Mode verbreiteten sich in der Welt. Das Foto zeigt britische Hippies, die 1967 die Technicolor Dream Party in London besuchten. Das Rockkonzert, das 14 Stunden dauerte, fand im Alexandra Palace statt, dem Geburtsort der British Broadcast Corporation.

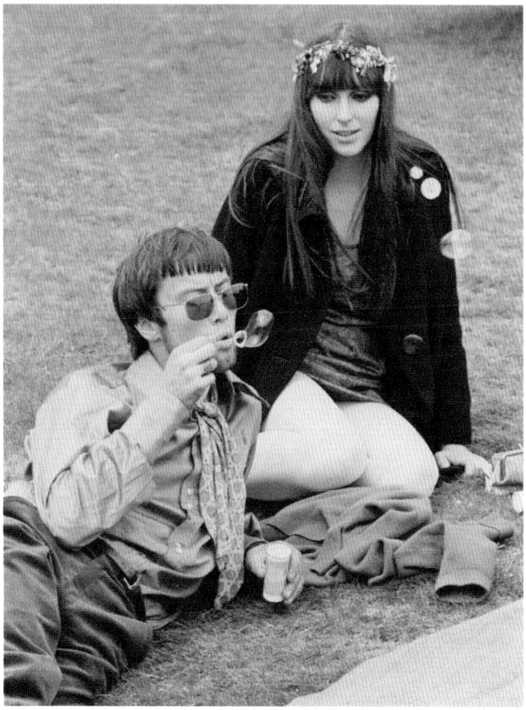

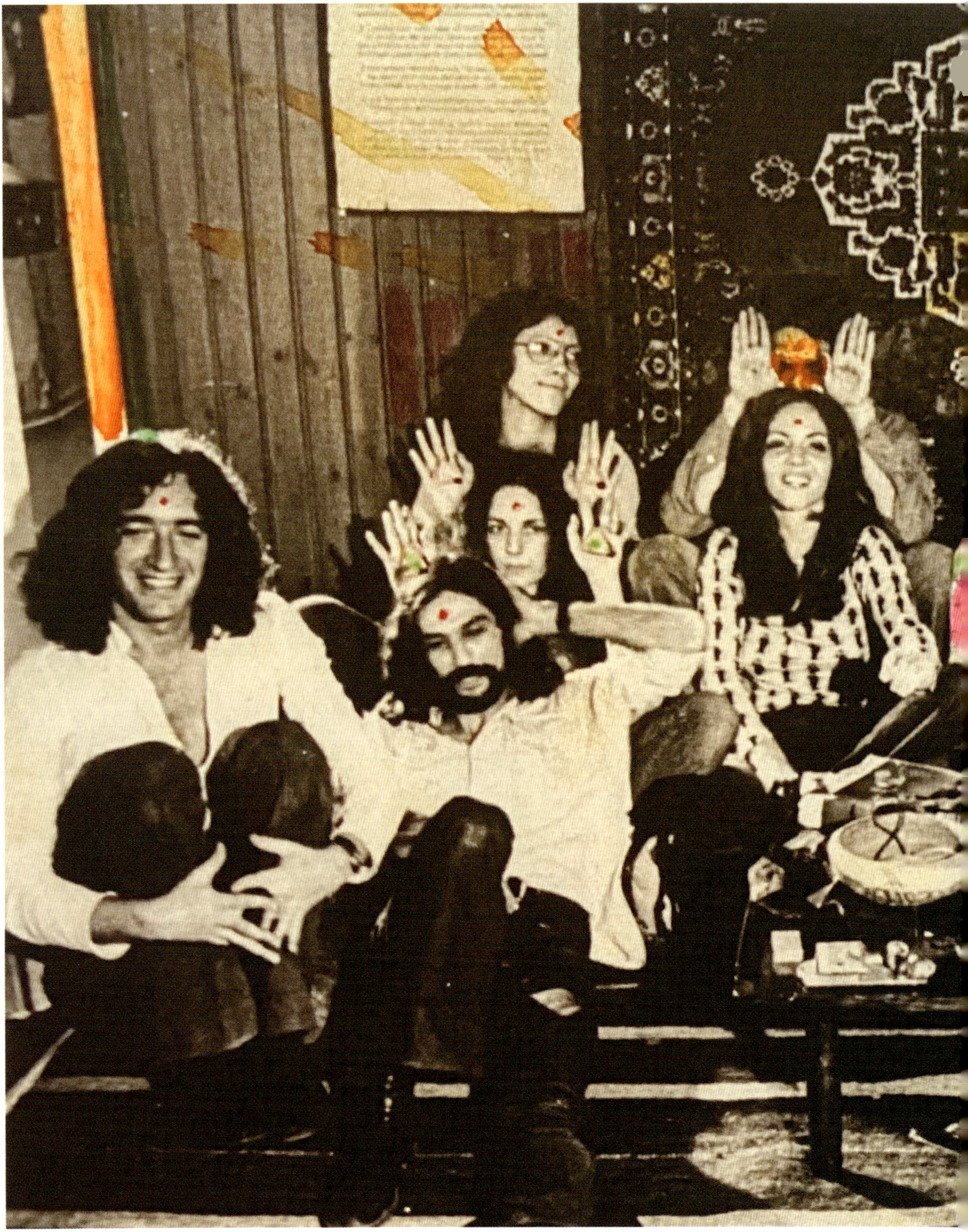

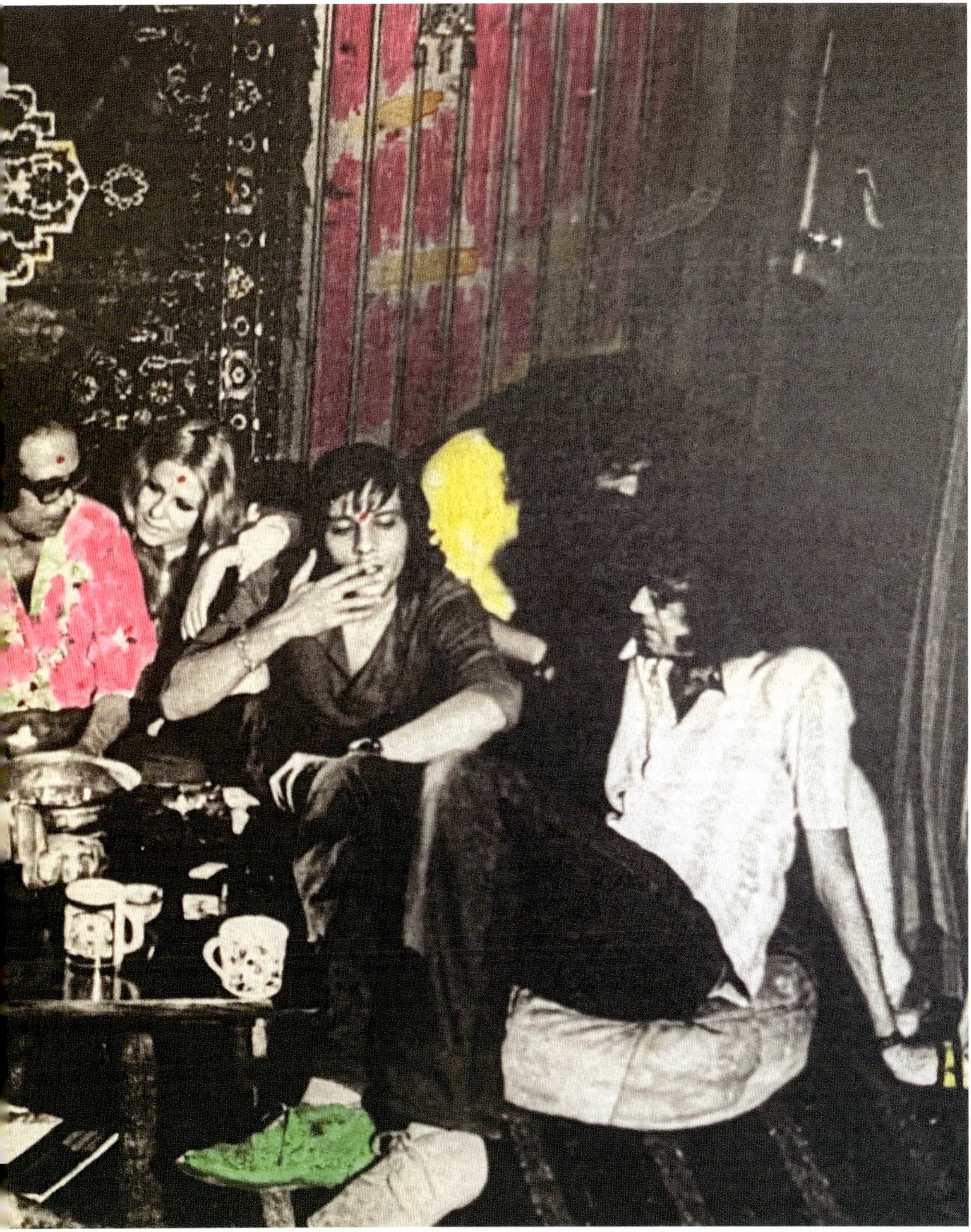

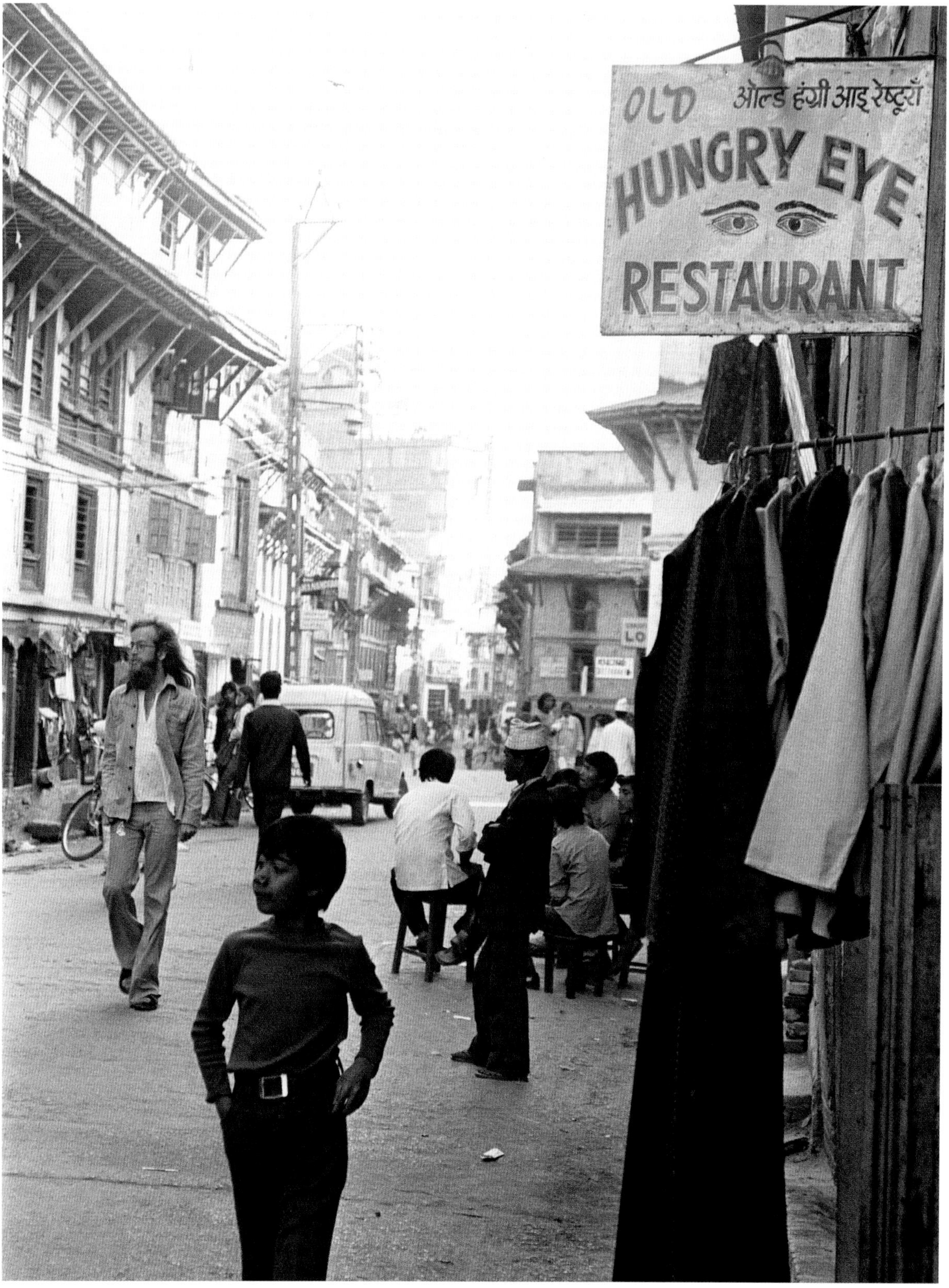
OLD ओल्ड हंग्री आइ रेष्टूराँ
HUNGRY EYE
RESTAURANT

auch mit Schriftsteller:innen und Künstler:innen zusammen, um ihr Wissen über nützliche therapeutische Erfahrungen zu erweitern. Bei diesen Begegnungen begannen brasilianische Schriftsteller:innen und Musiker:innen, psychedelische Ideen weiter zu verbreiten und nach Wegen zur Kritik an der offiziellen Politik zu suchen, die ihrer Meinung nach Aspekte des Patriarchats und des Kolonialismus fortführte.

Mit der Auflehnung gegen die bestehenden Verhältnisse und der Hoffnung auf ein freieres Leben ging auch die Suche nach alternativen Lebensformen und Lebensstilen einher. In der Folge gründeten einige Kommunen oder ähnliche Wohnformen, in denen gemeinschaftliches Leben, gemeinsame Kindererziehung und manchmal auch Polygamie üblich waren. Andere gingen etwas weiter und lebten in komplett autonomen Gemeinschaften oder wurden ganz zu Aussteigern. Bei allen diesen Experimenten waren psychedelische Erfahrungen oder zumindest der Konsum von Psychedelika ein wichtiger Teil der Lebenswelt und der Schlüssel, um autoritäre Strukturen zu überwinden und alternative Gesellschaftsideen zu verwirklichen.

VORHERIGE SEITE: Das Schreckgespenst der Hippies ging nicht nur in den Vereinigten Staaten um: Dieses bearbeitete Bild aus dem Israel der 1960er-Jahre zeigt die Entstehung einer israelischen Gegenkultur, die einige der Merkmale der psychedelischen Ästhetik von San Francisco nachahmt und einen Bohème-Look pflegt.

LINKS: Als «Hippie Trail» bezeichnete man die Reiseroute, die Hippies von Europa nach Westasien und schließlich an Orte wie Goa oder Kathmandu führte. Die Hippies führten mit Trampen und Rucksackreisen eine Form des Billigtourismus ein. Die Gemeinden an der Route hießen die Hippies willkommen und bedienten ihren Geschmack.

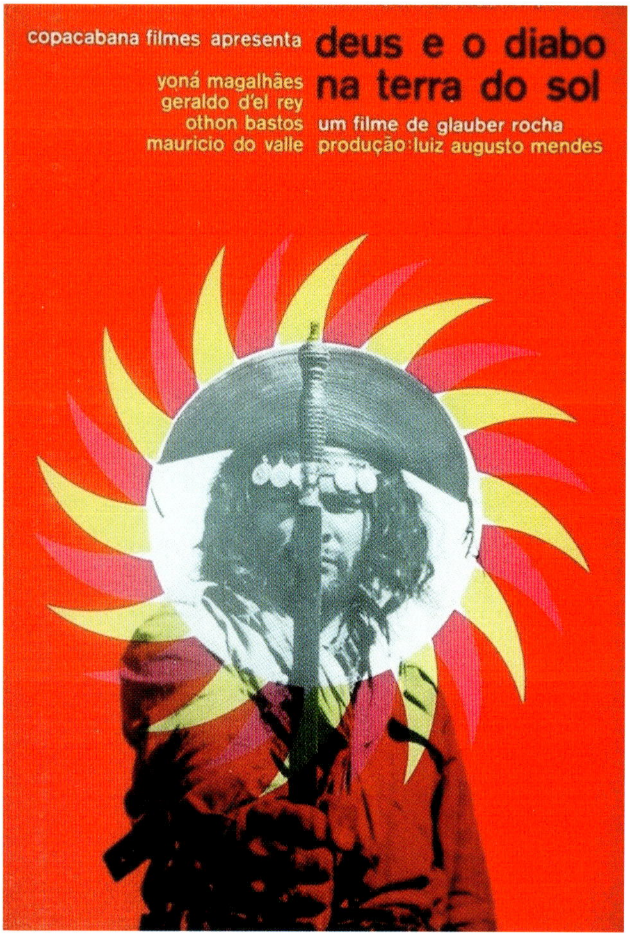

OBEN UND RECHTS: Filme wie *Gott und Teufel im Land der Sonne* (1964) und *Macunaima* (1969) sind Beispiele für den brasilianischen Tropicalismo. Diese kulturell-politische Bewegung belebte die brasilianische Moderne neu und knüpfte an Ansichten an, die zum Teil auf den Dichter Oswald de Andrade zurückgingen. In seinem *Manifesto Antropófago* (1928) vertrat er die Ansicht, Brasilien habe in der Vergangenheit die Kultur des globalen Nordens «ausgeschlachtet» und sich die besten Teile herausgepickt, um eine eigene, moderne brasilianische Kultur zu schaffen. Filmemacher:innen, Musiker:innen und Schriftsteller:innen suchten in den 1960er-Jahren nach neuen Ausdrucksformen jenseits der gängigen Klischeebilder Brasiliens. Sie kombinierten Psychedelika und gesellschaftskritische Ideen mit Kunst, um einen unverwechselbaren brasilianischen Stil zu schaffen.

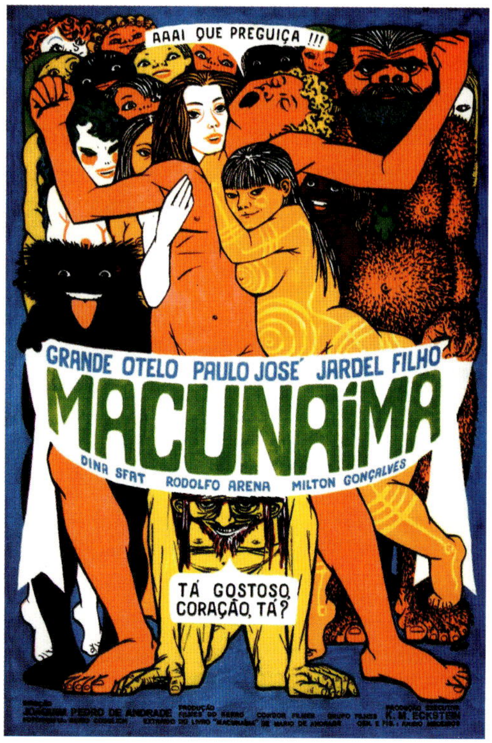

RECHTS UND UNTEN: Der Tropicalismo fand auch in der Musik seinen Ausdruck. Brasilianische Künstler:innen kreierten einen ganz eigenen Musikstil, in dem sich Elemente traditioneller brasilianischer Musik mit Elementen ausländischer, insbesondere amerikanischer und britischer Rock- und Popmusik vermischten. Aufgrund der politischen Botschaften ihrer Songtexte wurden Musiker wie Caetano Veloso und Gilberto Gil von der Militärregierung verhaftet.

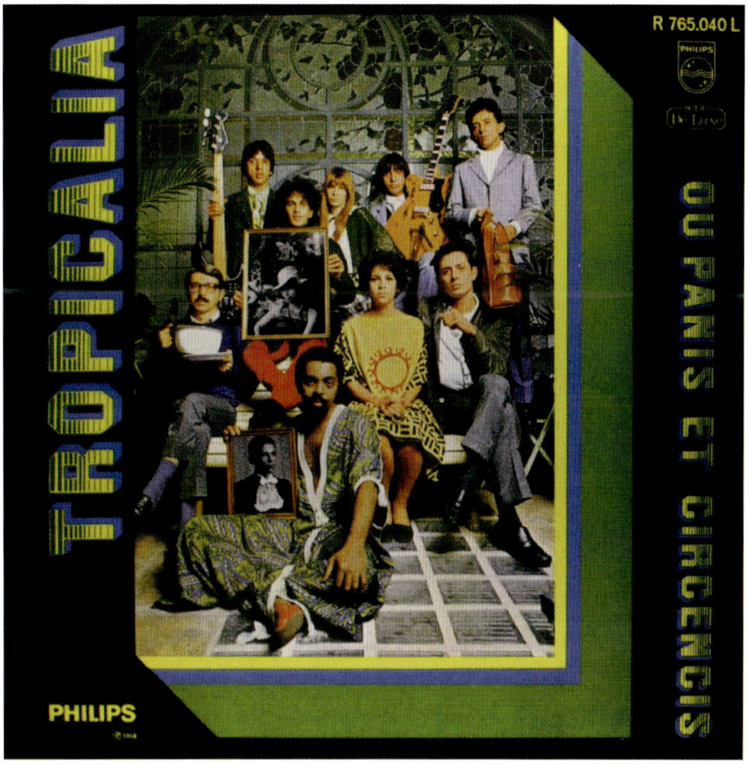

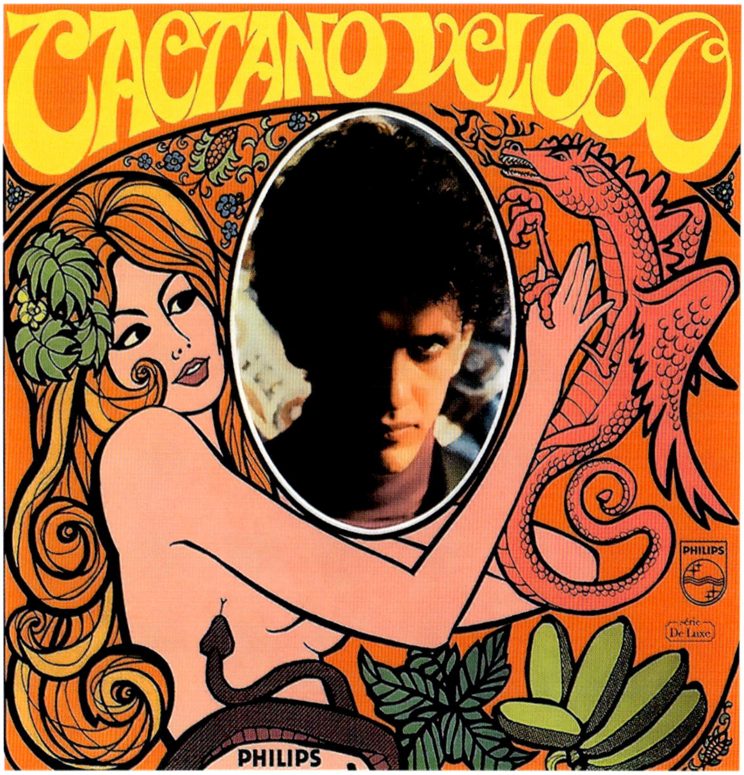

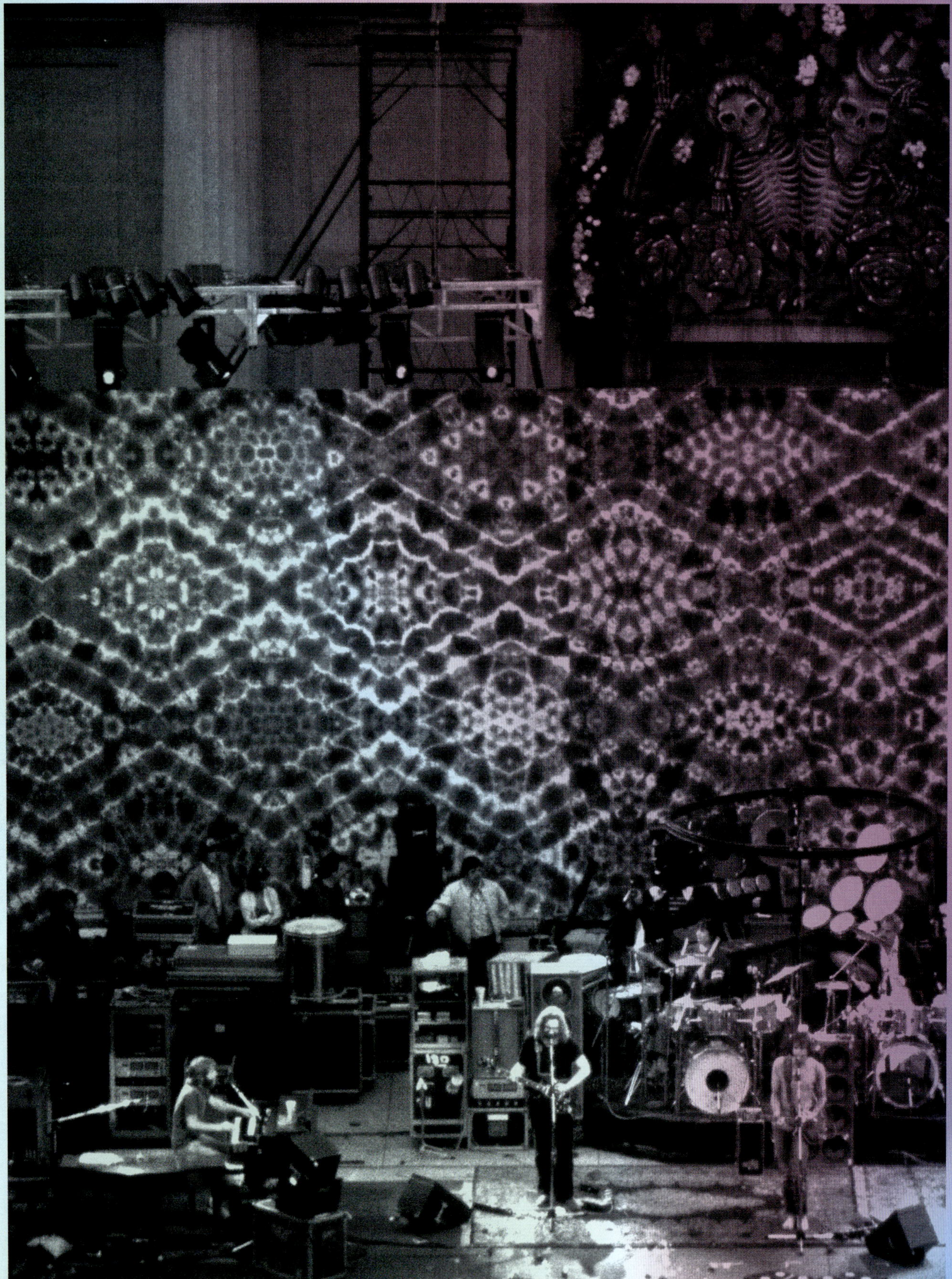

6

Psychedelische Ästhetik

Um die Mitte der 1960er-Jahre erreichte die psychedelische Ästhetik ihre Blütezeit. In Anlehnung an die poly- und außersinnlichen Erfahrungen experimentierten psychedelische Künstler:innen mit der Synästhesie – der Vermischung, Verbindung und Desorientierung von Sinnen, beispielsweise dem Hören von Farben oder dem Sehen von Klängen. Die neuen Formen des Ausdrucks schlugen sich in Plakaten, Kunstwerken, Mode und insbesondere der Musik nieder, in der sich die Einflüsse von Folk, Jazz und Rhythm-and-Blues zu neuen Klängen verbanden. Die Beatles, inspiriert von der Sitar-Legende Ravi Shankar, präsentierten ihrem Publikum dreiminütige Popsongs, deren Melodien und Instrumentalisierung aus anderen Sphären zu kommen schienen. Grace Slick, die Frontfrau von Jefferson Airplane, entführte ihr Publikum mit ihrem schwebenden, ätherischen Gesang in ein Wunderland der Möglichkeiten. Jerry Garcia, der virtuose Gitarrist der Grateful Dead, machte mit seinen Improvisationen jedes Musikstück zu einem einzigartigen Erlebnis. Die psychedelische Ästhetik verband Klänge und Bilder, und in einer festivalähnlichen Atmosphäre drückten sich die Menschen durch Tanz, Mode und den Konsum von LSD und anderen psychedelischen Drogen aus.

LINKS: Die Grateful Dead waren der Inbegriff der psychedelischen Bewegung. Wie keine andere Band vor ihnen produzierten sie Utensilien, die ihr Image für ihre unersättlichen Fans, die Dead Heads, kommerziell nutzbar machten. Courtenay Pollock produzierte riesige gebatikte Kulissen (hier abgebildet), die als Bühnendekoration verwendet wurden.

Angeheizt durch eine dynamische Musik- und Kunstszene entwickelte sich San Franciscos Stadtteil Haight-Ashbury zu einer «Handelszone» für Psychedelika und zur Brutstätte einer psychedelischen Ästhetik, die bald die Welt eroberte. In Haight-Ashbury, das an den berühmten Golden Gate Park grenzt, standen große, halb verfallene Häuser aus der viktorianischen Zeit. Die Mieten waren günstig, und so tummelten sich hier Hippies und Künstler:innen, die ihren Lebensstil auch durch ihre Kleidung ausdrückten. Im nahe gelegenen Viertel North Beach verkauften Buchläden Underground-Romane und Pamphlete, die in einer Zeit, als es noch kein Internet gab, die Neugier auf Informationen über Drogen befriedigten.

Einer der berühmtesten Buchläden war City Lights in North Beach, der von Lyrik bis zu Groschenromanen fast alles anbot. Der Besitzer und Mitbegründer Lawrence Ferlinghetti hatte in Paris vergleichende Literaturwissenschaft studiert und dort wahrscheinlich die Atmosphäre der Pariser Cafés genossen, bevor er Anfang der 1950er-Jahre nach San Francisco zog. Er war überzeugt davon, dass Literatur zum kritischen Denken anregen könne. 1953 eröffnete Ferlinghetti City Lights – den ersten reinen Taschenbuchladen in Amerika. Der Laden war gleichzeitig Buchhandlung, Treffpunkt und Verlag und wurde schnell zu einem Zentrum der aufkeimenden Gegenkultur. Wer den Laden betrat, wurde von Jazzmusik begrüßt oder geriet gelegentlich in eine Live-Lesung von Gedichten. Hier bekam man allerdings nicht William Wordsworth zu hören, der durch ein Feld gelber Narzissen schlenderte. Im City Lights wurden vielmehr Gedichte gelesen, die mit Sozialismus, manchmal auch Kommunismus und Anarchismus sympathisierten. Ebenso ging es um sexuell aufgeladene Themen, die

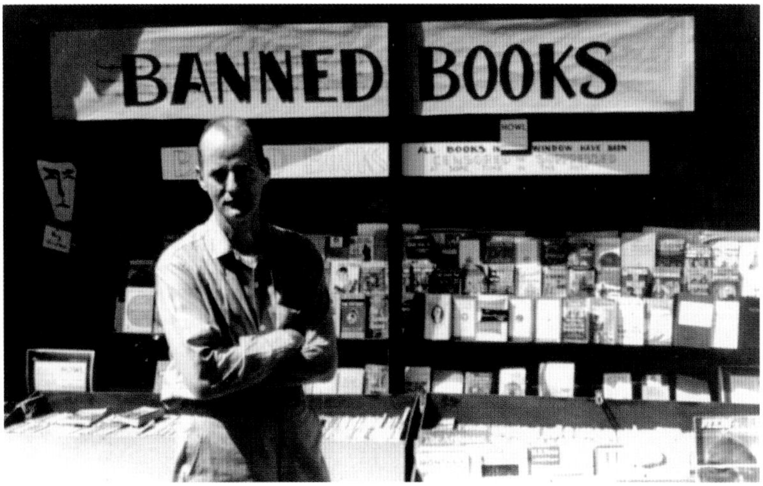

LINKS: Lawrence Ferlinghettis mutige Entscheidung, Allen Ginsbergs *Howl and Other Poems* zu veröffentlichen, war wegweisend dafür, konventionelle Haltungen durch Literatur infrage zu stellen. *Howl* enthielt Anspielungen auf Drogen und Sex, einschließlich Homosexualität, was dazu führte, dass die Behörden das Buch verboten. Ferlinghetti verteidigte das Buch nachdrücklich und berief sich auf die Redefreiheit.

RECHTS: Haight-Ashbury, ein Viertel von San Francisco, lockte Wochenendausflügler, Hippies und Bohemiens aller Art an, aber auch Berühmtheiten wie Jimi Hendrix und George Harrison, die neugierig auf die sich entwickelnde psychedelische Szene waren.

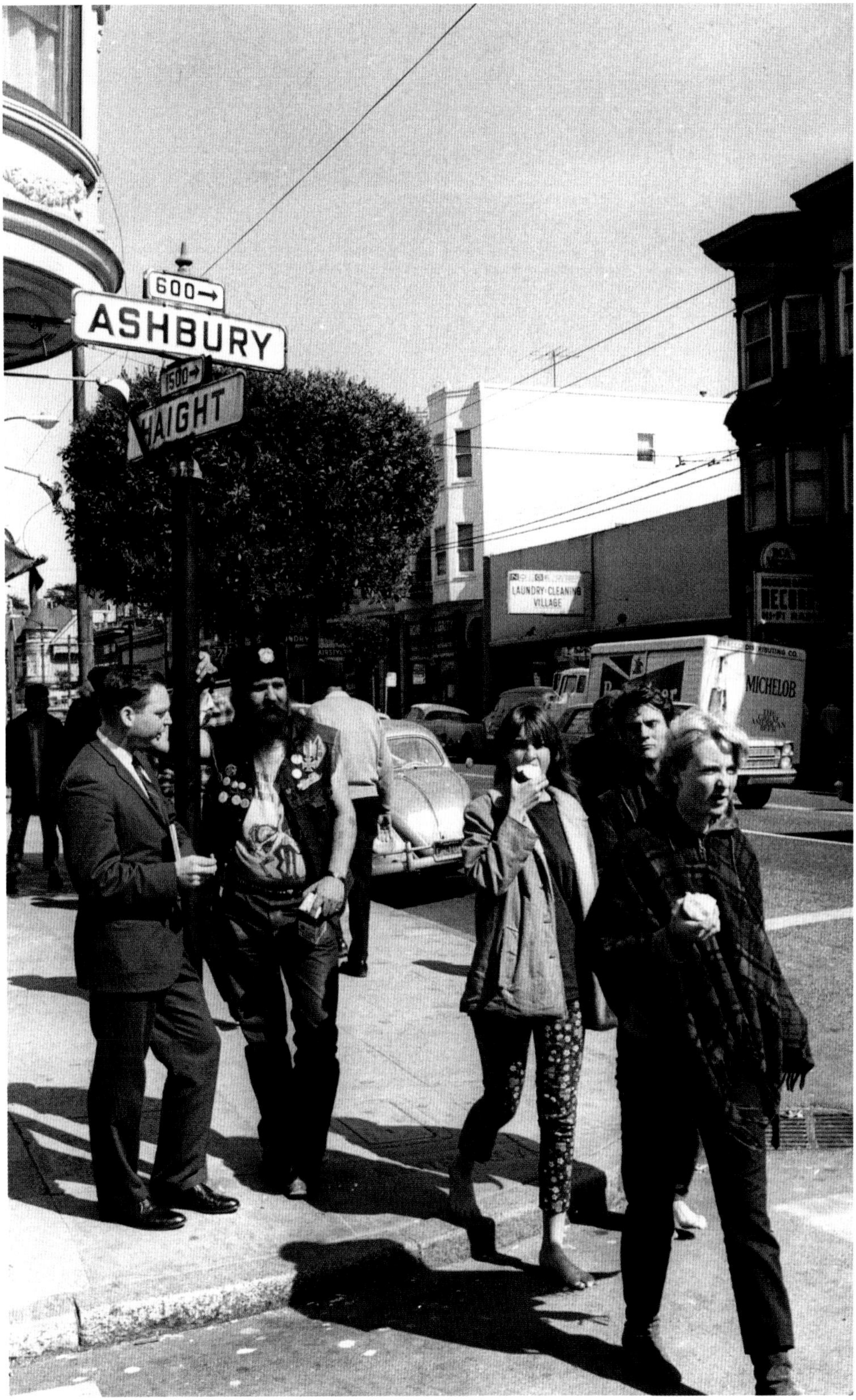
600→
ASHBURY
1500→
HAIGHT
LAUNDRY·CLEANING
VILLAGE
MICHELOB

den Autoren den Ruf der Obszönität einbrachten. Tatsächlich wurde Ferlinghetti unter dem Vorwurf der Obszönität verhaftet, als City Lights Allen Ginsbergs *Howl and Other Poems* (1956) veröffentlichte. Ferlinghetti wurde jedoch freigesprochen: ein Meilenstein in der amerikanischen Rechtsprechung zur Meinungsfreiheit.

Wer von den Gedichten Allen Ginsbergs nicht genug bekommen konnte, ging über die Haight zum Blue Unicorn Café, das damit warb, die billigste Mahlzeit in San Francisco anzubieten. 1965 wurde es in einem Artikel im *San Francisco Chronicle* vorgestellt, in dem auch der Begriff «Hippie» der staunenden Leserschaft bekannt gemacht wurde. Bald entstanden weitere Cafés, Second-Hand-Läden und «Head Shops», in denen man Drogen und dazugehörige Utensilien kaufen konnte. Die musikinteressierte Szene frequentierte Bars wie The Matrix, Drinking Gourd und größere Säle wie das Fillmore Auditorium oder den Avalon Ballroom. Dort traten Hunderte von Bands und Musiker:innen auf, von denen einige inzwischen zu Musiklegenden geworden sind.

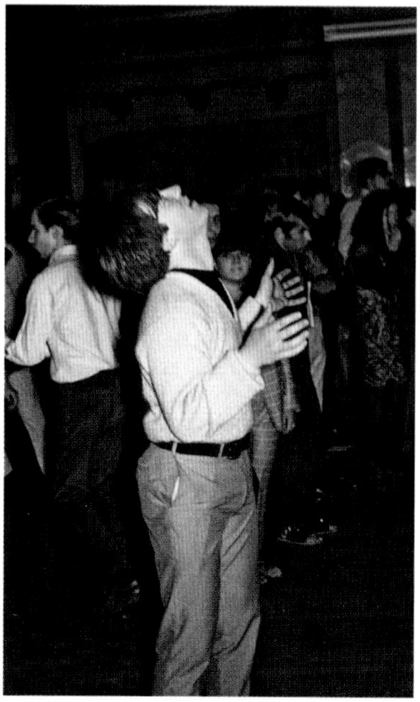

Psychedelic Rock

In den 1960er-Jahren wurde San Francisco auch zur Heimat einer neuen Musikrichtung: des Psychedelic oder Acid Rock. Zahlreiche Musiker:innen entwickelten neue Klänge und Kompositionen, die psychedelischen Erlebnissen nachempfunden waren oder zu ihnen einluden. Bands wie Jefferson Airplane teilten sich Veranstaltungsorte und Konzerte mit Bands wie Grateful Dead und Big Brother and the Holding Company. Beliebt waren damals auch The Charlatans, Sons of Champlin, Moby Grape, Quicksilver Messenger Service und Ace of Cups, neben vielen anderen, an die man sich heute weniger erinnert. Selbst Gruppen wie Creedence Clearwater Revival und Sly and the Family Stone, die normalerweise nicht mit der psychedelischen Szene in Verbindung gebracht werden, genossen in den 1960er-Jahren große Beliebtheit, denn auch ihre Bühnenshows waren von der psychedelischen Ästhetik beeinflusst. Die lauten, elektronischen Klänge der Live-Konzerte veränderten die Hörgewohnheiten des Publikums. Untermalt wurden sie von kaleidoskopischen Lightshows, die den Konzertbesuch zu einem multisensorischen Erlebnis machten.

Die kürzlich erfundene Day-Glo-Farbe mit ihren grellen und unnatürlich intensiven Neon-Farbtönen wurde zum Lieblingsmedium der Hippies, die damit alles Mögliche bemalten – von ihren Wänden und Fahrrädern über ihre Kleidung bis hin zu ihren Körpern. Ebenso wurden in Bindebatik gefärbte Textilien zu einem Markenzeichen der Hippies.

OBEN: Das Fillmore Auditorium in San Francisco (hier abgebildet) war ein wichtiger Veranstaltungsort der psychedelischen Szene. In seinem Atrium hingen Konzertplakate von einheimischen Künstler:innen wie Rick Griffin und Wes Wilson, deren Kunst zu einem Symbol der Zeit wurde. Bill Graham, ein Vorreiter unter den Konzertveranstaltern, machte sich die Überschneidung von Musik und Psychedelika zunutze.

RECHTS: Das *San Francisco Oracle* war eine Untergrundzeitung, in der lokale Ereignisse und globale Ideen kommentiert wurden. Im Zentrum einer Lotusblüte sind hier bekannte Persönlichkeiten der psychedelischen Bewegung wie Leary und Ginsberg zu sehen, im Hintergrund sind Symbole fernöstlicher Religionen zu sehen, die in der psychedelischen Szene auf großes Interesse stießen.

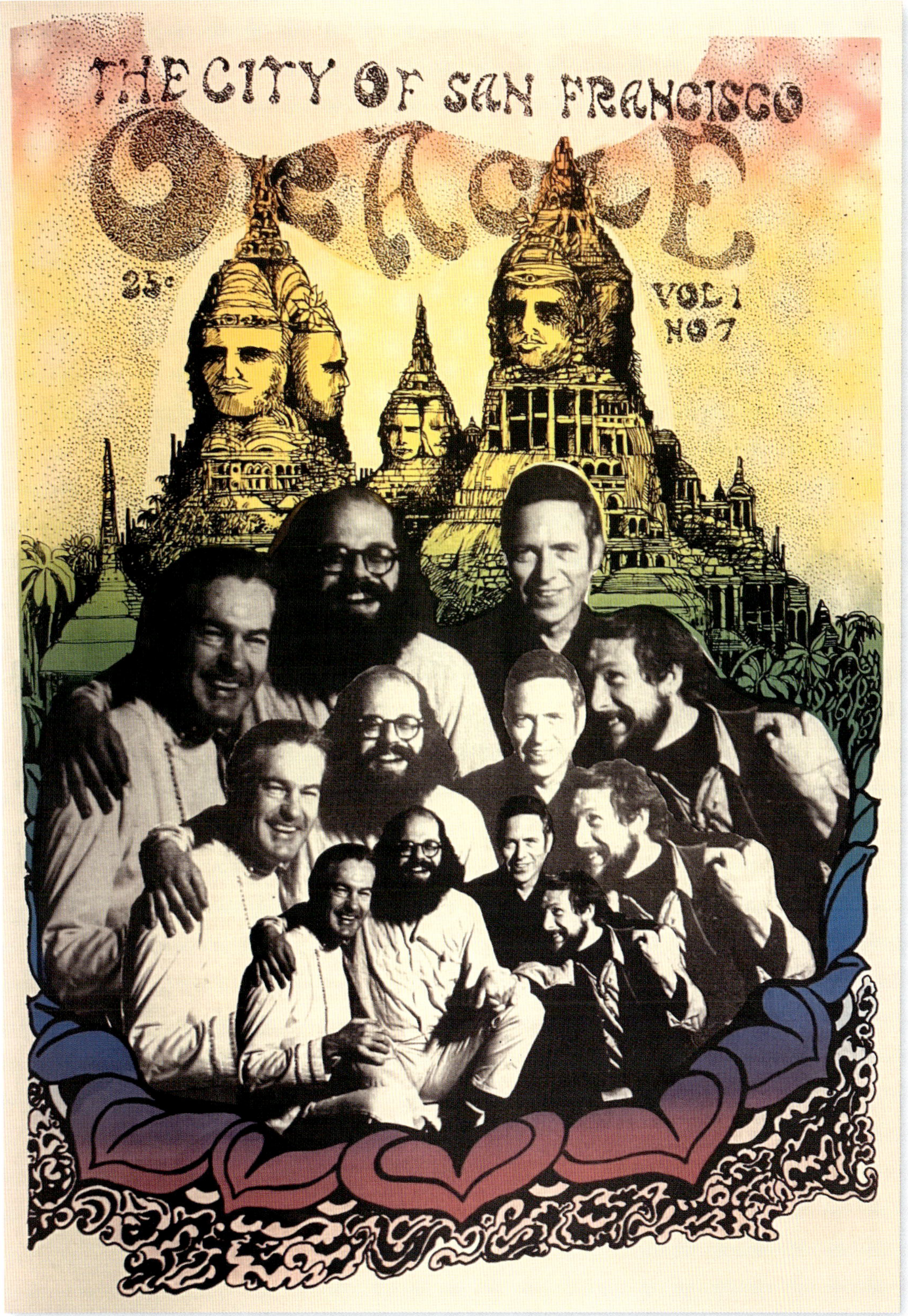
THE CITY OF SAN FRANCISCO
ORACLE
25¢
VOL 1
NO 7

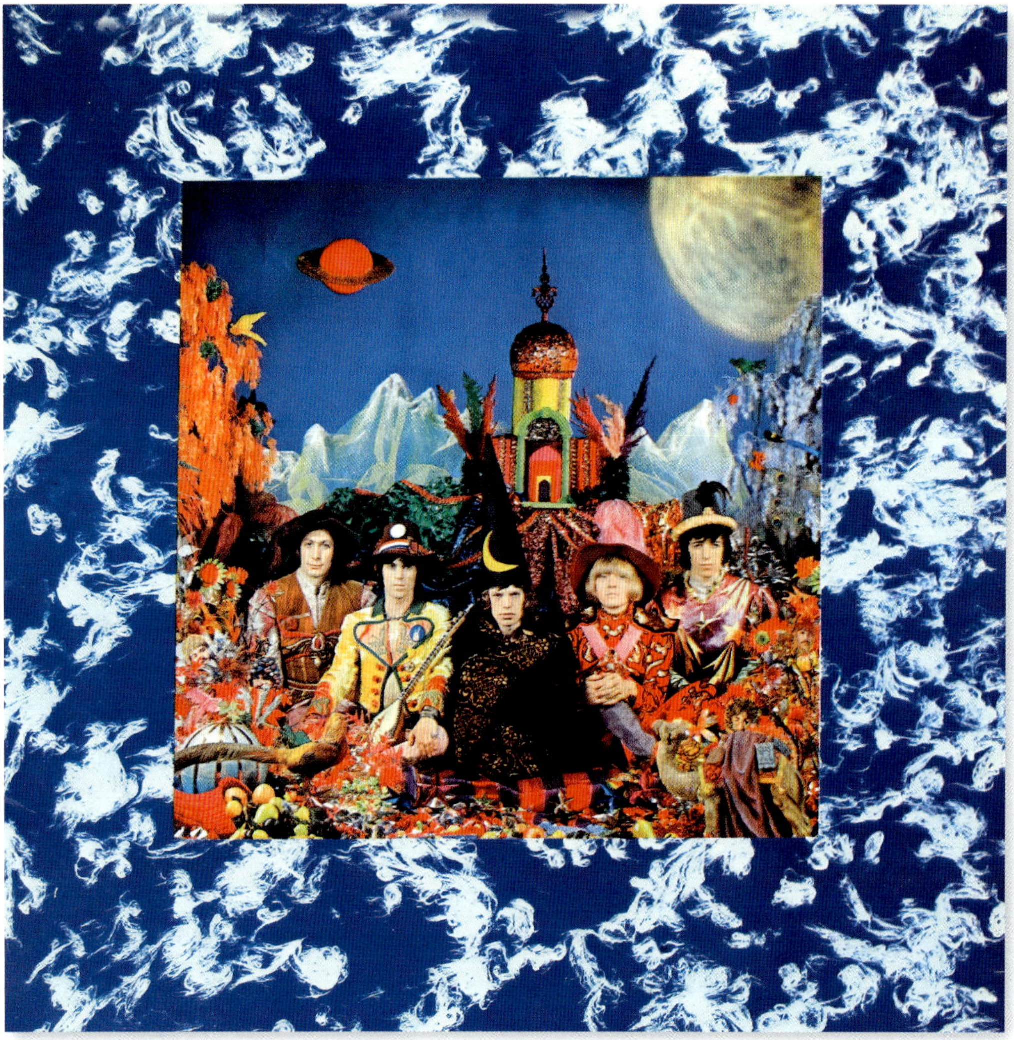

OBEN: 1967 veröffentlichten die Rolling Stones das Album *Their Satanic Majesties.* Es erschien nur wenige Monate nach *Sgt. Pepper's Lonely Hearts Club Band* der Beatles und war eins von zahlreichen Beispielen dafür, wie die britischen Rocklegenden den psychedelischen Sound mit neuen Instrumenten und experimentellen Elementen weiterentwickelten.

RECHTS: Der australische Künstler Martin Sharp gestaltete dieses Cover für das Album *Disraeli Gears* (1967) der Gruppe Cream. Sharp war einer der führenden Psychedelik-Künstler und gestaltete später psychedelische Porträts von Jimi Hendrix und anderen.

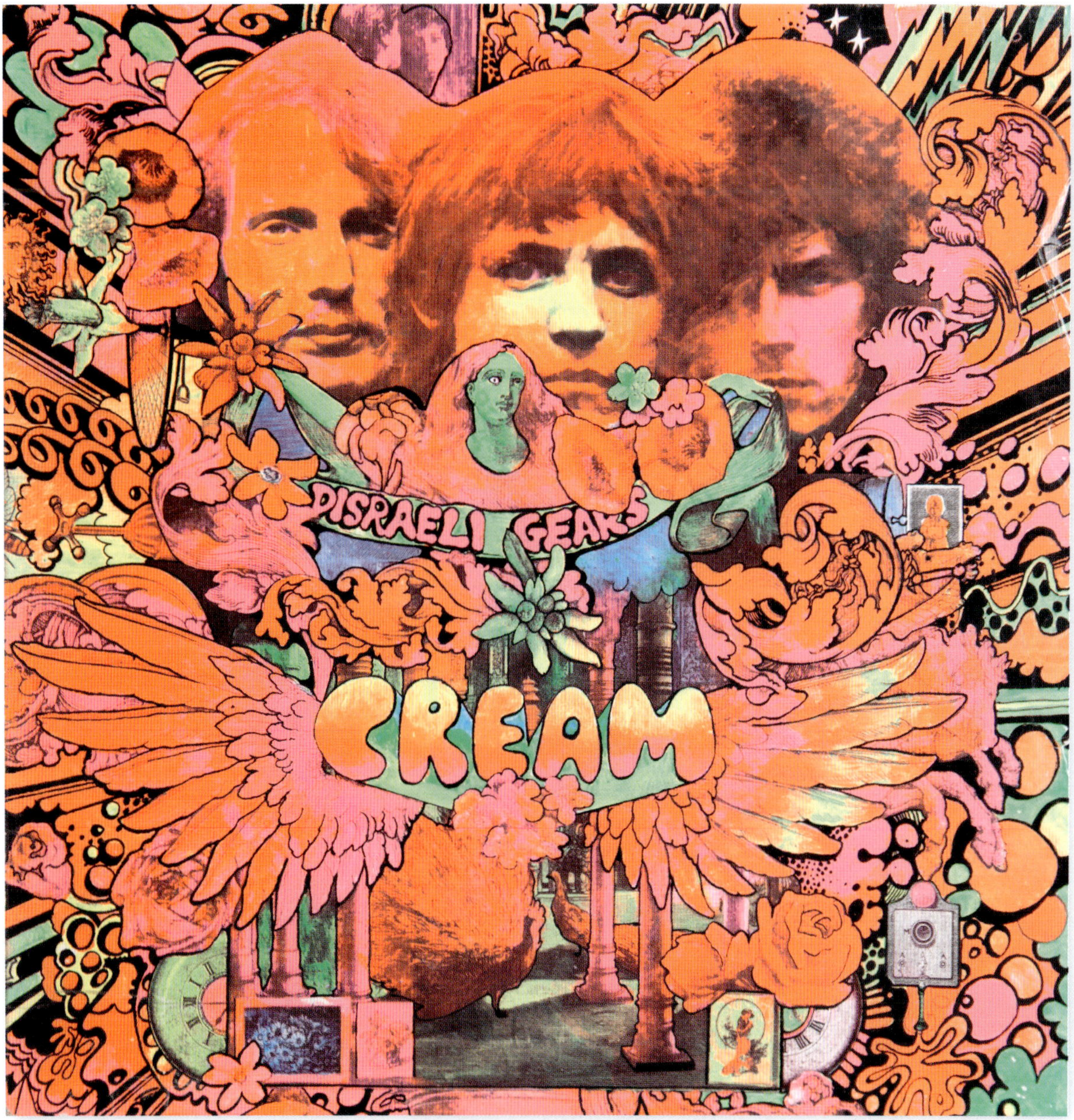
DISRAELI GEARS
CREAM

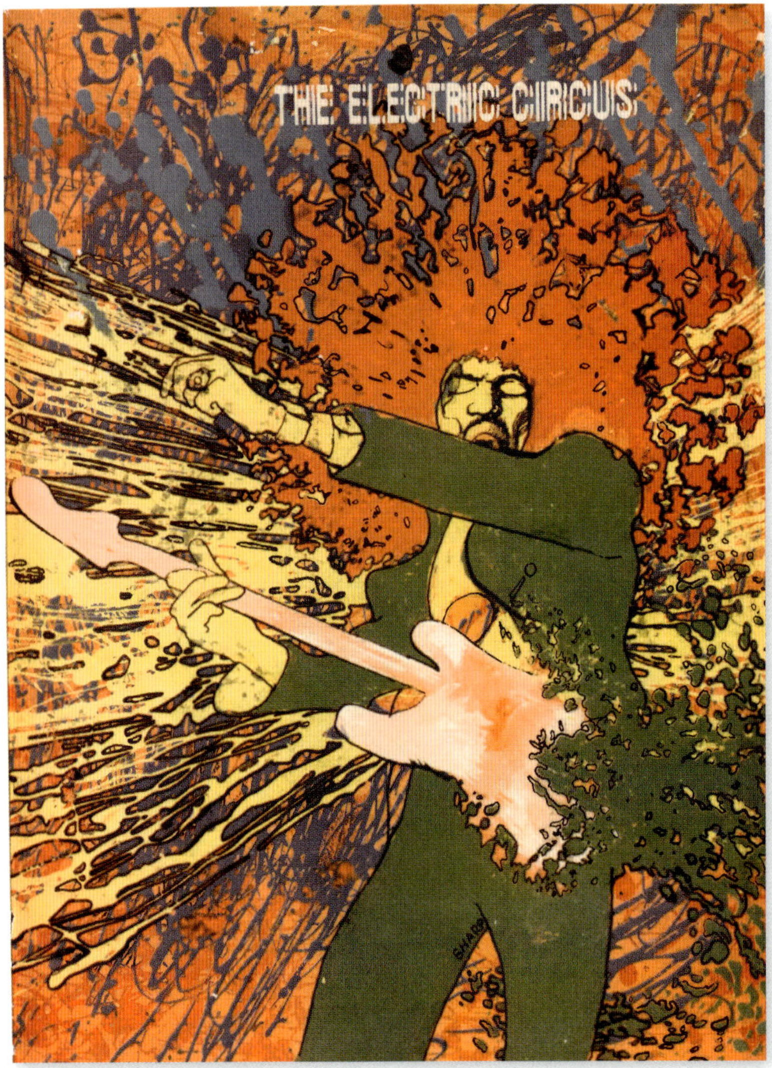

LINKS: Mit seinem experimentellen Gitarrensound und den voll aufgedrehten Verstärkern prägte Jimi Hendrix den psychedelischen Rock nachhaltig. Als Grundlage für dieses Bild diente ein Foto von Linda Eastman, die heute besser unter ihrem Ehenamen Linda McCartney bekannt ist.

San Francisco und insbesondere der Stadtteil Haight-Ashbury erlangte durch seine einzigartige psychedelische Atmosphäre schnell internationalen Ruhm. Vielversprechende junge Musiker wie Jimi Hendrix und George Harrison von den Beatles fanden sich in Haight ein, um in die Szene einzutauchen. Die Zimmer, in denen sie übernachteten, und die Geschäfte, in denen sie einkauften, erinnern noch heute an ihre Besuche. Das Beatles-Album *Magical Mystery Tour* war von den psychedelischen Streichen von Ken Kesey und den Merry Pranksters inspiriert, die damals durch das Land zogen.

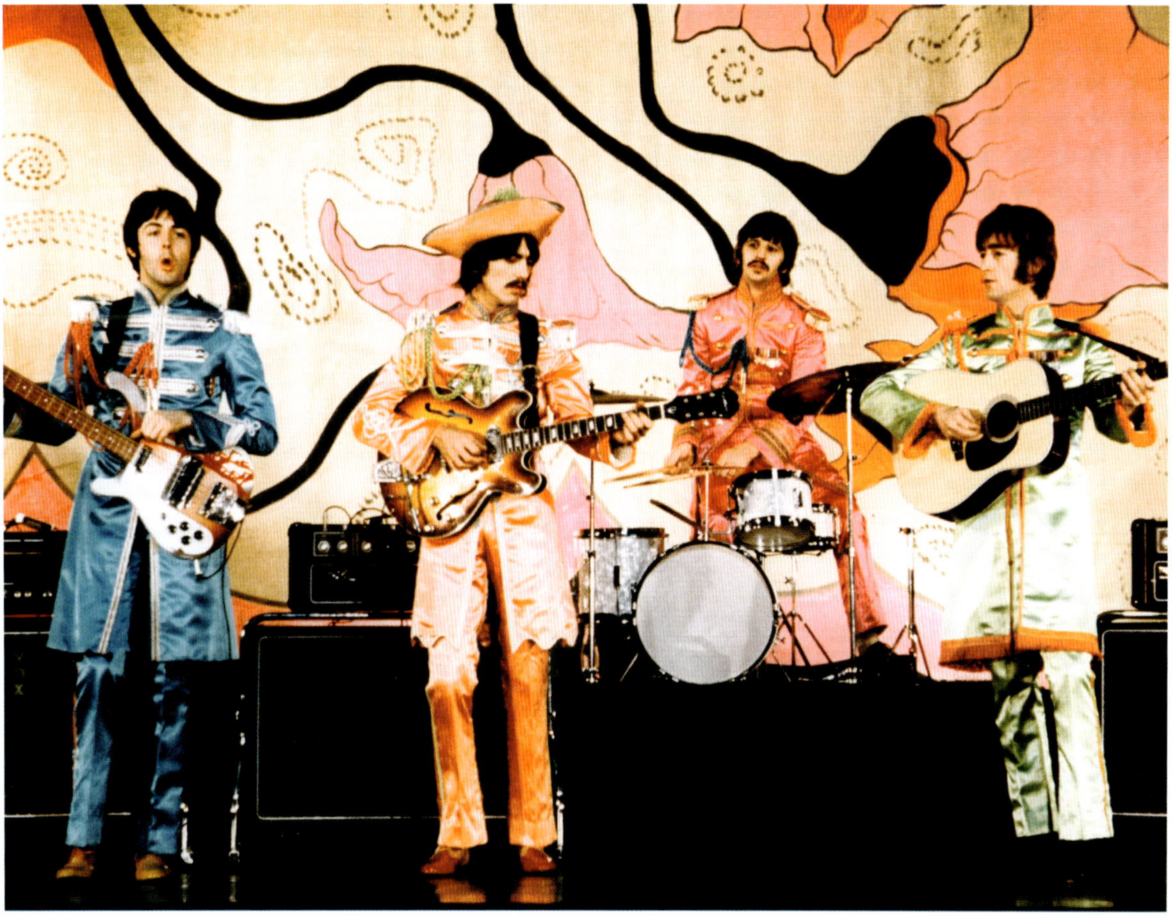

OBEN: Die Beatles begannen als traditionelle Popband, doch schon nach wenigen Jahren kamen sie mit Psychedelika in Berührung und veränderten ihr Image. Neue, psychedelische Klänge und neue Looks brachten ihnen Millionen neuer Fans ein.

RECHTS: Lichtshows bereicherten das Konzerterlebnis um eine zusätzliche sinnliche Erfahrung. Die Kombination aus Musik und visuellen Effekten sollte eine Reizüberflutung hervorrufen, die einem halluzinatorischen Erlebnis ähnelte. Das Foto zeigt Jefferson Airplane vor einem bewegten Bildhintergrund.

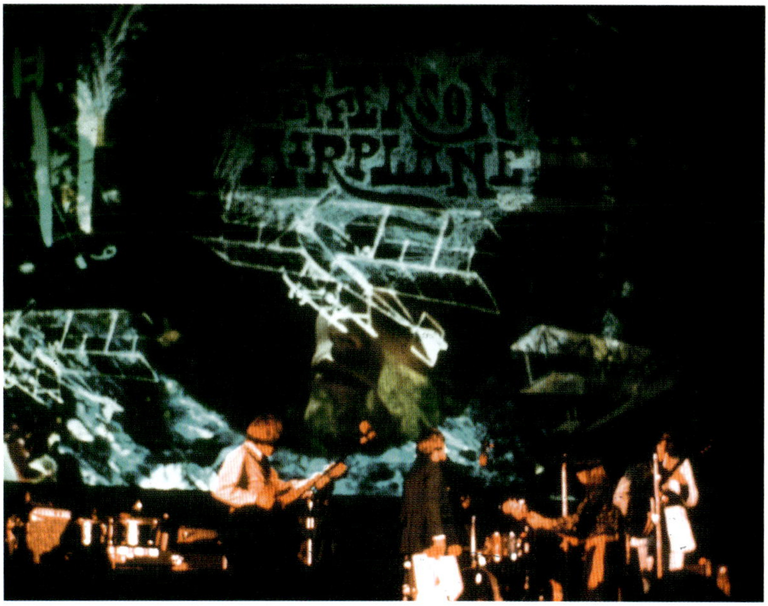

Ken Kesey behauptete oft, dass er durch die Einnahme von Drogen mehr über die Patient:innen auf einer psychiatrischen Station gelernt habe als die Ärzt:innen, die für deren Betreuung und Behandlung zuständig waren. Diese Aussage bringt in gewisser Weise eine Binsenweisheit auf den Punkt, die von der psychedelischen Szene schnell verinnerlicht wurde: Man muss die Drogen erst ausprobieren, bevor man über sie sprechen kann. Versammlungen rebellischer, freiheitsbesessener Jugendlicher boten einen Rahmen, in dem man Psychedelika ausprobieren konnte. Das sprach sich schnell herum. Bald strömten unzufriedene, abenteuerlustige junge Leute nach San Francisco, um die Szene – und die Psychedelika – selbst zu erleben.

Grateful Dead

Der Psychedelic Rock war ein Novum in der amerikanischen Musikbranche. Kaum eine Band war so sehr Symbol dieser beispiellosen Mischung aus Sinneserfahrung und Live-Musik wie Grateful Dead. Man beschrieb ihre Auftritte als «LSD in musikalischer Form»: herausfordernd, unvorhersehbar, schillernd und wunderschön. Die Band gründete sich 1965 im nahe gelegenen Palo Alto (Kalifornien). Nach einer kurzen Zeit unter dem Bandnamen The Warlocks traten der Lead-Gitarrist Jerry Garcia, der Rhythmusgitarrist Bob Weir, der Schlagzeuger Bill Kreutzmann, der Bassist Phil Lesh und der Keyboarder Ronald «Pigpen» McKernan erstmals unter dem Namen Grateful Dead auf (nach einer Inschrift auf einem altägyptischen Grab). Das war im November 1965 beim ersten Acid Test der Merry Pranksters. Der Auftritt war so erfolgreich, dass Grateful Dead mehrere Monate lang fast wöchentlich bei Acid Tests in und um San Francisco auftraten.

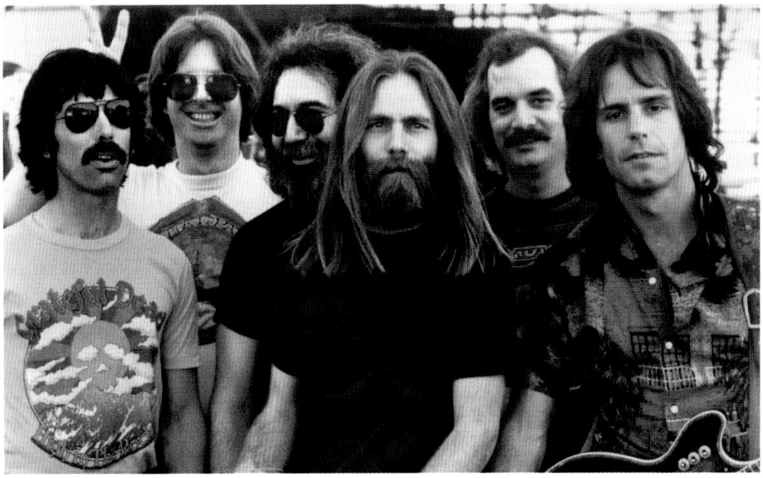

LINKS: Die Grateful Dead kreierten eine neuartige Konzertatmosphäre mit langen, oft experimentellen Auftritten, die jede Show zu einem einzigartigen Erlebnis machten. Psychedelika kursierten frei, auf und hinter der Bühne.

RECHTS: Die Grateful Dead forderten ihr Publikum in ihren Texten ausdrücklich auf, «high» zu werden. Ab 1965 fanden ihre Konzerte im Rahmen der Acid Tests von Ken Kesey und den Merry Pranksters statt. Als Werbung für diese Veranstaltungen dienten oft selbstgemachte Plakate, deren Do-it-yourself-Ausstrahlung mit dem Hippie-Ethos Hand in Hand ging.

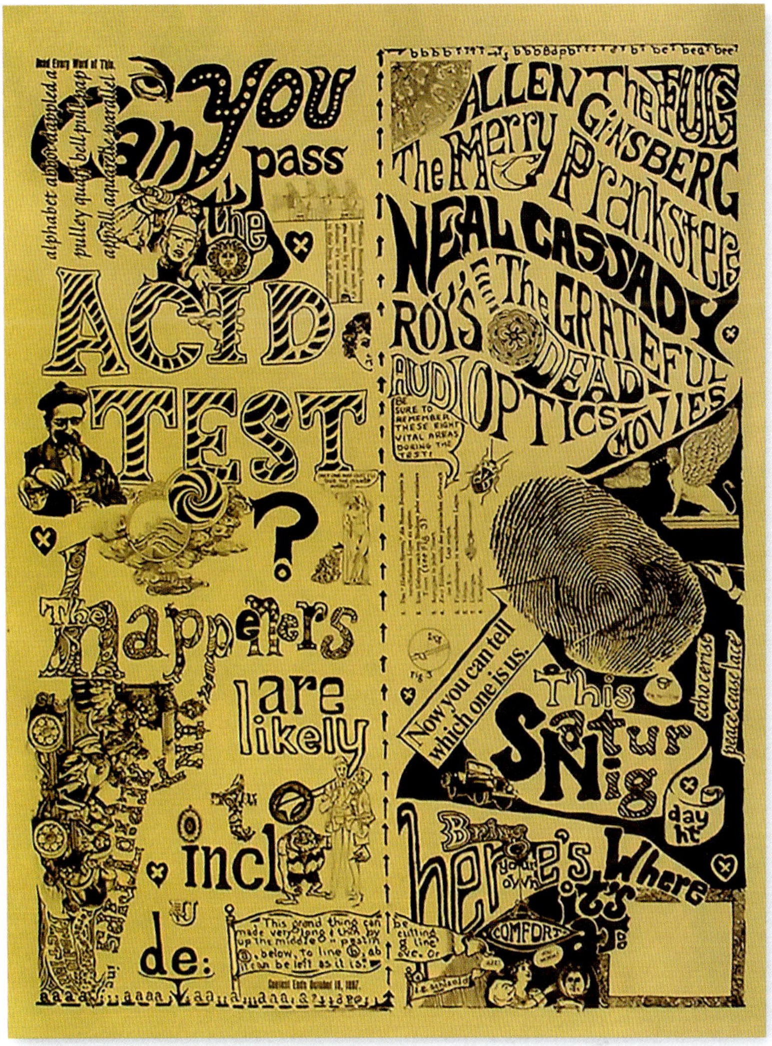

Diese berühmten «Happenings» fanden bei jungen Leuten großen Zulauf, und sie sorgten dafür, dass die Ästhetik des Tanzens in einer kunterbunten, reizüberflutenden Umgebung zu einem festen Bestandteil des psychedelischen Lebensstils wurde.

Künstler:innen verschiedener Genres fühlten sich von der Band angezogen, darunter Stanley «Mouse» Miller, Alton Kelley, Victor Moscoso, Rick Griffin, Wes Wilson und Bonnie MacLean. Sie leisteten Pionierarbeit bei der Gestaltung der immer noch beliebten psychedelischen Albumcover und Konzertplakate. Die Lautsprecher- und Verstärkertürme von Grateful Dead wurden von dem Künstler Courtenay Pollock, der die Technik der Bindebatik in der Haight-Szene einführte, in farbenprächtige Stoffe gehüllt. Finanzielle und technische Unterstützung erhielt die Band von einer Ikone in der

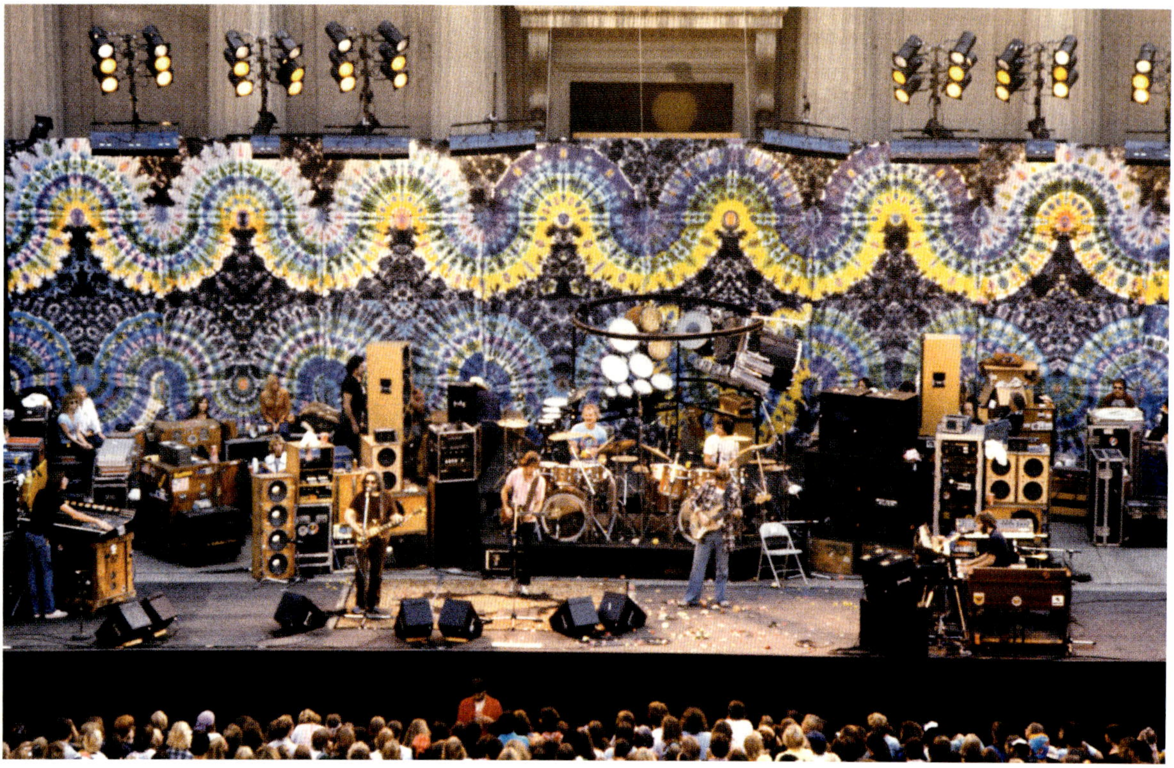

Geschichte der psychedelischen Szene, Augustus Owsley Stanley III, auch bekannt als «Bear», der die legendäre «Wall of Sound» der Grateful Dead konstruierte. Diese technische Meisterleistung veränderte nicht nur die Lautstärke, sondern sorgte auch für ein eindringliches Musikerlebnis, das die psychedelische Wirkung verstärkte. Außerdem entwickelte Stanley eine Technik, mit der das reinste und hochwertigste LSD außerhalb der Labors der Pharmaindustrie hergestellt werden konnte (siehe Seite 94). Angeblich sollen Stanley und sein kleines Team rund fünf Millionen Dosen LSD hergestellt haben, von denen viele auf den Konzerten der Grateful Dead verkauft wurden.

Die Grateful Dead fanden in der Bay Area mit ihren sinnlich-psychedelischen Auftritten großen Anklang. Ihre Fans, die sich Dead Heads nannten, kamen scharenweise und füllten immer größere Konzertsäle. Das berühmte «Steal Your Face»-Logo der Dead, das einen rot-weiß-blauen, von einem Blitz durchbohrten Totenkopf darstellt, wurde zum Aushängeschild der Band. Stanley selbst hatte es ursprünglich entworfen, um die Instrumentenkoffer der Grateful Dead von denen anderer Band zu unterscheiden, doch bald prangte es auf T-Shirts, Postern und Tattoos.

OBEN: Die Grateful Dead eroberten die Musikszene von San Francisco im Sturm. Frontmann Jerry Garcia wurde berühmt für seine Auftritte unter Drogeneinfluss, bei denen er das Publikum mit seinen virtuosen Improvisationen beeindruckte und jedes Konzert zu einem einzigartigen Erlebnis machte.

RECHTS: Die Konzertplakate der Grateful Dead visualisierten den psychedelischen Stil der Band, indem sie Motive aus den Songtexten aufgriffen und mit fließenden Linien und Schriftbildern kombinierten.

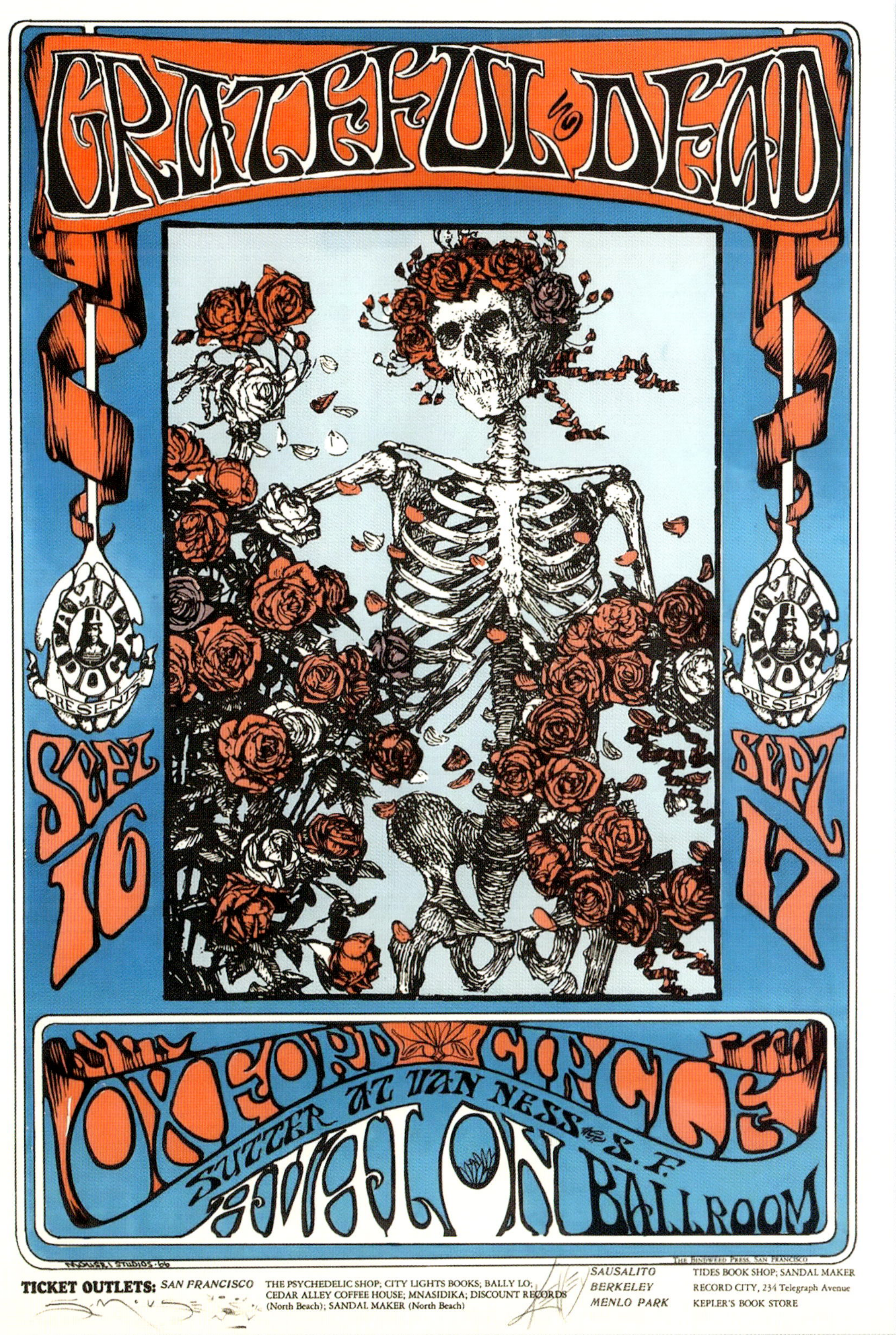
GRATEFUL DEAD
SEPT 16
SEPT 17
OXFORD CIRCLE
SUTTER AT VAN NESS S.F.
AVALON BALLROOM
MOUSE STUDIOS 66
THE BINDWEED PRESS, SAN FRANCISCO
TICKET OUTLETS: SAN FRANCISCO THE PSYCHEDELIC SHOP; CITY LIGHTS BOOKS; BALLY LO; CEDAR ALLEY COFFEE HOUSE; MNASIDIKA; DISCOUNT RECORDS (North Beach); SANDAL MAKER (North Beach)
SAUSALITO TIDES BOOK SHOP; SANDAL MAKER
BERKELEY RECORD CITY, 234 Telegraph Avenue
MENLO PARK KEPLER'S BOOK STORE

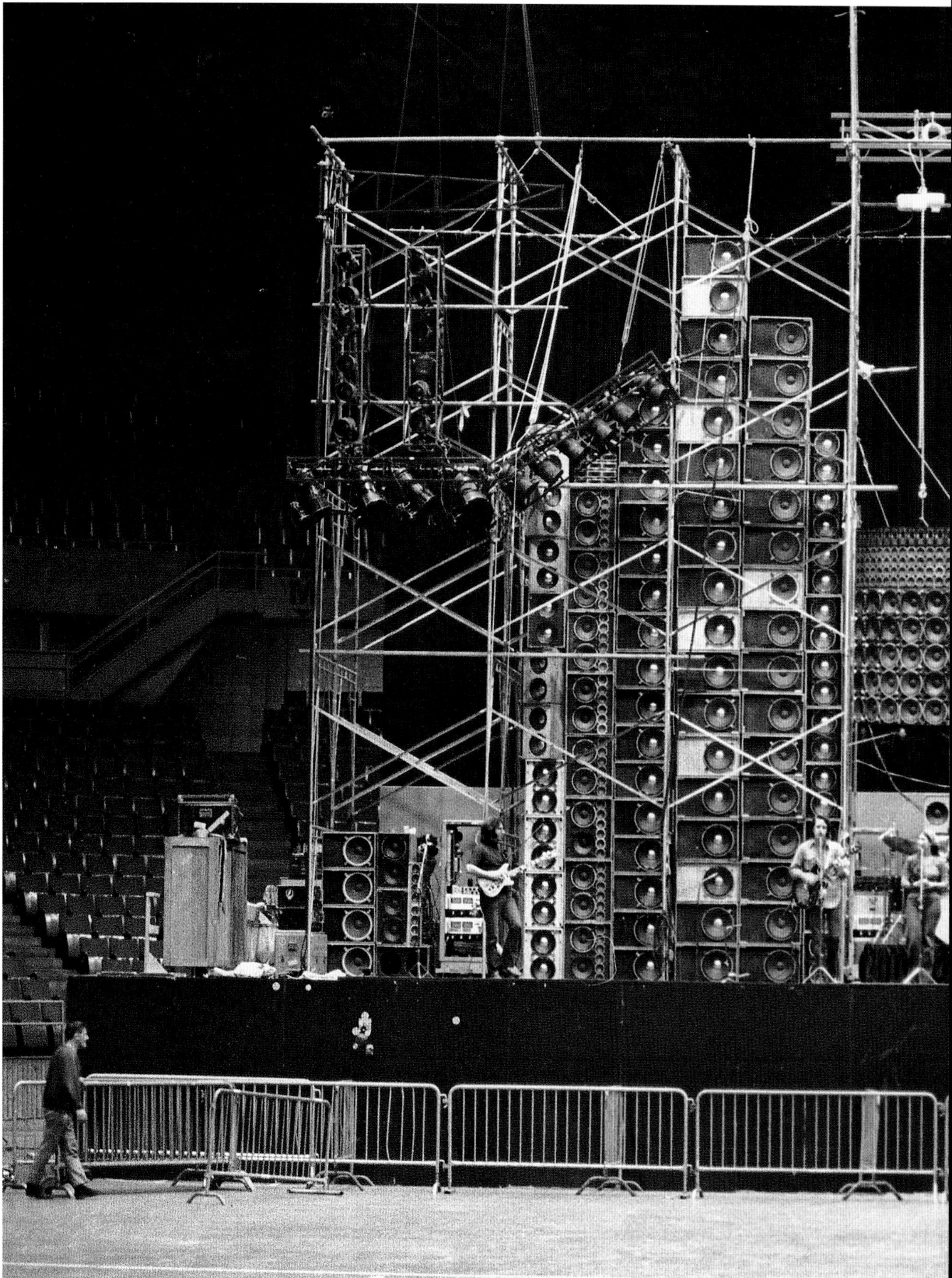

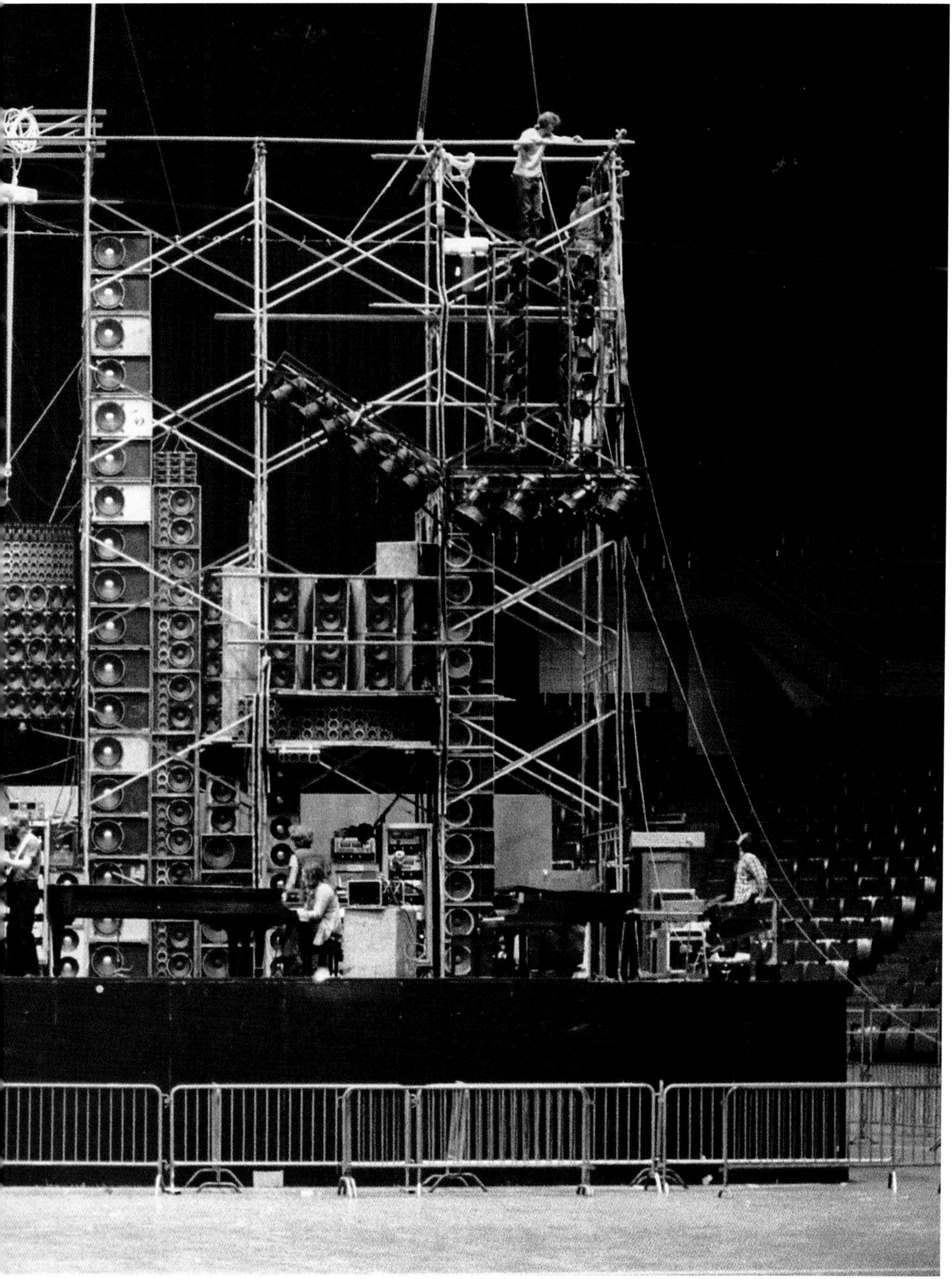

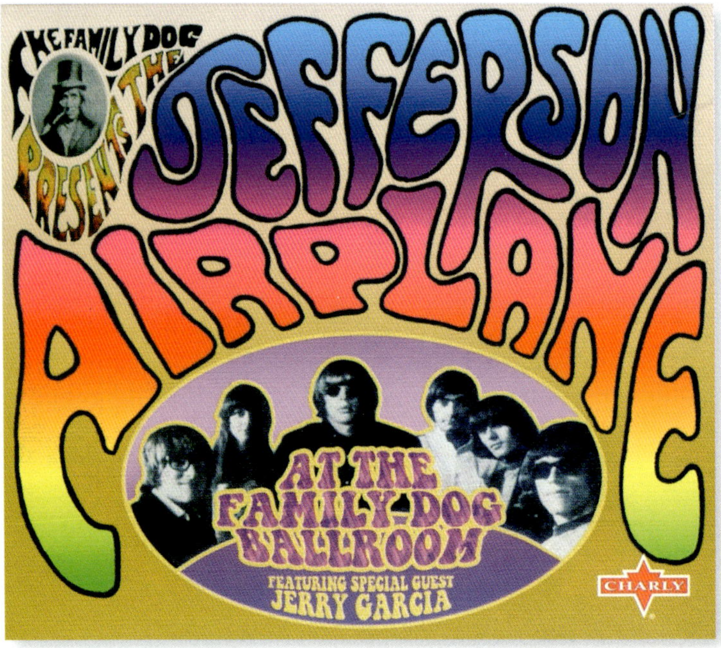
THE FAMILY DOG PRESENTS THE
JEFFERSON AIRPLANE
AT THE FAMILY-DOG BALLROOM
FEATURING SPECIAL GUEST
JERRY GARCIA
CHARLY

VORHERIGE SEITE: Diese aufwendige, von Stanley entworfene Klangbühne sorgte für einen satten Sound und ein Konzerterlebnis, wie es bei früheren Bühnenshows nicht möglich gewesen war. Die beeindruckenden Ausmaße und die technischen Details erforderten ein kompliziertes Gerüst und eine aufwendige Tontechnik. All dies bildete den Rahmen, in dem Jerry Garcia mit seinen charakteristischen experimentellen Gitarrensoli glänzen konnte.

LINKS UND UNTEN: Psychedelika standen in dem Ruf, kaleidoskopartige Halluzinationen hervorzurufen, was sich in den Kunstwerken und Konzertplakaten dieser Zeit widerspiegelte. Die hier abgebildeten Plakate aus den späten 1960er-Jahren kündigen Konzerte der ikonischen Psychedelic-Rock-Bands Jefferson Airplane, Grateful Dead und Canned Heat an.

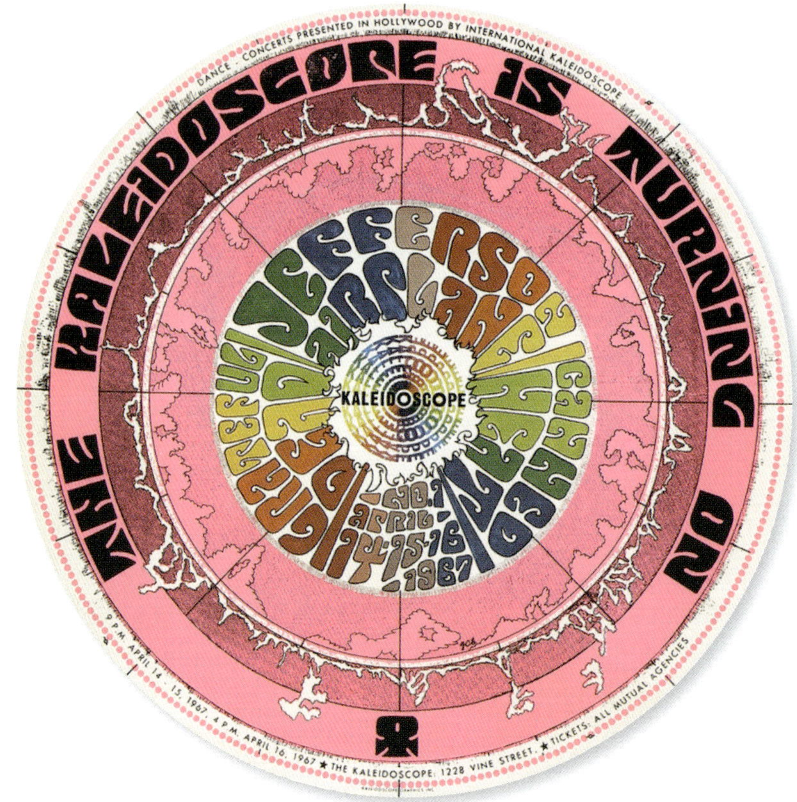
DANCE · CONCERTS PRESENTED IN HOLLYWOOD BY INTERNATIONAL KALEIDOSCOPE
THE KALEIDOSCOPE IS TURNING ON
JEFFERSON AIRPLANE
KALEIDOSCOPE
9 P.M. APRIL 14 · 15, 1967. 4 P.M. APRIL 16, 1967 ★ THE KALEIDOSCOPE: 1228 VINE STREET. ★ TICKETS: ALL MUTUAL AGENCIES

Die Veränderungen, die Musik und Live-Auftritte durch Psychedelika erlebten, wirken bis heute nach. Bands wie Jefferson Airplane und Grateful Dead konsumierten Psychedelika in einem Maß, das weit über den Durchschnitt hinausging. Viele andere Musiker:innen erklärten, dass eine einzige oder nur wenige psychedelische Erfahrungen genügt hätten, um neuen Ehrgeiz zu entfachen und neue Wege der Kreativität zu eröffnen. Der lange Arm der bewusstseinsverändernden Substanzen reichte sogar bis nach Motown. Dort veröffentlichten die legendären Temptations 1970 ihr Album *Psychedelic Shack,* das kaum verschleiert dazu einlädt, psychedelische Erfahrungen zu machen.

«People, let me tell you 'bout a place I know.
To get in, it don't take much dough.
Where you can really do your thing, yeah, yeah, yeah.
(Oh yeah.)
It's got a neon sign outside that says
'Come in and take a look at your mind'
You'll be surprised what you might find, yeah.»

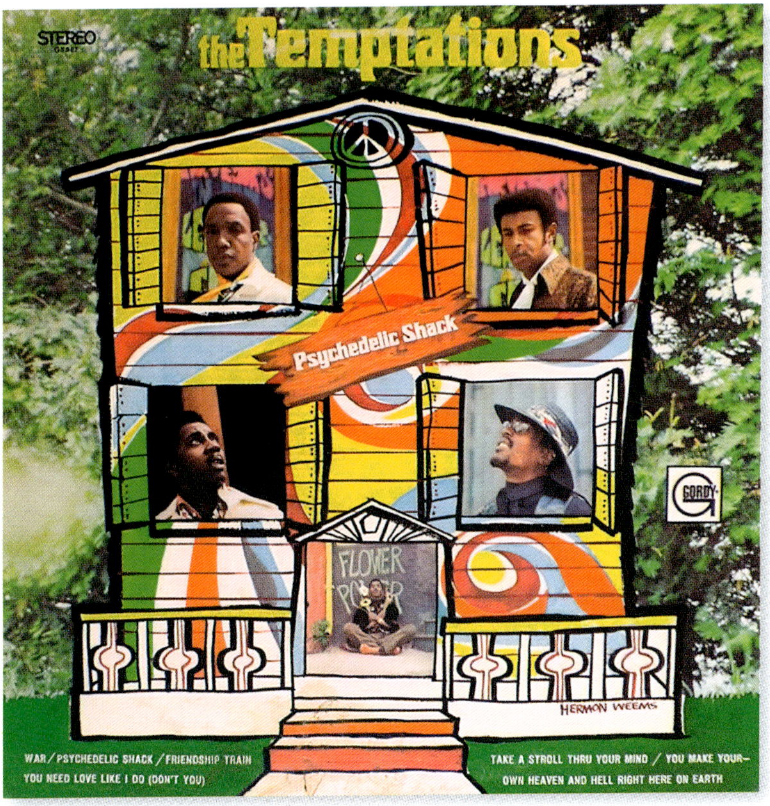

RECHTS: Sogar Motown-Bands fanden die experimentellen Möglichkeiten der psychedelischen Musik interessant, wie das Cover des Albums *Psychedelic Shack* der Temptations zeigt.

Die Acid Queen

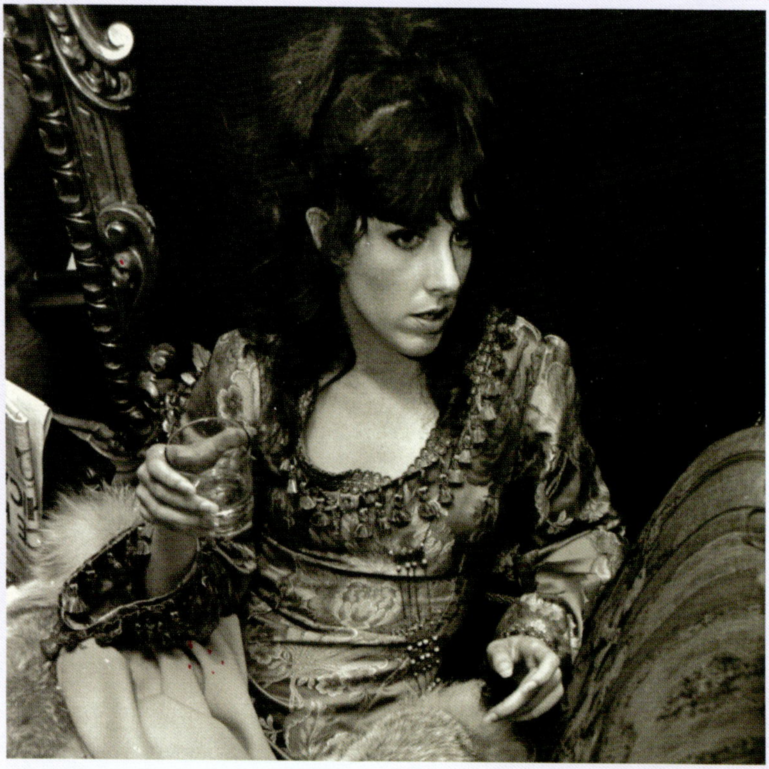

In ihrer Autobiografie aus dem Jahr 1999 erzählt Grace Slick, wie sie das Publikum verblüffte, indem sie auf der Bühne ihren Rock hob. Darunter trug sie nichts. Zu dieser Zeit war Grace Slick Frontfrau der San Franciscoer Rockband Jefferson Airplane. Ihr Song «White Rabbit», eine Hymne auf das psychedelische Leben, stürmte die Charts und trug Grace den Spitznamen «Acid Queen» ein. In dem Song erzählt Slicks mit ihrer unverwechselbaren Stimme eine Szene, die sich an Lewis Carrolls *Alice im Wunderland* anlehnt und in einem Crescendo mit dem wiederholten Refrain «feed your head» gipfelt. Der Song wurde später als einer der fünfhundert einflussreichsten Songs aller Zeiten in die Rock & Roll Hall of Fame aufgenommen.

Slick wurde 1939 in Illinois als Grace Wing geboren. Ihre Familie zog nach Kalifornien, als sie ein Teenager war, und sie beschreibt ihre Jugend als typisch WASP-y (White – Anglo-Saxon – Protestant). 1961 heiratete Grace den Kameramann Jerry Slick. 1965 besuchte sie die erste Show von Jefferson Airplane und beschloss anschließend, ihr

OBEN LINKS: Grace Slick gab öffentlich zu, dass sie Alkohol- und Drogenprobleme hatte. Für Aufsehen sorgte sie auch, als sie später über ihre Erfahrungen mit den Schattenseiten der Musikindustrie sprach. Sie war der Meinung, dass die Naivität und der Optimismus der Generation der 1960er-Jahre das Leiden beschönigt habe.

RECHTS: Eine Hommage des *San Francisco Oracle* an *Alice im Wunderland.* Lewis Carrolls klassische Geschichte aus dem Jahr 1865 enthält verschiedene Szenen, die an psychedelische Erfahrungen erinnern, etwa wenn die Zeit für ein Kaninchen schneller vergeht, eine Raupe sich in einen wortgewandten Philosophen verwandelt, eine Grinsekatze aus dem Nichts auftaucht oder sich die Körpergröße von Alice nach dem Verzehr von Pilzen verändert.

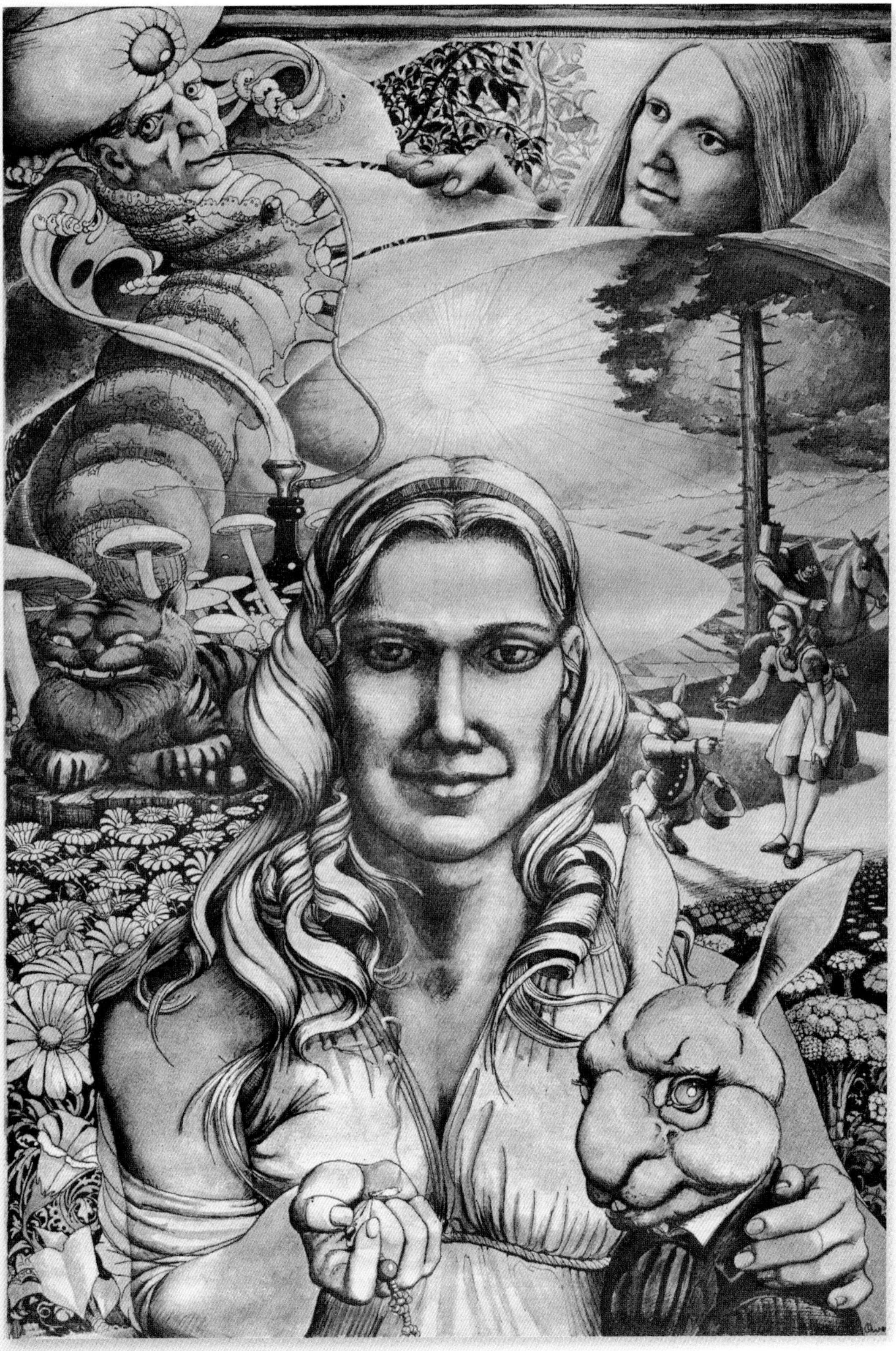

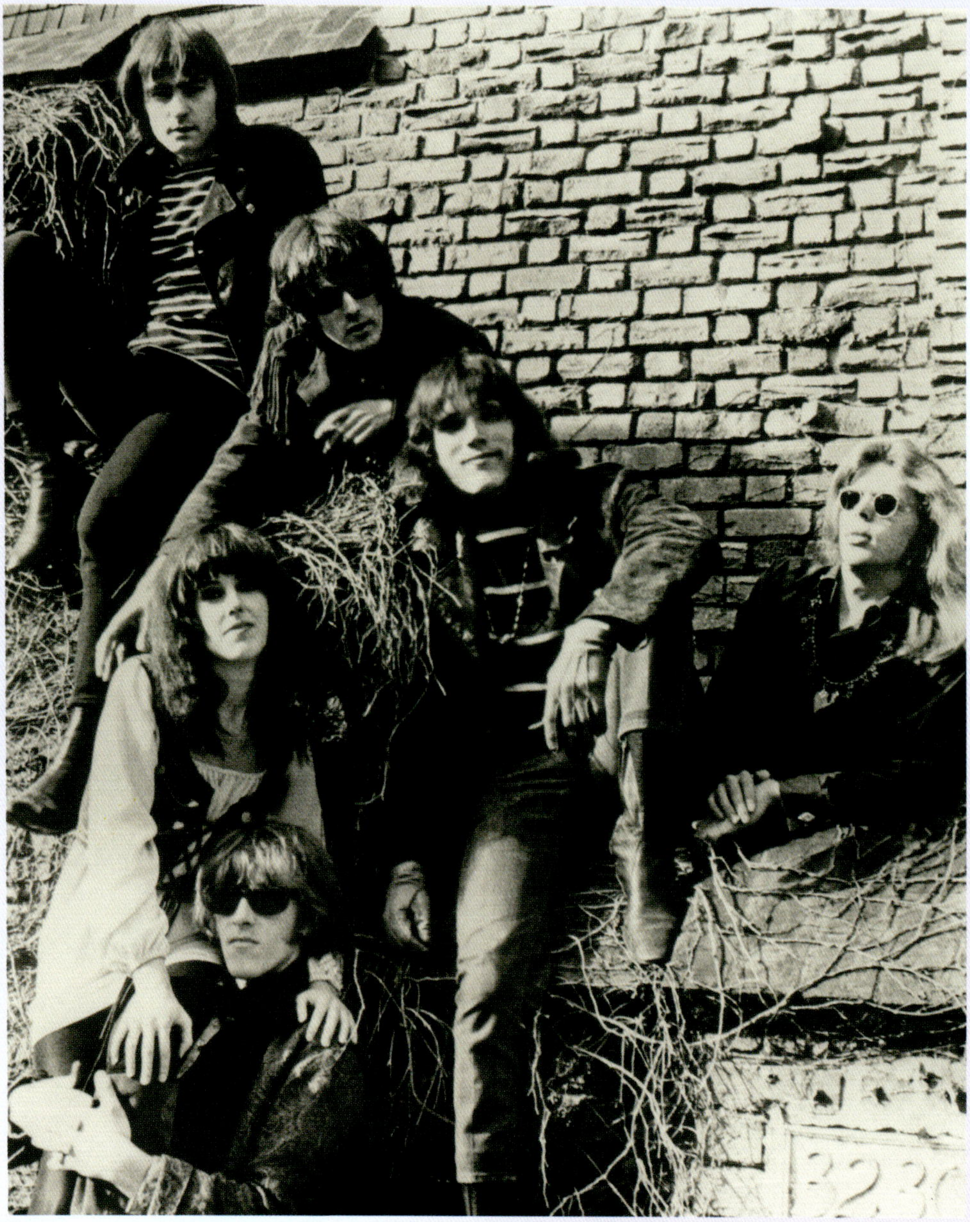

Glück als Sängerin und Songschreiberin zu versuchen. Erfahrung in diesem Bereich besaß sie nicht, aber wie sie in ihrem Buch schreibt, hatte sie eine laute Stimme und ein Gespür für Auftritte. Zusammen mit ihrem Mann Jerry gründete sie die Band The Great Society. Der Name spielte an auf das politische Programm von Präsident Lyndon B. Johnson, das umfassende Reformen versprach. The Great Society spielte mehrere Male im Vorprogramm von Jefferson Airplane, bis Grace 1966 die Frontfrau von Jefferson Airplane wurde.

LINKS: Jefferson Airplane war der Star einiger der größten psychedelischen Musikfestivals der 1960er-Jahre. Ihr Hit «White Rabbit» ist eine Anspielung an Carolls *Alice im Wunderland* und zugleich ein Aufruf, sich auf Reisen zu begeben und alternative Realitäten zu erkunden. Der Song gab aber auch den Anstoß für den Titel des Anti-Drogen-Bestsellers *Go Ask Alice* (1971). Das Werk präsentiert sich als Tagebuch eines Mädchens im Teenageralter und berichtet über ihre Drogensucht, über sexuellen Missbrauch, ihre Schamgefühle und ihr beschädigtes Selbstwertgefühl.

Slick teilte sich die Bühne mit Künstler:innen wie Jerry Garcia, dem Meister monumentaler mehrstündiger Bühnenshows, oder Janis Joplin, die mit ihrer unverkennbaren Stimme und ihren explosiven Auftritten ebenfalls eine Ikone der psychedelischen Musikszene war. Diese Künstler:innen veränderten nicht nur die Art und Weise, wie Live-Musik gehört wurde, sondern machten ihre Konzerte mit ihren aufwendigen und eindrücklichen Lightshows zu einem einzigartigen multisensorischen Erlebnis.

Mit ihrer Musik und ihrem wilden Lebensstil wurde Grace Slick zu einer der prägendsten (weiblichen) Stimmen der psychedelischen Gegenkultur der 1960er-Jahre. Sowohl in ihren Songs als auch im richtigen Leben zelebrierte sie die freie Liebe und den Konsum von Psychedelika, erkannte aber auch, dass das psychedelische Erleben nur eine dünne, optimistische Schicht war, mit der man eine hässliche Welt zu überdecken versuchte. Schwarze wurden weiterhin inhaftiert, weil sie für die Bürgerrechte demonstrierten. Junge amerikanische Männer kämpften aus unklaren Gründen in Vietnam. Die sexuelle Revolution erwies sich als zweischneidig, denn die Befürwortung freier Liebe und die Freiheit, Sex zu haben, war nicht immer gleichbedeutend mit Lust. Übergriffe und Belästigungen, unter denen vor allem Frauen zu leiden hatten, trübten den Optimismus der sexuellen Revolution, denn sie führten alte patriarchalische Muster fort. Als schließlich AIDS auf der Bildfläche erschien, veränderten sich die Regeln der sexuellen Aktivität grundlegend, und die Schuld wurde hauptsächlich auf Homosexuelle geschoben. Slick zufolge konnte diese Situation durch eine beträchtliche Menge an Übermut und ein wenig Unwissenheit entstehen:

> «Die Sechzigerjahre waren eine Zeit, in der naive, aber edelmütige Leute mit E-Gitarren glaubten, sie könnten den gesamten genetischen Code der Aggression verändern, indem sie ein paar gute Songs schrieben und die Lautstärke aufdrehten, um das allgegenwärtige Pfeifen zu übertönen.»

Auszug aus: Grace Slick. *Somebody to Love? A Rock-And-Roll Memoir* (S. 164).

Psychedelika und Massenmedien

Durch die wachsende psychedelische Bewegung entstand bald ein Markt für Zeitschriften, die ihre interessierte Leserschaft mit qualitativ hochwertigen Informationen über Angebote, Veranstaltungen, Netzwerke und Erfahrungen versorgten. Zeitschriften wie der *Whole Earth Catalog* enthielten einige Artikel zu psychedelischen Themen. *High Times,* die ab 1974 erschien, betrat jedoch Neuland, indem sie Drogen ausdrücklich zum Hauptthema machte. Anfangs war die Auflage gering, doch *High Times* entwickelte sich schnell zu einer der führenden Informationsquellen über Cannabisgesetze und -produkte. Weitere Zeitschriften folgten diesem Beispiel. In Anlehnung an die Untergrund-Zeitungen, jedoch bald im Stil von Hochglanzmagazinen, wurde psychedelisches Gedankengut nun in höheren Auflagen verbreitet. Zeitschriften wie die australische *OZ* und eine etwas spätere britische Version reihten sich neben amerikanischen Magazinen wie *FreaKbeat, TRP, trip* und *Psychedelic Illuminations* ein. Einige hatten eine relativ begrenzte Auflage, andere dagegen wuchsen in Umfang und Auflage schnell und erreichten eine breitere Leserschaft, weil sie unter anderem Interviews mit Psychonauten, Artikel über

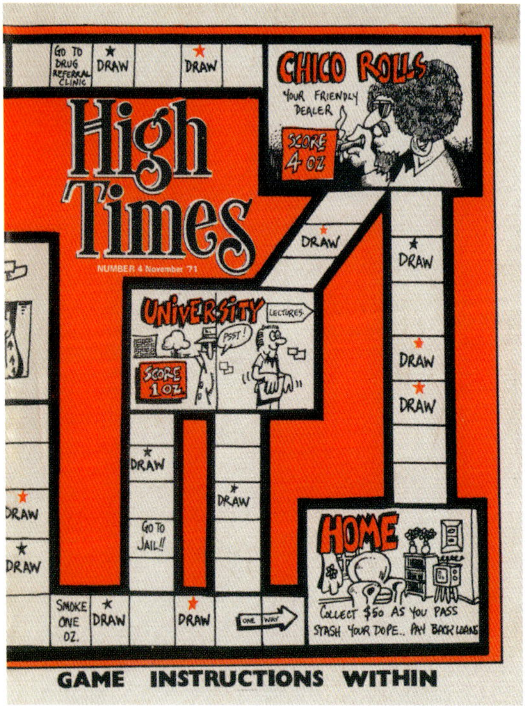

LINKS: Die Zeitschrift *High Times* ist vielleicht die erfolgreichste Underground-Drogenzeitschrift dieser Ära. Sie wurde 1974 gegründet, und ihr Herausgeber. Thomas King Forcade finanzierte sie durch den Schmuggel von Drogen. Das Cover der ersten Ausgabe zeigt eine Frau, die gerade einen Pilz isst. Die Verkaufserwartungen von 10 000 Exemplaren wurden weit übertroffen. Im Gegensatz zu vielen ähnlichen Publikationen erschien *High Times* bis ins 21. Jahrhundert hinein.

RECHTS: In den 1980er-Jahren richtete sich *Freakbeat* an Liebhaber:innen psychedelischer Rockmusik und veröffentlichte Geschichten und Anzeigen für Musikfans.

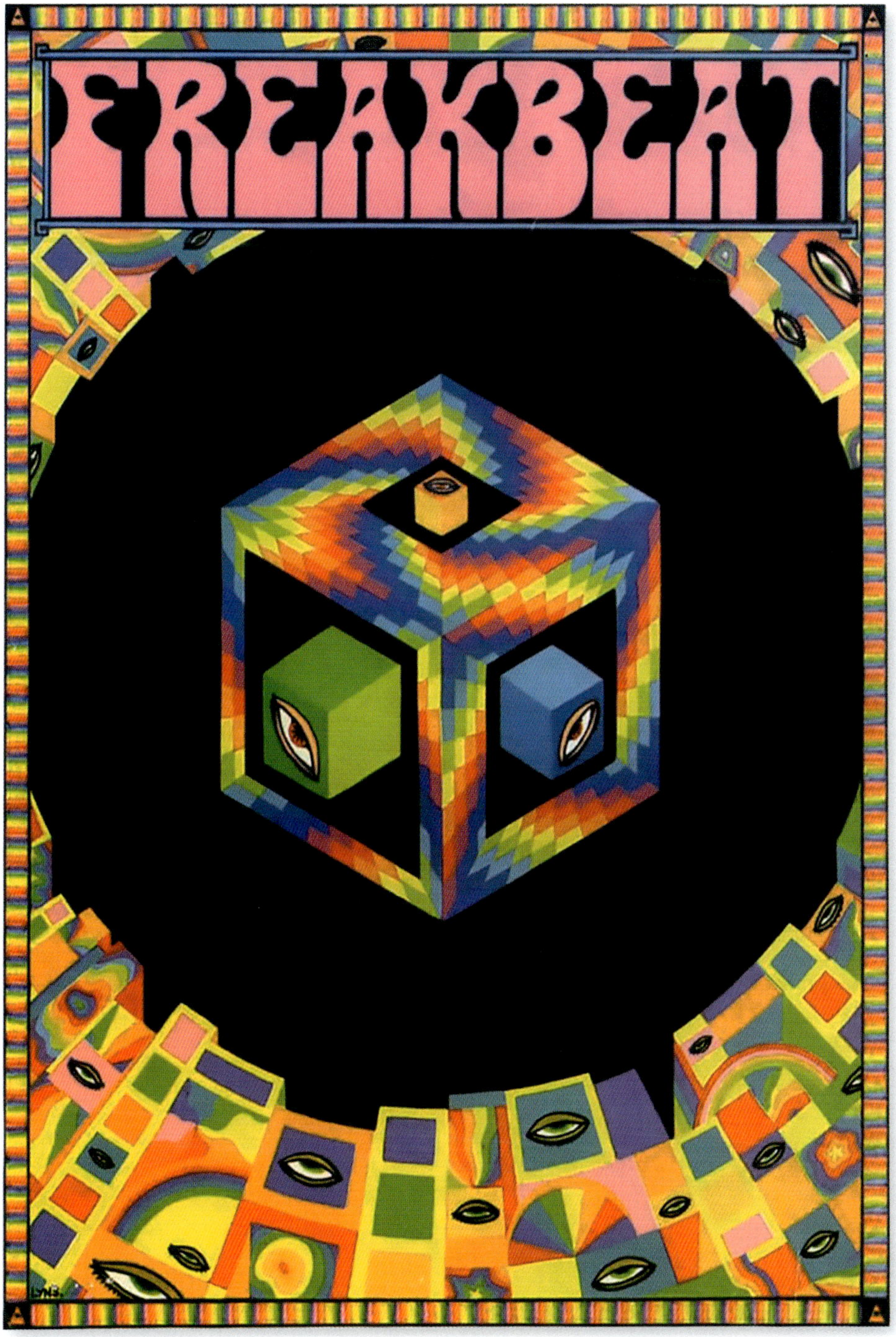
FREAKBEAT

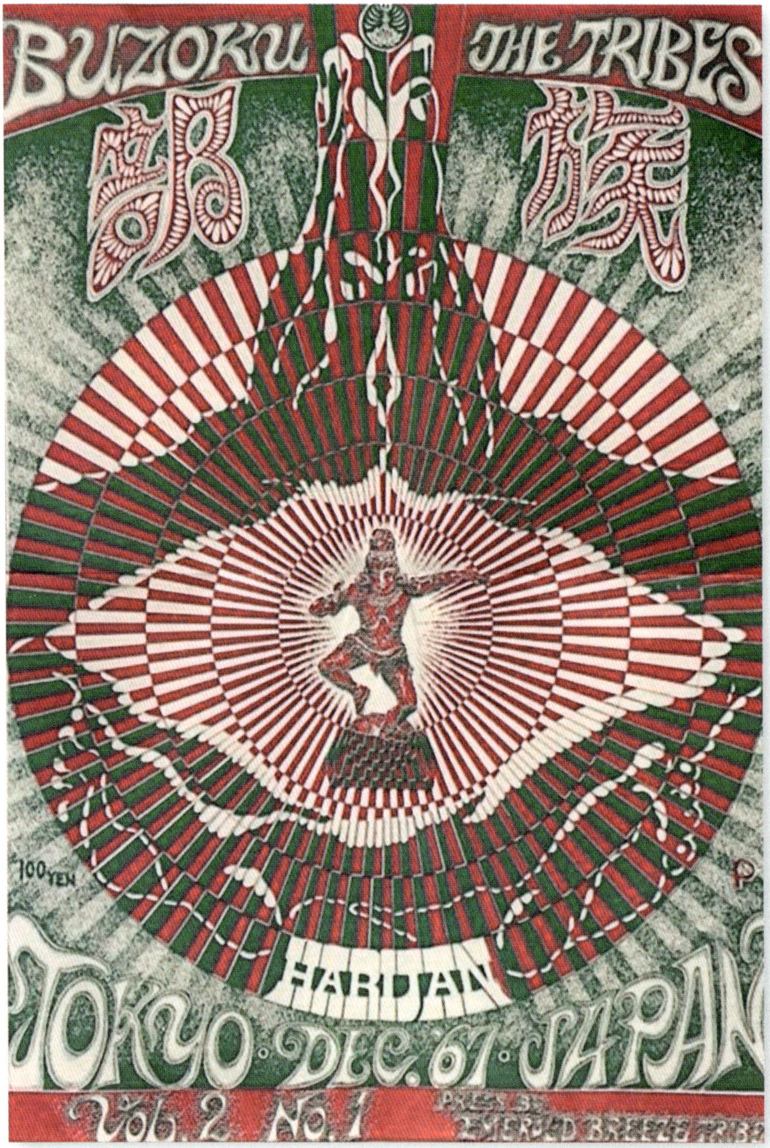

OBEN: 1967 gründete das Künstler- und Aktivistenkollektiv *Buzoku* (The Tribes) die gleichnamige Untergrundzeitung, die sich an die Hippies in Japan richtete. Das Bild stammt von dem Redakteur Naga und dem Künstler Pon und besticht durch seine eigene psychedelische Ästhetik, die der Zeitschrift ein internationales Flair verlieh.

RECHTS: *OZ* erschien von 1963 bis 1969 in Australien und wurde parallel dazu von 1967 bis 1973 in Großbritannien veröffentlicht. *OZ* war eine Untergrundpublikation, deren Herausgeber wegen Obszönität angeklagt wurden. In zwei getrennten Prozessen, einer in Australien und der andere im Vereinigten Königreich, wurden die Redakteure der Zeitschrift zunächst für schuldig befunden und zu harten Gefängnisstrafen verurteilt. In der Berufung wurden sie jedoch freigesprochen.

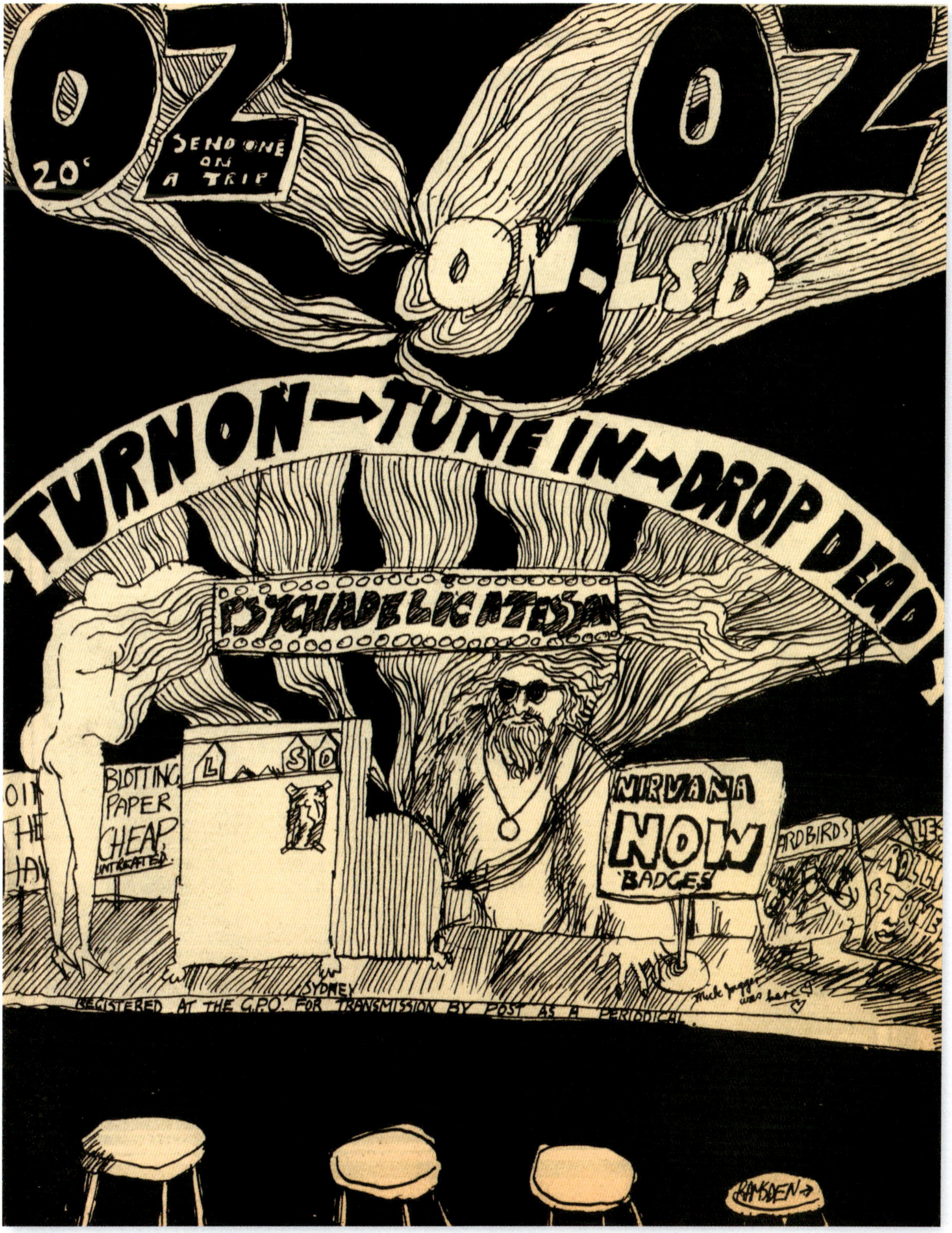
OZ
20c
SEND ONE ON A TRIP
OZ
OZ ON LSD
TURN ON → TUNE IN → DROP DEAD
PSYCHADELICATESSAN
BLOTTING PAPER CHEAP UNTREATED
LSD
NIRVANA NOW BADGES
SYDNEY
REGISTERED AT THE G.P.O. FOR TRANSMISSION BY POST AS A PERIODICAL.
Mick Jagger was here
RAMSDEN →

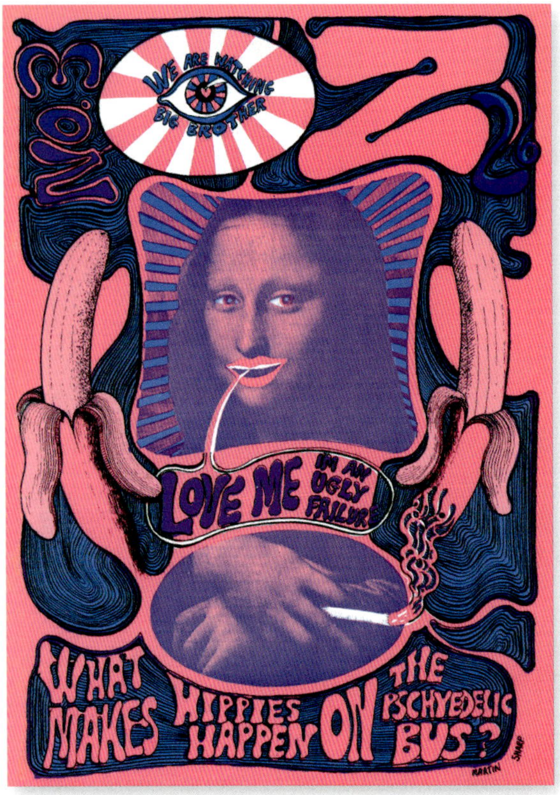
No. 3
OZ
WE ARE WATCHING BIG BROTHER
2/6
LOVE ME
WHAT MAKES HIPPIES HAPPEN ON THE PSCHYEDELIC BUS?
MARTIN SHARP

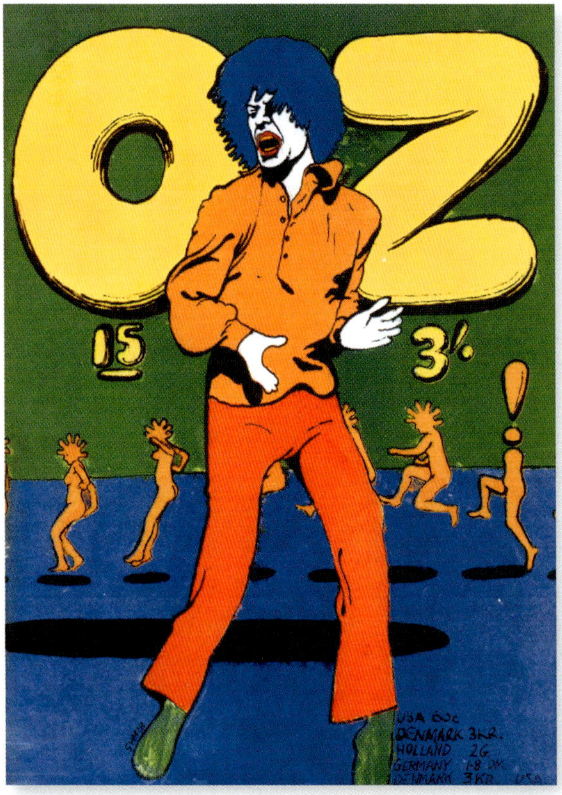
OZ
15
3/-
SHARP

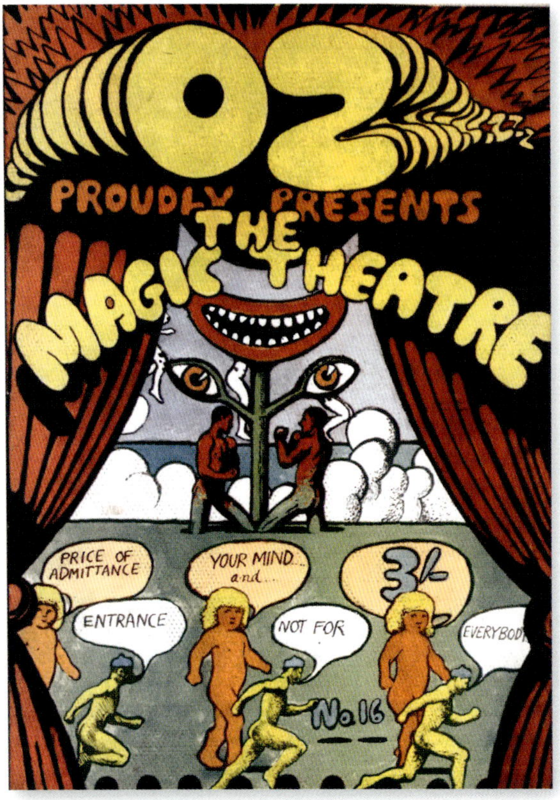
OZ
PROUDLY PRESENTS
THE MAGIC THEATRE
PRICE OF ADMITTANCE
YOUR MIND and...
3/-
ENTRANCE
NOT FOR
EVERYBODY
No. 16

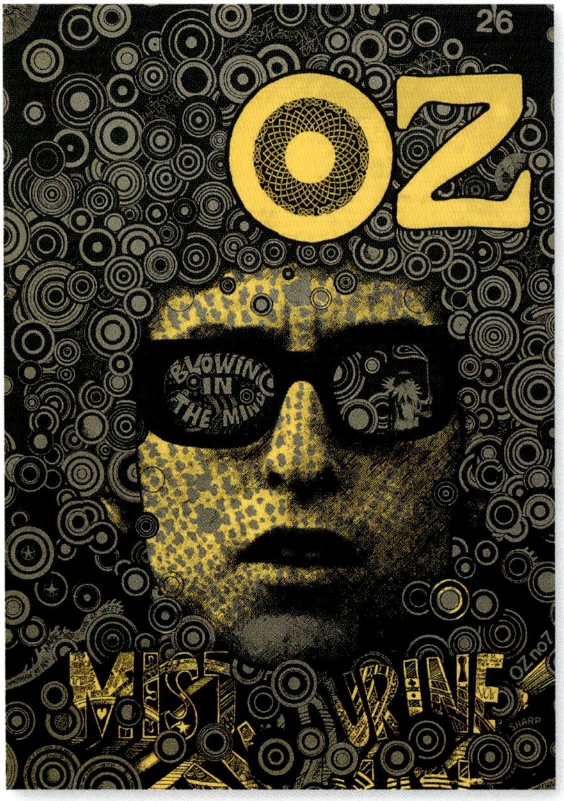
2/6
OZ
BLOWING IN THE MIND
OZ no7
SHARP

LINKS: Die Untergrundzeitschrift *OZ* trug dazu bei, eine internationale gegenkulturelle Bewegung zu fördern, und gab auch anderen Medien außerhalb der USA den Anstoß, über Themen wie Homosexualität, Frauenrechte, Polizeigewalt oder Zensur zu berichten. Zudem enthielt die Zeitschrift Berichte und Informationen über Drogen, Sex, Konzerte und alternative Lebensstile.

psychedelisch inspirierte Kunstwerke und aktuelle Informationen über Drogengesetze veröffentlichten. Im Jahr 1985 kam schließlich *Shaman's Drum* auf den Markt, eine Zeitschrift, die sich mit Pflanzen, Ritualen und experimentellem Schamanismus beschäftigte. Dadurch erweiterte sie den Reigen der Publikationen um eine weitere Ebene.

In weiten Teilen der westlichen Welt waren die 1960er-Jahre nicht nur eine Zeit des Aufruhrs und der Umwälzungen, sondern auch eine Zeit des Wohlstands, in der sich immer mehr Familien einen Fernseher anschaffen konnten. Durch die breite Möglichkeit, Szenen aus fremden Ländern mitzuerleben, verstärkte sich die Bedeutung bestimmter Trends. Dies galt auch für die psychedelische Bewegung, deren Ideen und Lebensstil sich bald in alle Welt verbreiteten.

Ein wenig bekannter Kenner der psychedelischen Ära ist der aus Kanada stammende Philosoph und Medientheoretiker Marshall McLuhan. Über eigene psychedelische Experimente ist nichts bekannt, doch seine Theorien über Veränderungen der Medientechnologie im 20. Jahrhundert leisteten einen wichtigen Beitrag zum Verständnis der schnellen Verbreitung der psychedelischen Ästhetik. Durch die massenhafte Verbreitung des Fernsehens entstand das, was McLuhan auch das «globale Dorf» nannte: Das Fernsehen brachte die Bewegung in Ton und Bild direkt in die Wohnzimmer der Menschen und ermöglichte ihnen einen Einblick in das Geschehen am anderen Ende der Welt. Die Hippie-Mode, die in San Francisco oder im New Yorker Greenwich Village getragen wurde, wurde binnen kürzester Zeit von Zuschauern in Toronto, Rio de Janeiro oder Paris gesehen, und wer nicht an einem der zahlreichen Konzerte teilnehmen konnte, war nun zumindest im übertragenen Sinne mit dabei. Mit der neuen Technologie spielten Entfernungen kaum noch eine Rolle, und Ideen, auch subversive, konnten sich schneller und leichter von einem Ort zum anderen verbreiten. Ohne die Verfügbarkeit der neuen Medien hätten der Sound und die Mode dieser Zeit nicht im gleichen Maß um den ganzen Globus zirkulieren können.

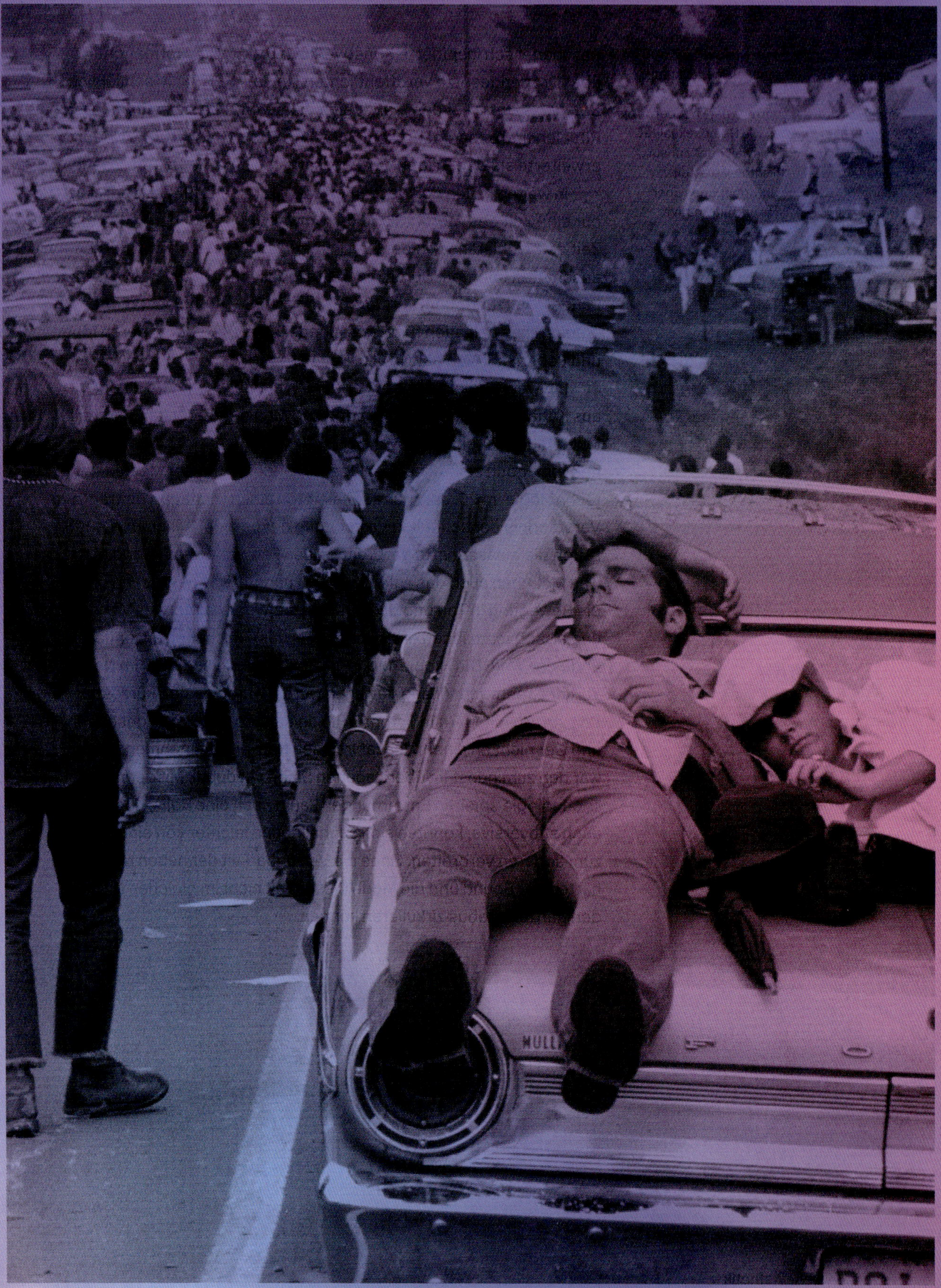

7

Untergrund

Mitte der 1960er-Jahre hatte sich die Szene in San Francisco explosionsartig ausgebreitet. Im gesamten pazifischen Nordwesten und darüber hinaus bildeten sich psychedelische Gemeinschaften, die gegenkulturelle Ideen vertraten und einen alternativen Lebensstil pflegten. Auch der Drogenkonsum nahm zu. Neben Amphetaminen, Benzodiazepinen und pharmazeutischen Produkten wie Valium wurden auch Psychedelika auf der Straße konsumiert. Pillen in pharmazeutischer Qualität waren neben Alkohol, Tabakprodukten, Cannabis, Speed und später Heroin verfügbar. Einige Bevölkerungsschichten nahmen eine liberale Haltung gegenüber Drogen ein. Andere sahen die Drogenkultur eher als Schreckgespenst und verbanden sie mit Bildern von berauschten Menschen, die auf die Straßen strömten, sich bei Musikveranstaltungen versammelten und die städtischen Enklaven eroberten. Ab 1966 begannen bereits einige amerikanische Bundesstaaten, Psychedelika zu kriminalisieren. Dadurch wurde eine verstärkte polizeiliche Überwachung der Hippie-Gemeinschaften möglich, und Drogenkonsument:innen wurden nicht mehr automatisch als Rockstars oder verehrungswürdige Vorbilder einer neuen Kultur betrachtet, sondern als Kriminelle.

LINKS: Die dreitägige Woodstock Music and Art Fair in Bethel, New York, im August 1969 wurde zum Symbol der Hippie-Bewegung. Die Veranstaltung, die als eines der größten Musikfestivals gilt, lockte mehr als 400 000 Menschen auf einen kleinen Milchviehbetrieb 100 Meilen nordwestlich von New York.

Bislang waren psychedelische Substanzen als legal betrachtet worden, wenn sie in erster Linie für anerkannte medizinische Zwecke eingesetzt wurden. Als jedoch deutlich wurde, dass die Menschen psychedelische Drogenerfahrungen zunehmend zu Freizeitzwecken suchten, begannen die Behörden, sich über den Zusammenhang zwischen Drogen und Kriminalität Sorgen zu machen. Aus Angst vor den Auswirkungen einer kaum begrenzten Ausweitung des Drogenkonsums auf die Gesellschaft führten die Behörden in Kalifornien und New York 1966 einen harten Kurs gegen verschiedene Drogen ein, darunter auch Psychedelika. Manche Historiker:innen sind der Meinung, dass diese Gesetzesänderung sich in die schon länger geführte Drogenpolitik der USA einfügt: Die Kriminalisierung der Drogen verfolgte das Ziel, Teile der Bevölkerung zu kontrollieren. So zielten schon die Anti-Opium-Gesetze des späten 19. Jahrhunderts eindeutig auf asiatische Gemeinschaften ab und lieferten einen Vorwand für eine verstärkte polizeiliche Überwachung in Vierteln mit überwiegend asiatischer Bevölkerung. Weiße Opiumkonsumierende hingegen blieben oft straffrei. Drogengesetze ließen sich nun einmal leichter rechtfertigen als Rassengesetze. Obwohl Psychedelika eher mit dem weißen, ja sogar dem bürgerlichen Amerika in Verbindung gebracht wurden, schienen diese Substanzen Personen anzuziehen, die mit der amerikanischen Außenpolitik oder den gängigen Konventionen von Recht und Ordnung nicht einverstanden waren. Die Vorstellung, dass Drogenkonsum zu politischem Radikalismus führte, wurde zu einem mächtigen Argument, das dazu beitrug, soziale Bewegungen in den 1960er- und 1970er-Jahren zu untergraben. In der zweiten Hälfte der 1960er-Jahre reihten sich Psychedelika in die wachsende Liste kriminalisierter Drogen ein, die mit mangelnder Selbstkontrolle und asozialen Verhaltensweisen und Personen assoziiert wurden.

Damit zusammenhängend änderte sich auch die Beurteilung, welche Arten von Drogen gute «Weißmarkt»-Drogen und welche schlechte «Schwarzmarkt»-Drogen waren. Tabak, Alkohol und pharmazeutische Produkte gelangten über die Kanäle des weißen Marktes in Lebensmittelgeschäfte und Privathaushalte, während Schwarzmarktdrogen wie Kokain, Heroin, Methamphetamine, Marihuana und Psychedelika illegal gehandelt wurden und streng verboten waren. Diese Entwicklung ging zunächst von einigen amerikanischen Bundesstaaten aus, erregte aber die Aufmerksamkeit der politischen Reformer und wurde zu einer Angelegenheit von nationaler Bedeutung. 1971 machte der amerikanische Präsident Richard Nixon das Thema zu einer Priorität seiner Regierung und sagte den Drogen den Krieg an.

RECHTS: Gegen Ende der 1960er-Jahren wiesen Anti-Drogen-Plakate und Gesundheitsbotschaften auf die schwerwiegenden und sogar tödlichen Folgen des Drogenkonsums hin. Einige Plakate, wie dieses aus den 1970er-Jahren, setzten bei der Darstellung der Folgen des Drogenkonsums und vor allem des Drogenmissbrauchs auf eine ähnliche Ästhetik.

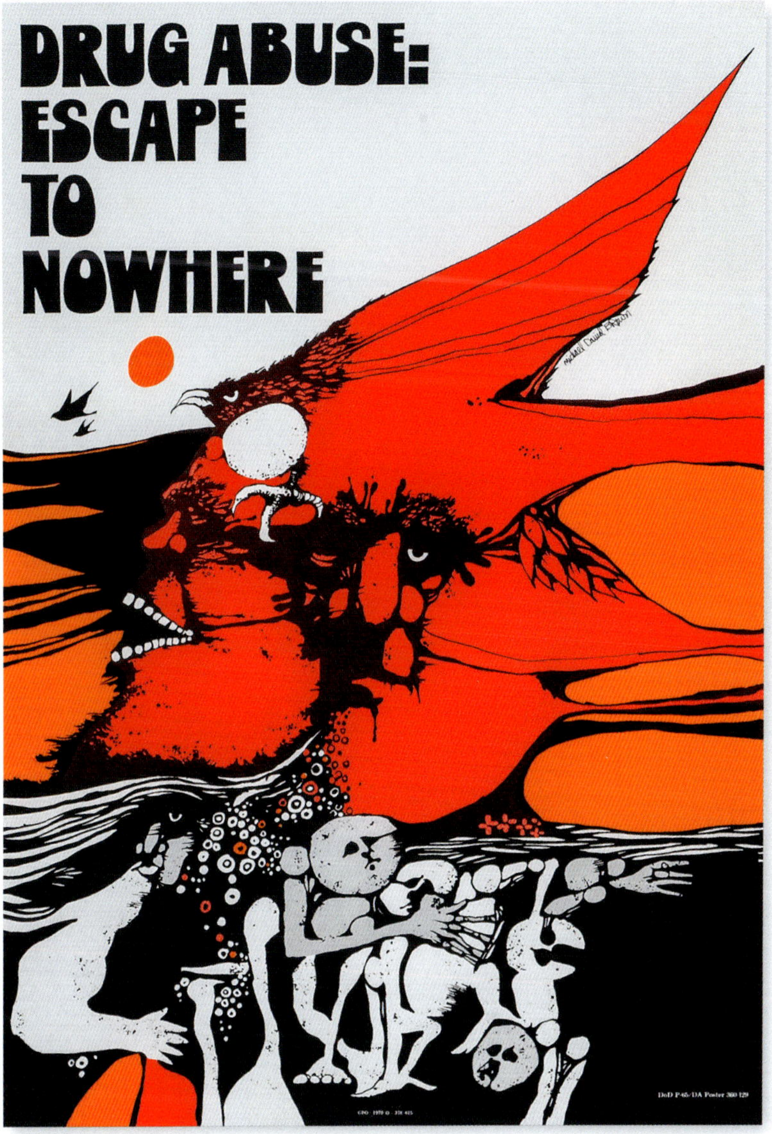

Während der Präsidentschaft Nixons wurde mithilfe einer groß angelegten PR-Kampagne versucht, der Anziehungskraft von Psychedelika als bewusstseinserweiternden Mitteln oder als Substanzen mit positiv-sozialer Wirkung entgegenzuwirken. Für die Kampagne wurden prominente Persönlichkeiten gewonnen, die sich öffentlich für ein drogenfreies Amerika und einen abstinenten Lebensstil aussprachen. Doch nicht alle, die sich dafür einspannen ließen, wurden dem gesetzten Standard gerecht. So wandte sich beispielsweise der Sänger Elvis Presley 1970 an Richard Nixon. Er wollte mit seiner Berühmtheit dazu beizutragen, den Drogenkonsum der amerikanischen Jugend

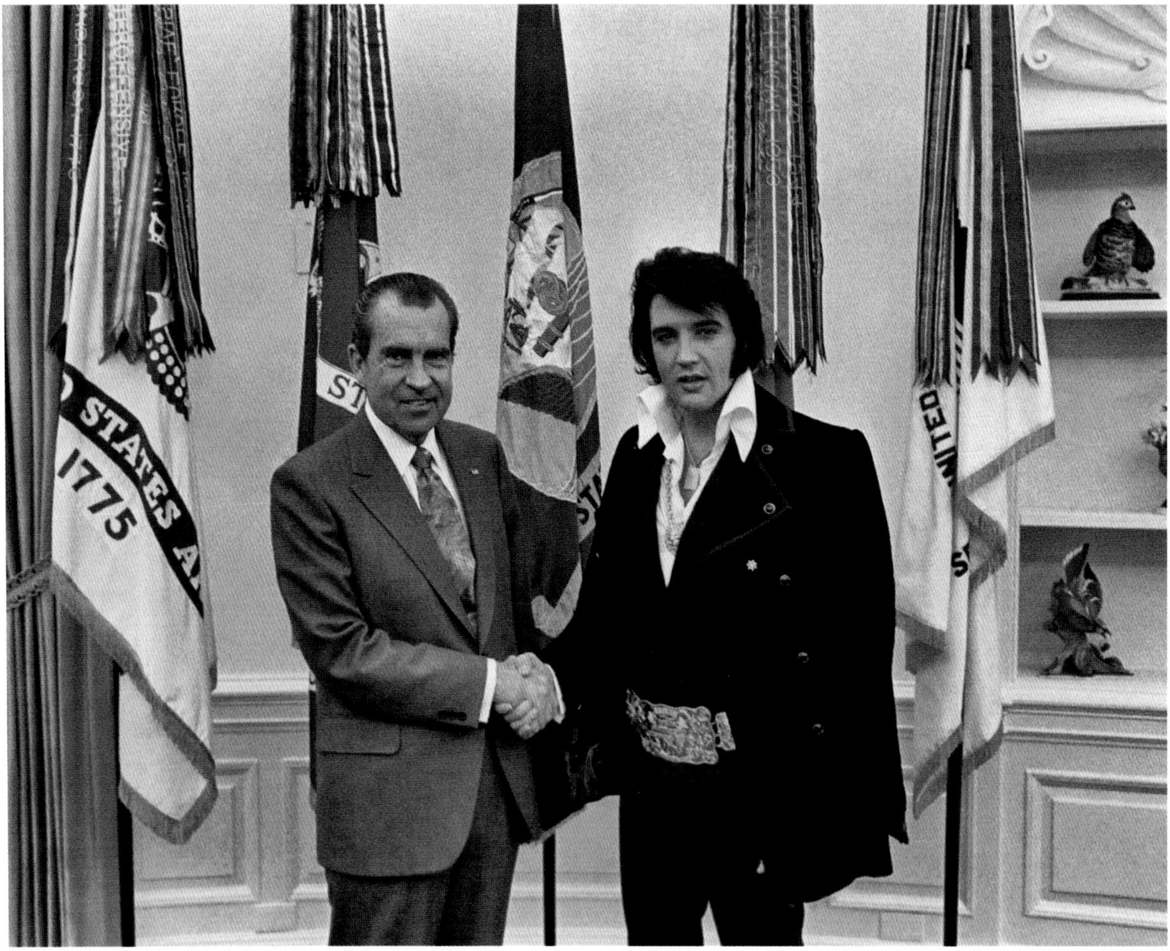

einzudämmen. Dass der King selbst zu starkem Drogen- und Alkoholkonsum neigte, schien ihn von dieser Zielsetzung nicht abzuhalten.

Die eigentlichen Opfer von Nixons Krieg gegen die Drogen waren allerdings vor allem die afroamerikanischen und hispanischen Gemeinschaften, die in der psychedelischen Bewegung zwar nie eine große Rolle gespielt hatten, aber weit häufiger von der Polizei überwacht und kontrolliert wurden als die überwiegend weiße, der Mittelschicht angehörige psychedelische Gemeinschaft. Diese hatte sich größtenteils in den Untergrund zurückgezogen. Die breite Bevölkerung brachte Konsument:innen anderer Drogen – zunehmend Methamphetamine, kristallines Kokain und Heroin – nun hauptsächlich mit Armut und Laster in Verbindung und verurteilte Sucht im Allgemeinen.

OBEN: Elvis Presley, der King of Rock 'n' Roll, traf sich 1970 mit US-Präsident Richard Nixon und behauptete, er wolle seinen Teil zum Krieg gegen Drogen beitragen. Das Treffen wurde durch Fotos wie dieses bekannt, aber es gibt keine offiziellen Aufzeichnungen darüber, was besprochen wurde.

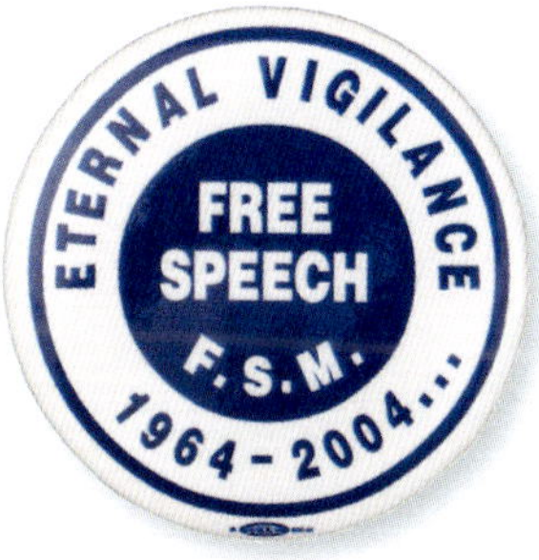

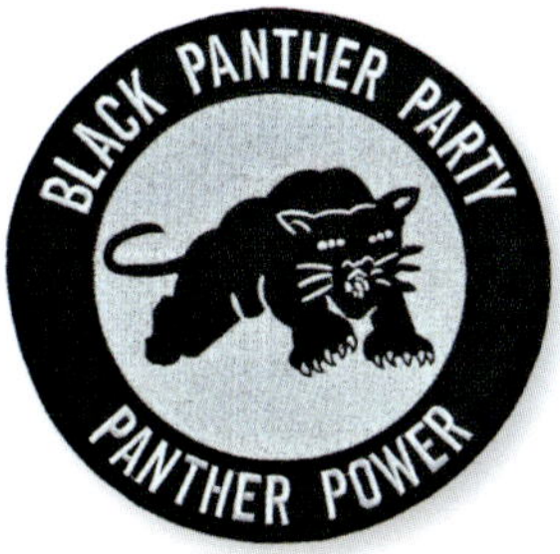

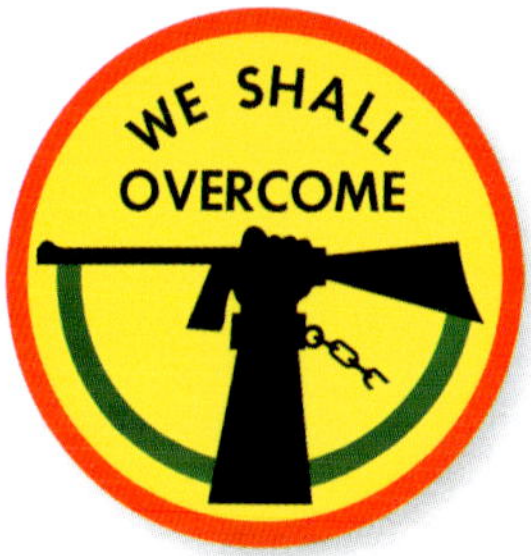

OBEN: Abzeichen von Protestgruppen, die in den 1960er-Jahren aktiv waren. Einige Gruppen lehnten Psychedelika ausdrücklich ab, da sie ihre politischen Ziele untergruben. Andere banden sie direkt in ihre Kampagnen ein. Die Mitglieder des Berkeley Free Speech Movement (oben) hielten sich von Psychedelika fern, während einige Mitglieder der Black Panthers (Mitte) und der Diggers (unten) Psychedelika als Ausdruck ihres Widerstands gegen bestehende Verhältnisse betrachteten.

Angst vor Anarchie

Die neuen Drogengesetze zogen eine scharfe Trennlinie zwischen dem Drogenkonsum aus medizinischen und dem Konsum aus Freizeit- oder anderen Gründen. Die Polizeikräfte wurden angewiesen, diese Gesetze umzusetzen und sowohl die Konsument:innen als auch die Händler:innen gleichermaßen zu verfolgen, selbst bei geringfügigen Besitzdelikten. Manche Verhaftungen machten Schlagzeilen und sollten als abschreckendes Beispiel für andere dienen.

Drogenkonsum ohne medizinische Gründe wurde zum Synonym für unerwünschtes Verhalten und unerwünschte Einstellungen aller Art. Junge Menschen in den Vereinigten Staaten, vor allem in Kalifornien und New York, standen schon in dem Ruf, die moralische und rechtliche Legitimität des amerikanischen Staates infrage zu stellen. In den 1960er-Jahren entstanden zahlreiche bedeutende Jugendbewegungen wie das Berkeley Free Speech Movement (FSM), Organisationen der Neuen Linken wie die einflussreiche Students for a Democratic Society (SDS), radikale Bürgerrechtsreformer wie die Black Panthers und sogar anarchistische Gruppen wie die Diggers. Frauengruppen koordinierten feministische Proteste und forderten Gesundheitsreformen, um ein patriarchalisches System zu überwinden, das die gesundheitlichen Belange von Frauen lange Zeit ignoriert hatte.

Im Kontext des Kalten Krieges verstärkte sich die Intensität des politischen Protests in Nordamerika, der sich größtenteils auf die Ereignisse in den Vereinigten Staaten konzentrierte. Während die Politik des Kalten Krieges die Welt in kommunistische und kapitalistische Nationen aufteilte, begannen immer mehr privilegierte Jugendliche in andere Kontinente, etwa nach Lateinamerika oder Asien, zu reisen und dabei andere Kulturen und Traditionen aus erster Hand kennenzulernen. Nicht wenige stellten dabei fest, dass ihre Erfahrungen nicht immer mit den in den USA vorherrschenden Bildern von den Menschen und Lebensweisen in den sogenannten kommunistischen Ländern übereinstimmten. Nach ihrer Heimkehr sahen daher viele die offizielle Regierungspolitik kritisch. Auch wer nicht reiste, konnte durch die neuen Medien Einblicke in das Leben in anderen Ländern gewinnen. Sorgen über Armut, Geburtenkontrolle und Ernährungsunsicherheit wurden zunehmend zu Themen von globalem Ausmaß. Dadurch wurden die Bewegungen in den Vereinigten Staaten gestärkt, und die Proteste gegen einen rücksichtslosen Staat, der Ungleichheiten aufgrund von Ethnie, Armut und Geschlecht aufrechterhielt, nahmen zu.

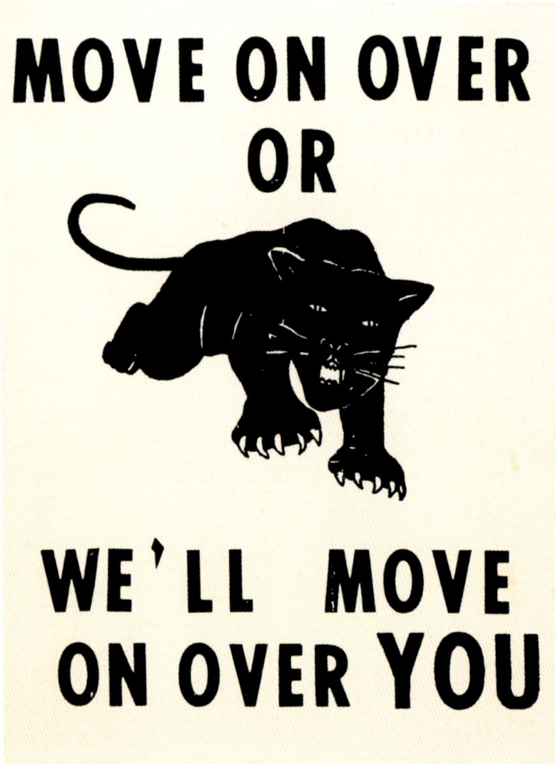
MOVE ON OVER
OR
WE'LL MOVE
ON OVER YOU

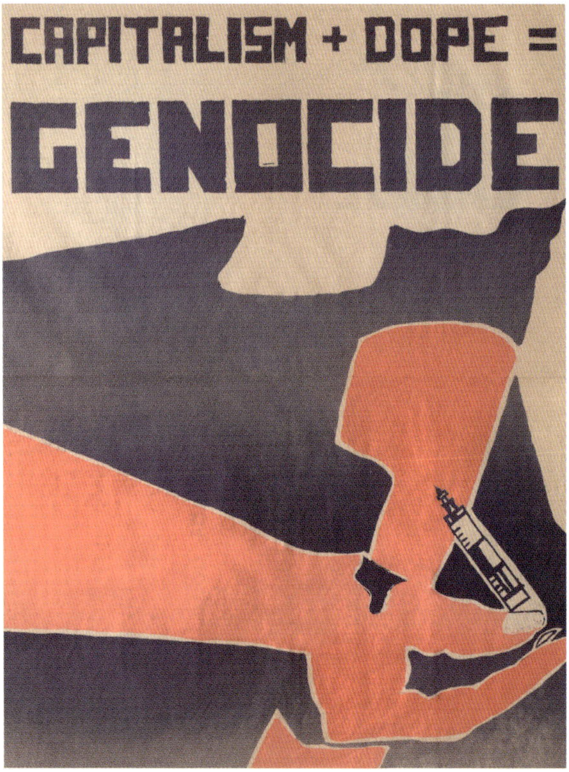
CAPITALISM + DOPE =
GENOCIDE

Psychedelika gingen nicht von Natur aus mit diesen politischen Bewegungen Hand in Hand. Einige der führenden Köpfe der politischen Organisationen der 1960er- und 1970er-Jahre lehnten Psychedelika und ihre Befürworter:innen sogar offen ab. Sie waren der Meinung, dass sie das politische Wasser trübten, denn es ginge doch darum, den Staat auf legitime Weise anzugreifen. Andere wiederum, darunter Jerry Rubin und Abbie Hoffman (Mitbegründer der Youth International Party oder «Yippies») und Raymond Mungo (Mitbegründer des Liberation News Service), vertraten eine liberalere Position und sollen den Slogan «Drop Acid, not Bombs» unterstützt haben. Wieder andere Aktivist:innen betrachteten Psychedelika und andere Drogen als eine Form des Aufbegehrens, die zu ihrer Kritik an festgefahrenen Machtsystemen passte.

Ein Beispiel dafür war der Aktivismus gegen den Vietnamkrieg. Es kam zu beispiellosen Anti-Kriegs-Protesten, weil in den USA immer wieder Soldaten für einen scheinbar endlosen und für viele nicht gerechtfertigten Krieg gegen die von der Sowjetunion unterstützten Vietcong rekrutiert wurden. 1965 verstärkte die US-Regierung ihre Rekrutierungsbemühungen, indem sie die Wehrpflicht-Befreiung für

OBEN: In der Ära radikaler Politik entstand auch die Red-Power-Bewegung, in der sich die indigenen Gemeinschaften für Anerkennung, Wiedergutmachung und politische Autonomie einsetzten. Dieses Bild aus der Red-Power-Zeitung *Native Movement* aus Vancouver aus dem Jahr 1970 stellt die Verbindung von Kapitalismus und Drogen als neue Form des Völkermords dar.

OBEN LINKS: Die Black Panthers stellten einen militaristischen Flügel der Bürgerrechtsbewegung dar, der sich von den gewaltlosen Protesten um Martin Luther King abgrenzte und für das Tragen von Waffen eintrat. In den 1970er-Jahren sollen Mitglieder der Black Panthers Timothy und Rosemary Leary in Algerien Unterschlupf gewährt haben, als diese nach Learys Gefängnisausbruch aus den USA geflohen waren.

RECHTS: Psychedelische Drogen und Antikriegsproteste gingen Hand in Hand. Das Foto zeigt Teilnehmende einer Demonstration 1969 in San Francisco. Timothy Leary soll angeblich geäußert haben, der Kalte Krieg ließe sich friedlich beenden, wenn der amerikanische Präsident Richard Nixon und der sowjetische Regierungschef Nikita Chruschtschow LSD nehmen würden.

UNTEN: Der New Yorker Graffitikünstler Chad Stickney brachte LSD buchstäblich auf die Straße. Bekannt wurde er unter seinem Künstlernamen LSD-OM. Stickneys Werke waren in der Bronx und im Central Park zu sehen. Er thematisierte das, was er als neue Botschaft für die öffentliche Gesundheit bezeichnete, und war Vorreiter einer Form der Graffiti-Kunst, die sich der psychedelischen Sache widmete.

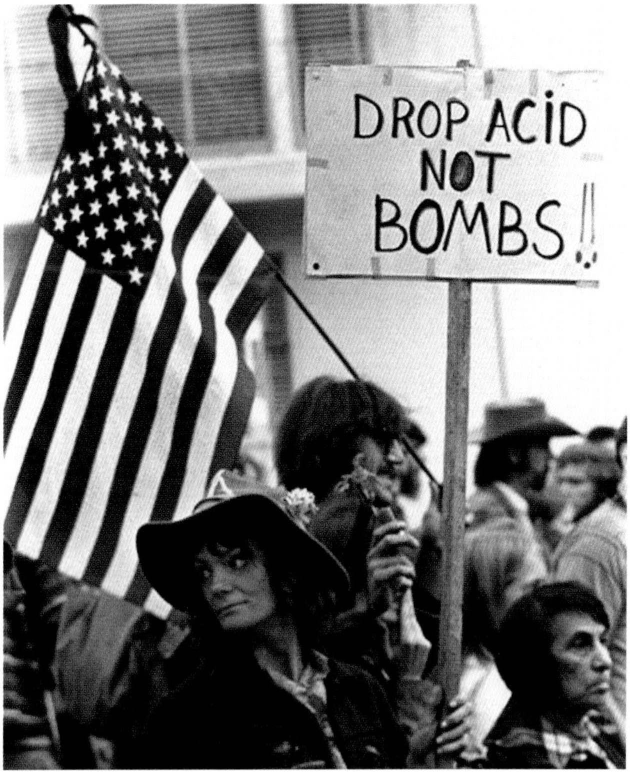

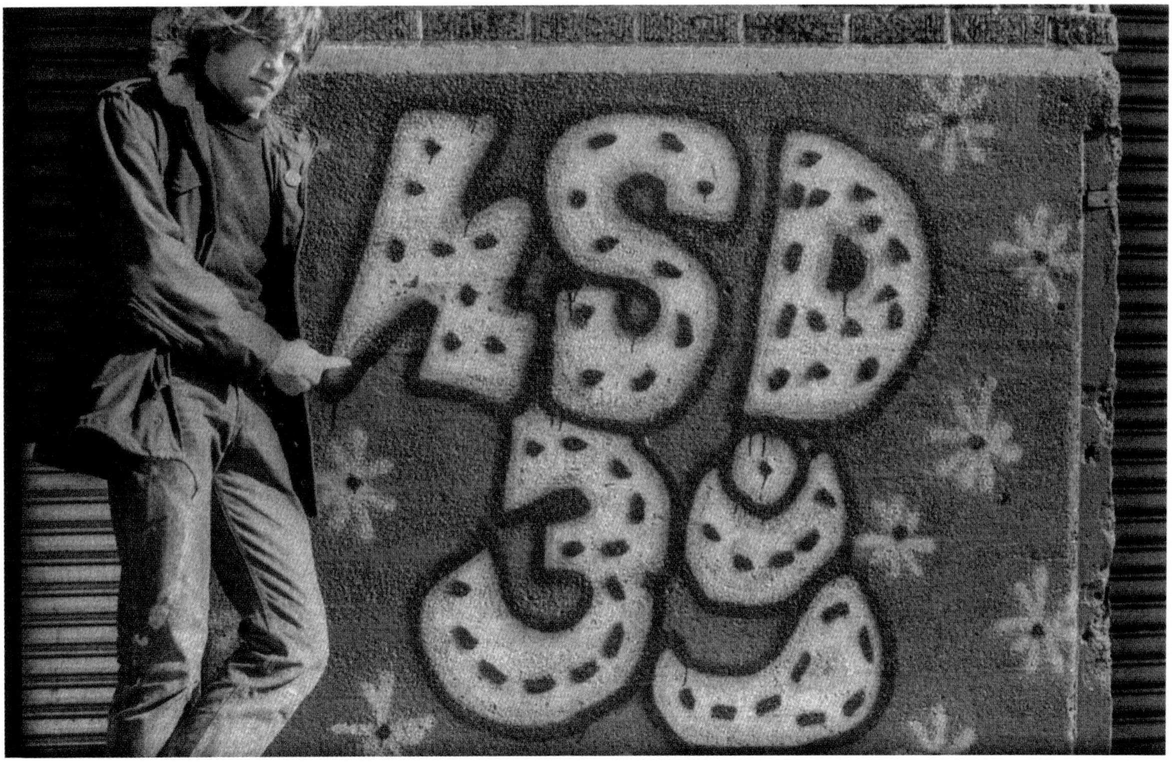

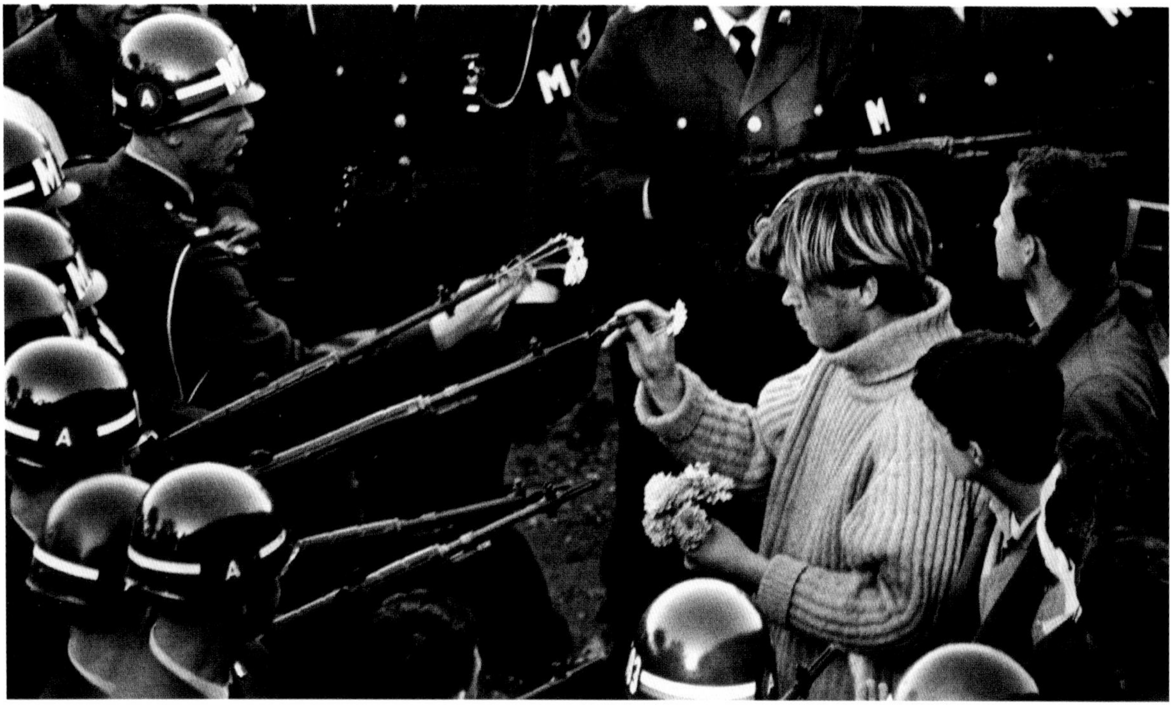

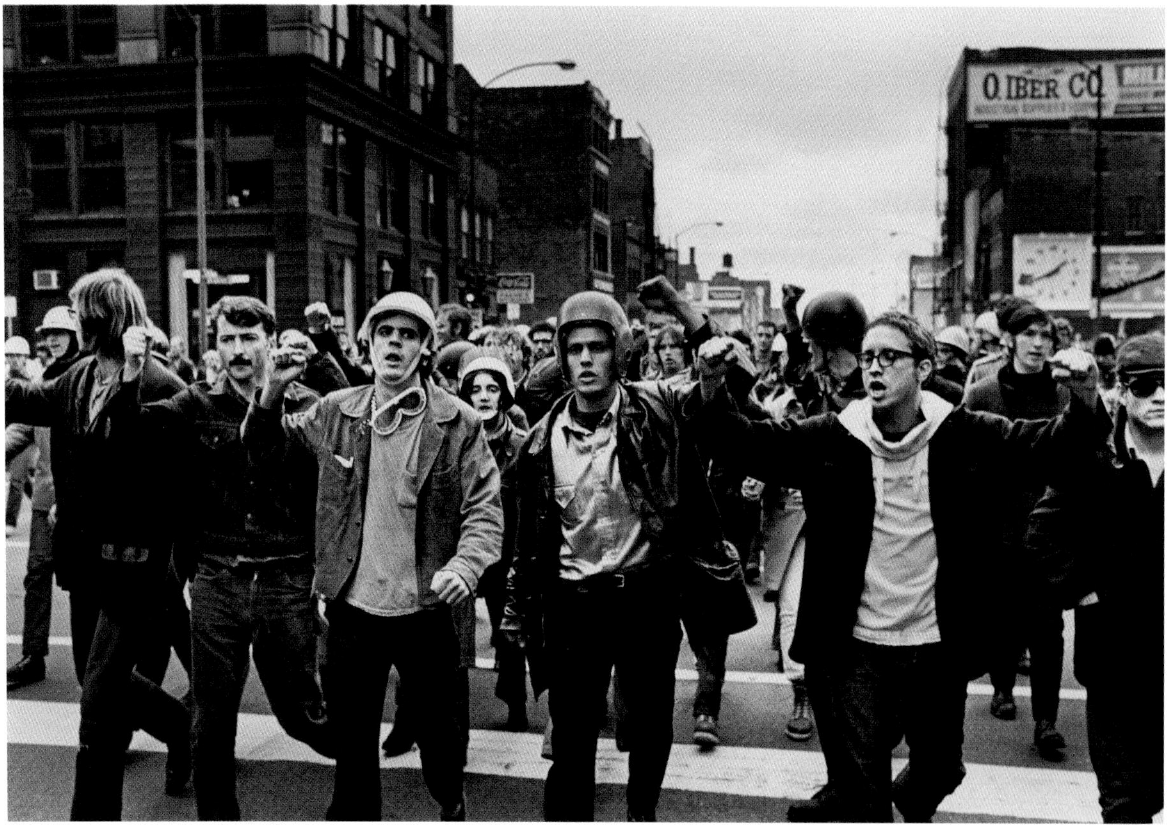
O.IBER CO

LINKS: Dieses «Flower Power»-Foto wurde für einen Pulitzer-Preis nominiert, weil es die Stimmung bei einem Anti-Vietnam-Marsch auf das Pentagon in Washington D.C. im Jahr 1967 so ergreifend einfing. Das Foto zeigt Paul Ennis, auch bekannt als Tall Paul, wie er eine Gerbera in den Lauf eines Gewehrs steckt. Was der Fotograf nicht wusste: Paul war ein überzeugter Anhänger von LSD.

UNTEN LINKS: Bei den «Days of Rage» protestierten die Weathermen, eine linksradikale Studentenorganisation aus Michigan, im Oktober 1969 in Chicago gegen den Vietnamkrieg. Die Weathermen gehörten zu den Students for a Democratic Society und unterstrichen ihren scharfen politischen Protest durch zivilen Ungehorsam. Später radikalisierten sie sich zunehmend und erklärten der US-Regierung in einem Schreiben den Krieg.

Studierende lockerte. Dem Aktivisten Bill Ayers zufolge, der damals Student an der Universität von Michigan war, wurden die Studierenden auf die US-Aggression in Vietnam aufmerksam, als mehr junge Männer zum Dienst gezwungen wurden und der Krieg zu Hause zu einem Politikum wurde. 1969 gründete er mit Gleichgesinnten die Weathermen (auch Weather Underground Organisation), eine Untergrundorganisation, die später als inländische terroristische Organisation eingestuft wurde. Diese Gruppe schreckte auch vor Drogenkonsum nicht zurück und führte sogar ihre eigenen «Acid Tests» durch – im Sinne einer Art Initiation oder zum Aufspüren potenzieller Spione. Diese linksradikale Gruppe speiste sich aus dem gegenkulturellen Zeitgeist und konzentrierte ihre Energien auf die Kritik an der amerikanischen Außenpolitik und dem wirtschaftlichen Imperialismus.

Viele Soldaten kehrten mit einer ausgeprägten Opiatabhängigkeit und psychischen Erkrankungen aus dem Krieg zurück. Einige waren nicht nur drogenabhängig, sondern fühlten sich in dem System, für das sie angeblich gekämpft hatten, nicht mehr zu Hause. Während des Vietnamkriegs entstand die Diagnosekategorie der Posttraumatischen Belastungsstörung (PTSD). Damit erkannten Psychiater:innen offiziell eine Störung an, die jahrzehntelang als eine Art Vorstufe einer Erkrankung abgetan worden war. Ob Kriegsgegner:innen und desillusionierte Veteranen Psychedelika einnahmen, war kaum von Bedeutung. Drogen galten weiterhin als etwas Subversives. Damit war es für die US-Regierung einfach, politische Kritik als Produkt eines Rauschs zu bezeichnen und damit zu diskreditieren.

LSD-Blotter

Von den späten 1960er-Jahren an waren Psychedelika in weiten Teilen der westlichen Welt durch Gesetze kriminalisiert. Doch die Konsument:innen fanden Wege, um das Gesetz zu umgehen. Über die Untergrundszene gibt es viele Geschichten. Eine davon dreht sich um die Frage, wer all das LSD lieferte, das in Orten wie San Francisco im Umlauf war. Bilder und Texte über die psychedelischen 1960er-Jahre legen nahe, dass LSD in der Tat weit verbreitet und nahezu frei erhältlich war. Es gibt Berichte, die klinischen Forscherteams vorwerfen, sie hätten ihre Vorräte in die falschen Hände geraten lassen. Selbst das Schweizer Pharmaunternehmen Sandoz, der einzige legale Vertreiber von LSD, erwog diese Frage mit Besorgnis. Der Entdecker des LSD, Albert Hofmann, reiste selbst nach San Francisco, um diese Behauptungen zu überprüfen, und sammelte bei einem Konzert von Grateful Dead Proben von LSD-Tabletten. Zu seiner Überraschung lag das

Problem nicht bei Sandoz. Vielmehr musste Hofmann erkennen, dass es außer ihm noch einige andere gab, die LSD herstellen konnten.

Anders als Psilocybin (Pilze) oder Meskalin (Peyote) hat LSD kein natürliches Gegenstück und wurde von Anfang an in einem modernen Chemielabor synthetisch hergestellt. Das ursprüngliche LSD von Sandoz war unter dem Markennamen Delysid erhältlich. Es war flüssig und dazu bestimmt, in Wasser oder einer anderen Lösung verdünnt zu werden. Als die LSD-Herstellung im Untergrund begann, kam es zu einigen Innovationen. Zunächst wurde eine kristalline Form von LSD hergestellt, die zu Pulver gemahlen und in Pillenform gebracht wurde. Die Pillen wurden in der Bay Area vertrieben und wurden durch ihre charakteristischen Farben bekannt. Auf der Straße wurden sie unter Namen wie Blue Cheer und Orange Sunshine gehandelt.

LSD ist eine außerordentlich starke Substanz. Ihre Stärke wird in Mikromilligramm (Millionstel Gramm) gemessen, die von Meskalin und Psilocybin dagegen Milligramm (Tausendstel Gramm). Das bedeutet, dass mit einer winzigen Menge LSD viele Dosen hergestellt werden können. Mitte der 1960er-Jahre wurde «Blotter Acid» zur neuen Sensation: LSD-Hersteller brachten Einzeldosen von flüssigem LSD auf Löschpapierstückchen auf, die einzeln verkauft und konsumiert werden konnten (sog. «Tickets» oder «Trips»). Während Pillenpressen komplexe und auffällige Geräte sind, lassen sich perforierte Papierbögen viel leichter verstecken und transportieren. Die ersten LSD-Blotter stammten aus Manhattan und wurden von einem Mann namens Richard Barth Sanders, auch bekannt als «Eric Ghost», hergestellt. Doch schon bald machten sich auch andere an die Herstellung von Blottern. Mit der Zeit tauchten neben simplen, weißen Löschpapierbögen zunehmend bunte, mit Bildern bedruckte Blotter, auf und es entwickelte sich eine wild-kreative Blotter-Kunst.

Eine Reihe von Personen war sowohl den Behörden als auch den Konsumierenden als geschickte LSD-Chemiker bekannt. Einige benutzten falsche Namen, andere agierten im Verborgenen. Der Roadie von Grateful Dead, Owsley Stanley oder «Bear», fühlte sich berufen, die Welt mit diesem starken Psychedelikum zu versorgen. Stanley verzichtete auf hohe Gewinne. Ihm war eine weite Verbreitung wichtiger, darum verkaufte er das Löschpapier billig oder verschenkte es an Dead Heads.

Ein weiterer Untergrund-Chemiker war Nick Sand, ein Mitglied der Brotherhood of Eternal Love. Diese Gruppe war in Kalifornien in den späten 1960er- und frühen 1970er-Jahren aktiv und wurde als Hippie-Mafia bezeichnet. Sands Produkte tauchten in New York, Indien und wahrscheinlich an vielen anderen Orten auf. Er synthetisierte

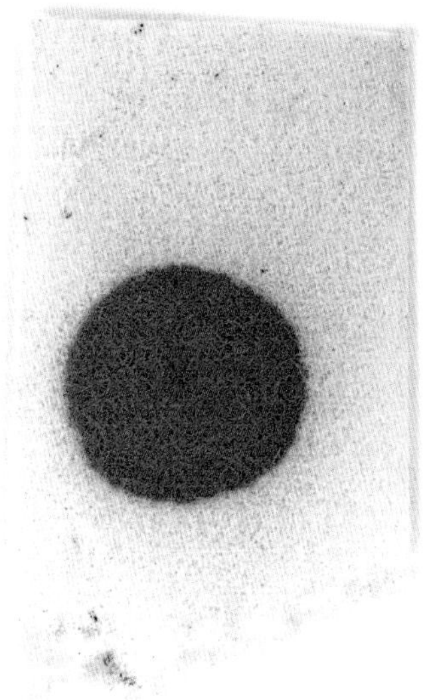

OBEN: Die ersten LSD-Blotter wurden in den frühen 1960er-Jahren hergestellt und waren kleine Kunstwerke der Chemie. Der Punkt auf diesem Bild zeigt die aktive Dosis LSD auf dem saugfähigen Trägerpapier an.

RECHTS: Dieses Bild von Superman, der auf seinem Kostüm anstelle seines charakteristischen «S» ein «LSD»-Logo trägt, stammt aus dem Jahr 1968 und spiegelt die Vorliebe der Hippies für Comics und einfache Sprachverfremdungen wider. Während die psychedelischen Drogen die Sichtweise der Konsumierenden auf die Realität veränderten, trugen die Comics unter anderem dazu bei, die Regeln der formalen Sprache aufzuweichen.

NÄCHSTE SEITE: Die Hersteller von LSD-Blotter verbanden chemisches Wissen mit handwerklichem Geschick und gestalterischer Kreativität. Die hier gezeigten Beispiele sind Einzel-, Vierer- oder Neunerdosen, die zwischen den 1960er- und 2000er-Jahren produziert wurden, und geben nur einen kleinen Einblick in die kreative Vielfalt der Blotter-Kunst.

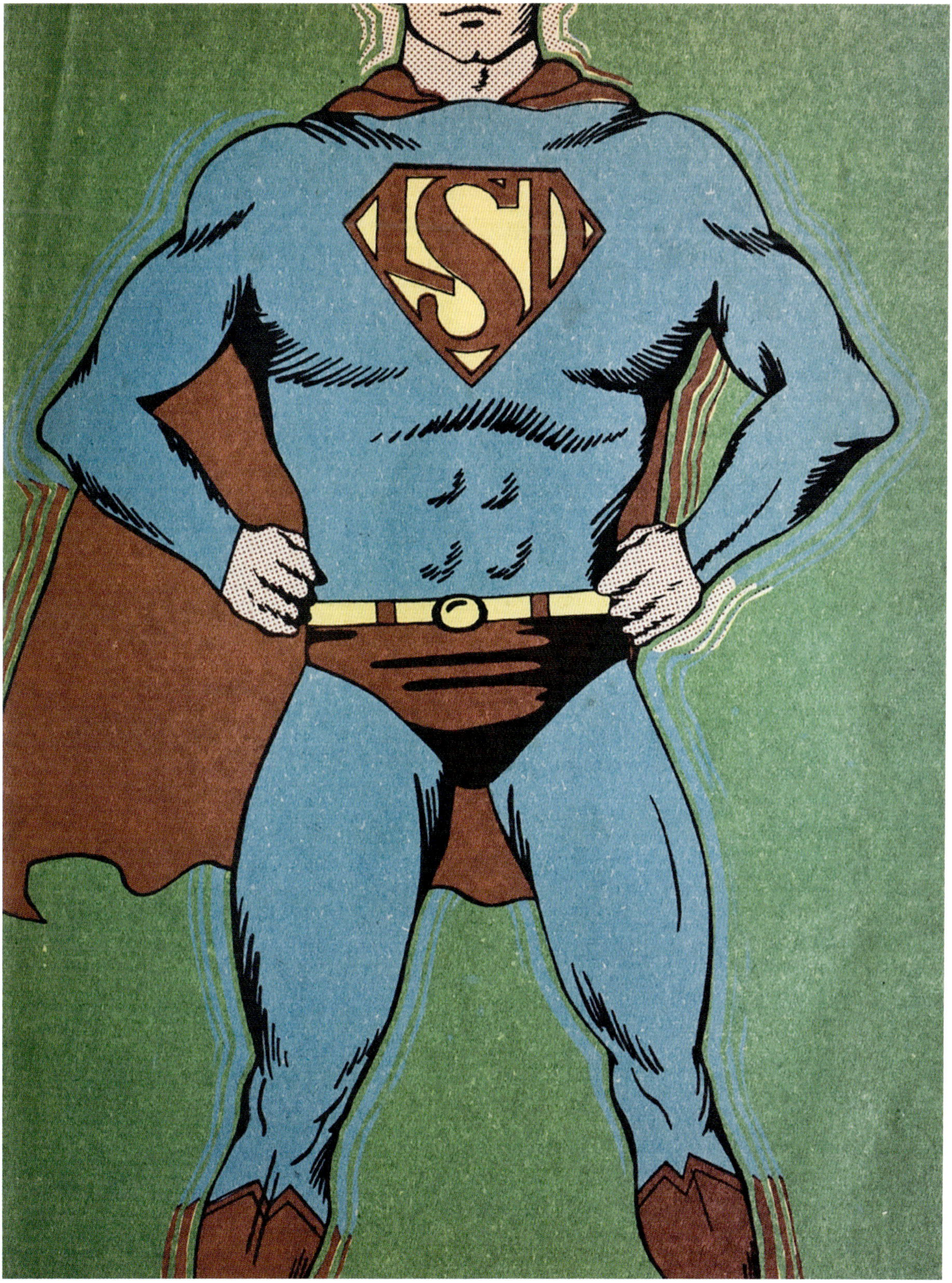

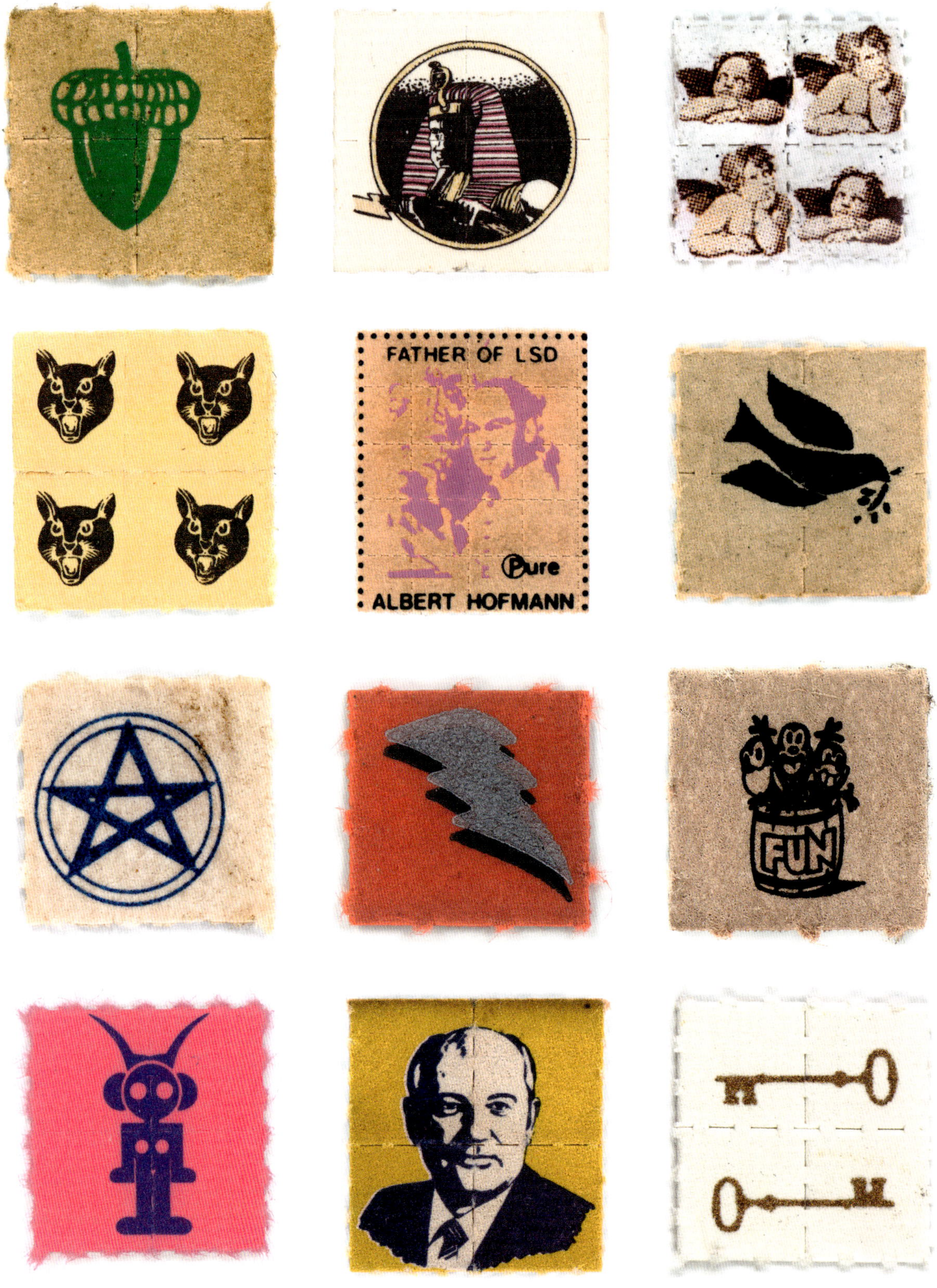
FATHER OF LSD
Pure
ALBERT HOFMANN
FUN

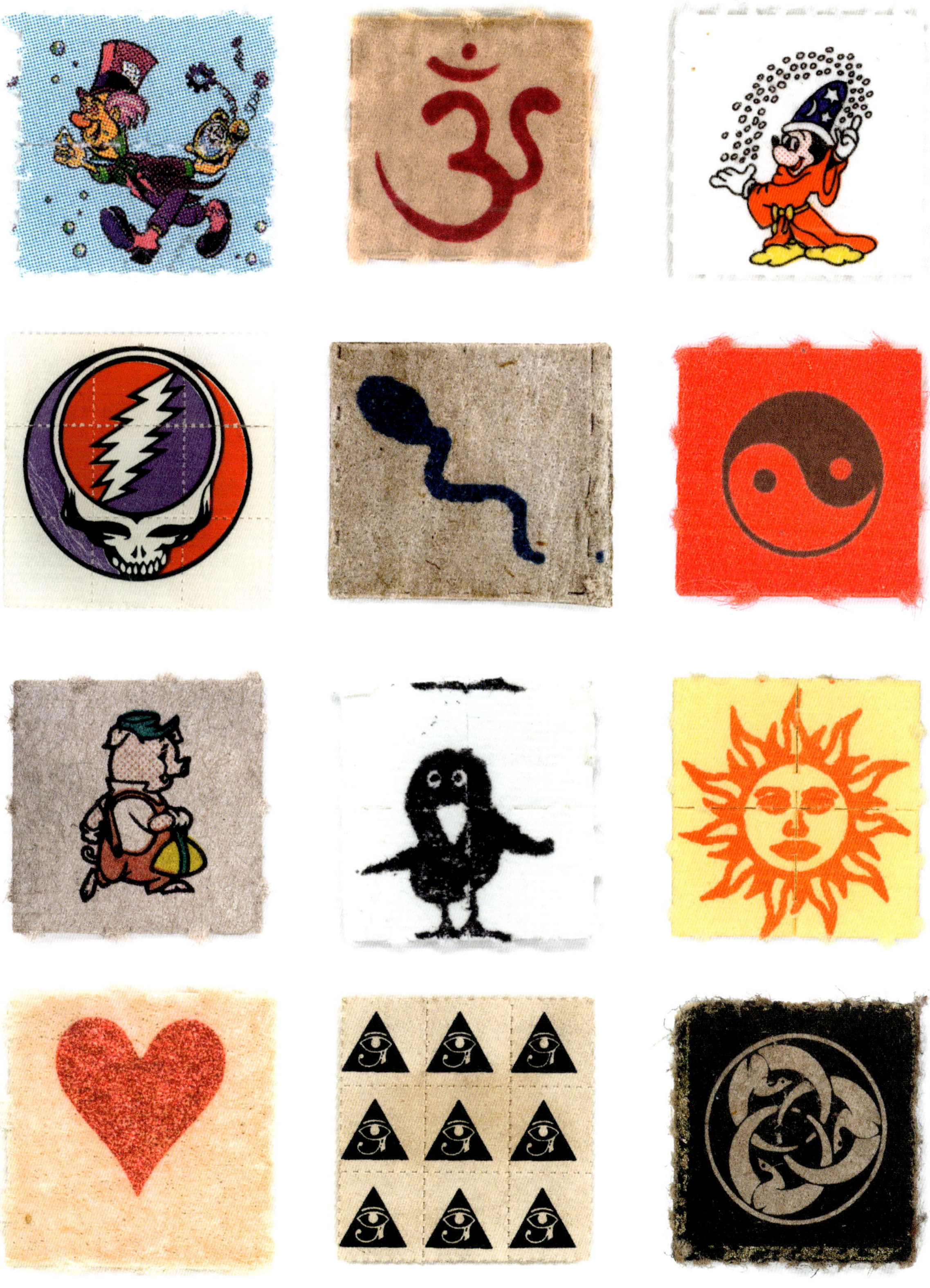

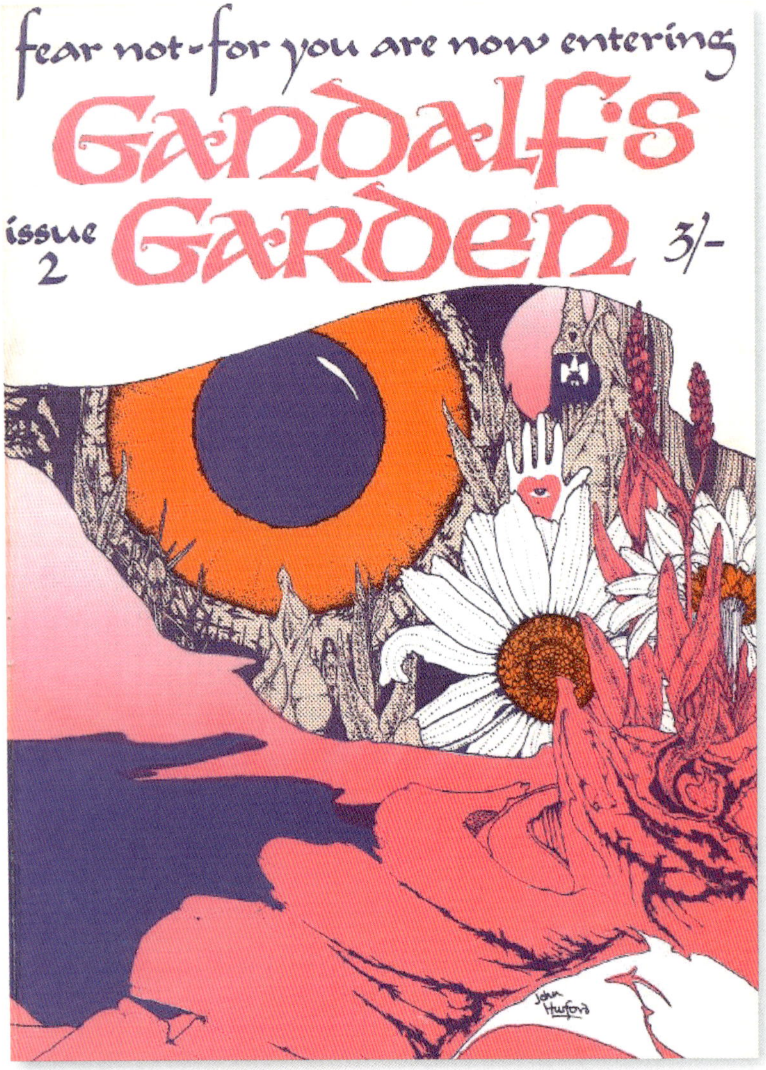

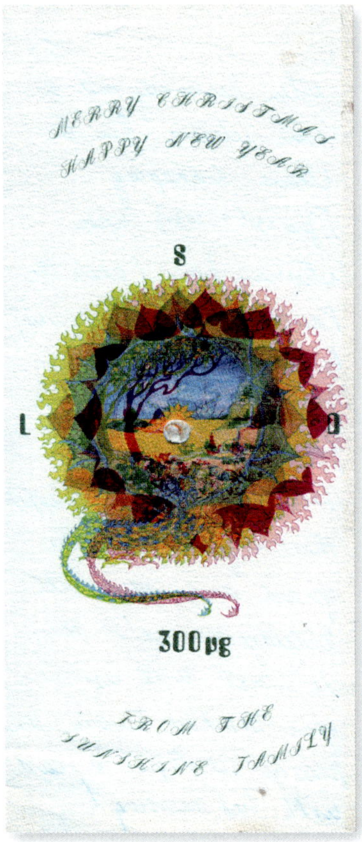

LINKS UND RECHTS: Einige nutzten ihr Wissen und ihre wirtschaftlichen Freiräume, um neben Leitfäden für den Anbau von Pilzen auch Handbücher für die Herstellung oder den Anbau von bewusstseinsverändernden Drogen, einschließlich LSD und DMT, zu veröffentlichen. Diese Broschüren und Leitfäden enthielten manchmal auch Bezugsquellen mit Postfachadressen, bei denen man Materialien oder Starterkits bestellen konnte.

Psychedelika wie N.N-Dimethyltryptamin (DMT) und stellte LSD in einem Ausmaß her, das für die meisten klinischen Forscher:innen unvorstellbar war. 1977 fand im ländlichen Wales die «Operation Julie» statt, eine der bis heute größten Drogenrazzien. Dabei wurden die umfangreichen LSD-Herstellungsaktivitäten von Richard Kemp und Andy Munro gestoppt. Damaligen Schätzungen zufolge soll ihr geheimes LSD-Labor 90 Prozent des gesamten britischen Angebots hergestellt haben. Der Wert der beschlagnahmten Drogen und Vorläuferchemikalien wurde auf 650 Millionen Pfund (nach heutigem Wert) geschätzt. Später stellte der Chemiker Alexander Shulgin in seinem Haus außerhalb von Oakland (Kalifornien) im Stillen Hunderte von Substanzen her (siehe Seiten 168–169).

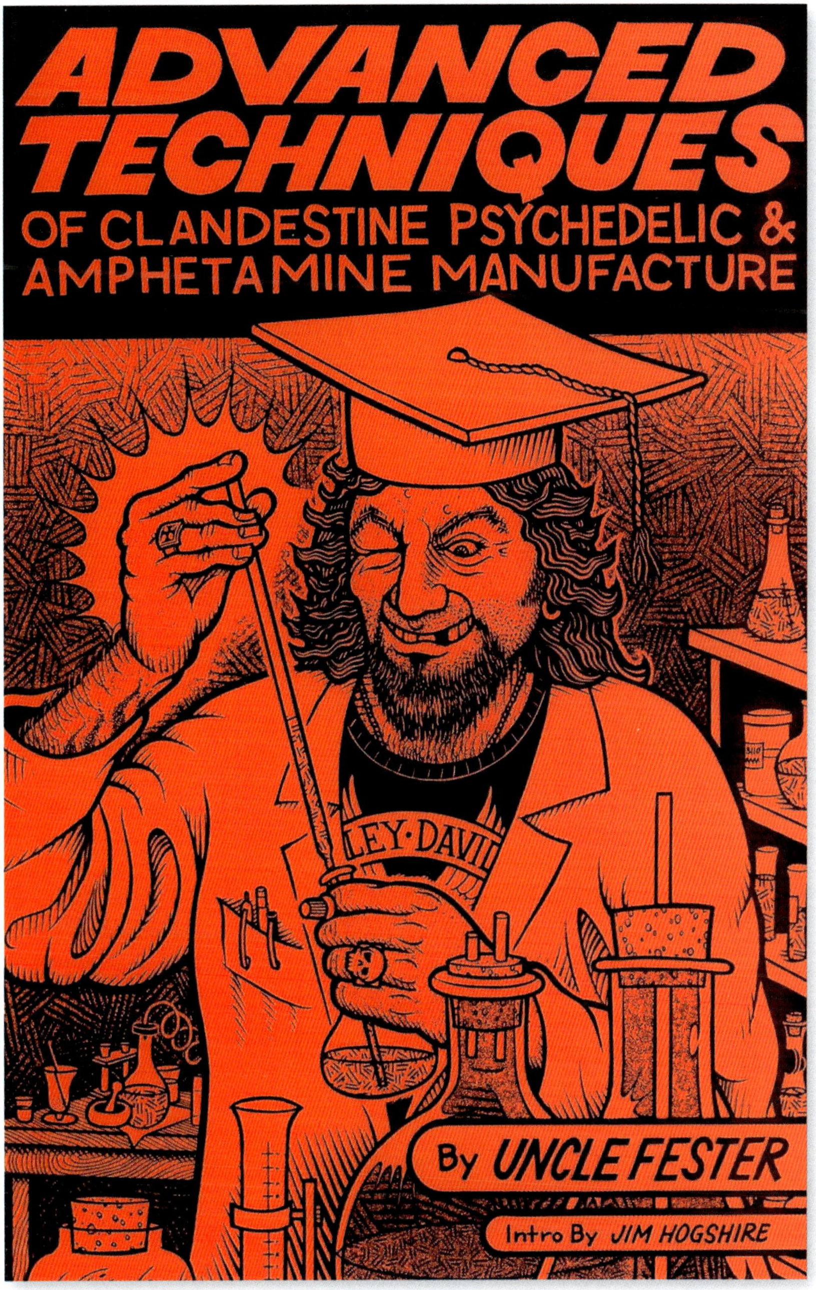

LINKS: Als Timothy Leary und seine Frau Rosemary mithilfe der Black Panthers vor den US-Behörden nach Nordafrika flohen, schickten ihm seine Freunde vom Weather Underground diese Weihnachtskarte an sein Versteck in Algerien. In der Mitte sind noch heute Spuren der 300-Mikrogramm-Pille «Orange Sunshine» nachzuweisen.

Magic Mushrooms

Psychedelische Substanzen waren verboten – unabhängig davon, ob sie irgendwo natürlich vorkamen oder in einem Labor hergestellt wurden. In vielen Gerichtsbarkeiten hatte der Besitz selbst einer geringen Menge strafrechtliche Konsequenzen. Weit schärfer waren die Strafen für diejenigen, die psychoaktive Substanzen herstellten oder vertrieben. Nun wachsen aber sowohl Pilze als auch Peyote in der freien Natur. Peyote ist in einer relativ kleinen Region an der Grenze zwischen Mexiko und den Vereinigten Staaten heimisch. Es kann Jahrzehnte dauern, bis der kleine Kaktus Knöpfe mit einer nennenswerten Wirkstoffkonzentration produziert. Psilocybin-Pilze hingegen brauchen nur etwa einen Monat, bis sie geerntet und verwendet werden können.

In den 1970er-Jahren erschienen im Untergrund verschiedene Handbücher für Psychedelika, auch für Pilze. Einige dieser Handbücher enthielten allgemeine Informationen über Psychedelika, andere konzentrierten sich ausschließlich auf die Chemie. Das 1976 erschienene Buch *Psilocybin: Magic Mushroom Grower's Guide* ist wahrscheinlich das erste und sicherlich das einflussreichste Handbuch seiner Zeit. Es hat die Geschichte der Magic Mushrooms verändert. Das schmale Büchlein enthielt einen Hinweis für die Leser: «Der Herausgeber befürwortet keine Gesetzesübertretungen. Das hier enthaltene Material versteht sich als Information, die der Öffentlichkeit zugänglich sein sollte.» Mit dieser einfachen Aussage machten sich die Autoren des Buches die Tatsache zunutze, dass Magic Mushrooms in einer Grauzone zwischen natürlichen Pflanzen und Drogen angesiedelt sind.

Der von der angehenden Ethnobotanikerin Kat Harrison illustrierte Band enthält neben Skizzen von Pilzen auch Geschichten, die sie in ihren kulturellen Kontext einordneten. Unter den Pseudonymen O. T. Oss und O. N. Oeric beschrieben die Autoren Verfahren zu Identifizierung, Anbau, Vermehrung und Lagerung. Hinter den Pseudonymen verbargen sich die Brüder Terence und Dennis McKenna, die sich später als Ethnobotaniker beziehungsweise Ethnopharmazeutiker einen Namen machten. Terence' Ehefrau Kat war nicht nur Illustratorin, sondern hatte bereits Arbeitsbeziehungen zu indigenen Familien in ganz Lateinamerika aufgebaut. Obwohl psychedelische Pilze bereits in den 1950er-Jahren öffentlich bekannt wurden, wird diesem Handbuch zugeschrieben, dass es sie einem breiten Publikum zugänglich machte. Vor dem Erscheinen dieses Buches

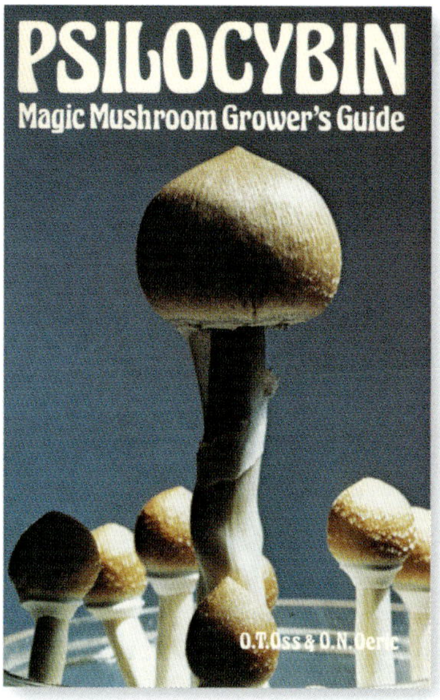

OBEN: Das beliebte Buch über den Anbau von Psilocybin-Pilzen aus dem Jahr 1976 enthielt Ratschläge von den Brüdern McKenna und Kat Harrison, die erfahrene Psychonauten waren, sowie praktische Anleitungen zum Anbau eigener Pilze.

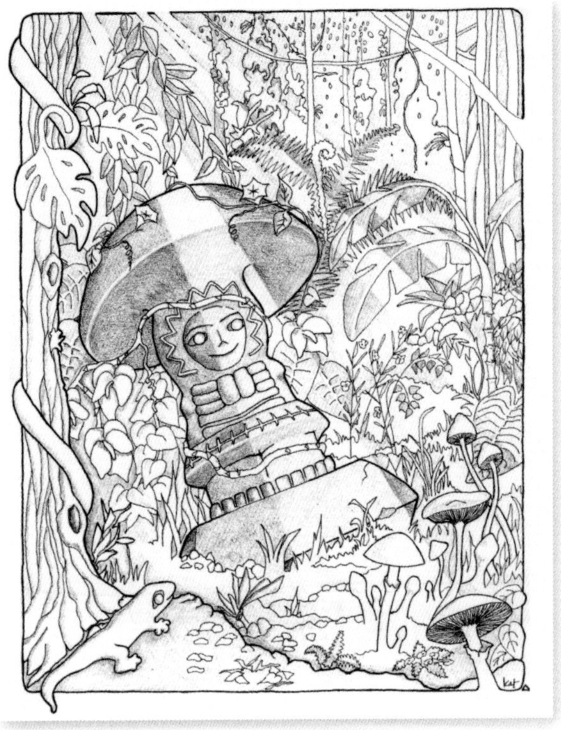

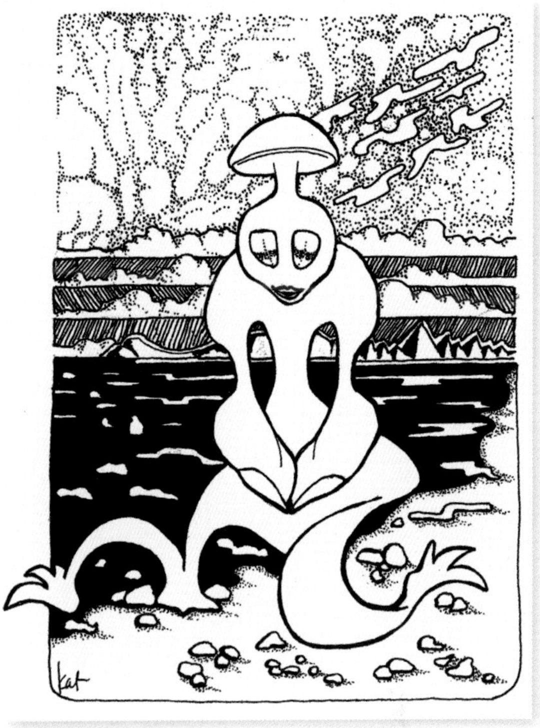

OBEN: Kat Harrison vermenschlicht in ihren Illustrationen gekonnt die Welt der Pilze und würdigt damit die Tradition der Mazateken, die die Pilze selbst als spirituelle Lehrer betrachteten. Die Illustrationen zeigen indigene Pilzstatuen inmitten eines lebendig wirkenden Ökosystems und würdigen dadurch auch die naturverbundene Kultur der indigenen Gemeinschaften.

mussten Liebhaber nach Oaxaca in Südmexiko reisen, um den Pilz direkt bei den Curanderos der Mazateken zu kaufen. Ausgestattet mit dem Wissen aus dem Buch, konnten Hobby-Mykologen jedoch ihre eigenen Vorräte anlegen. Es bestand keine Notwendigkeit, das lokale Ökosystem zu stören oder am Pilztourismus teilzunehmen: So versetzte das schmale Buch Pilzzüchter in die Lage, die Umwelt zu schützen und ihr Bewusstsein zu erweitern.

Sashas Labor

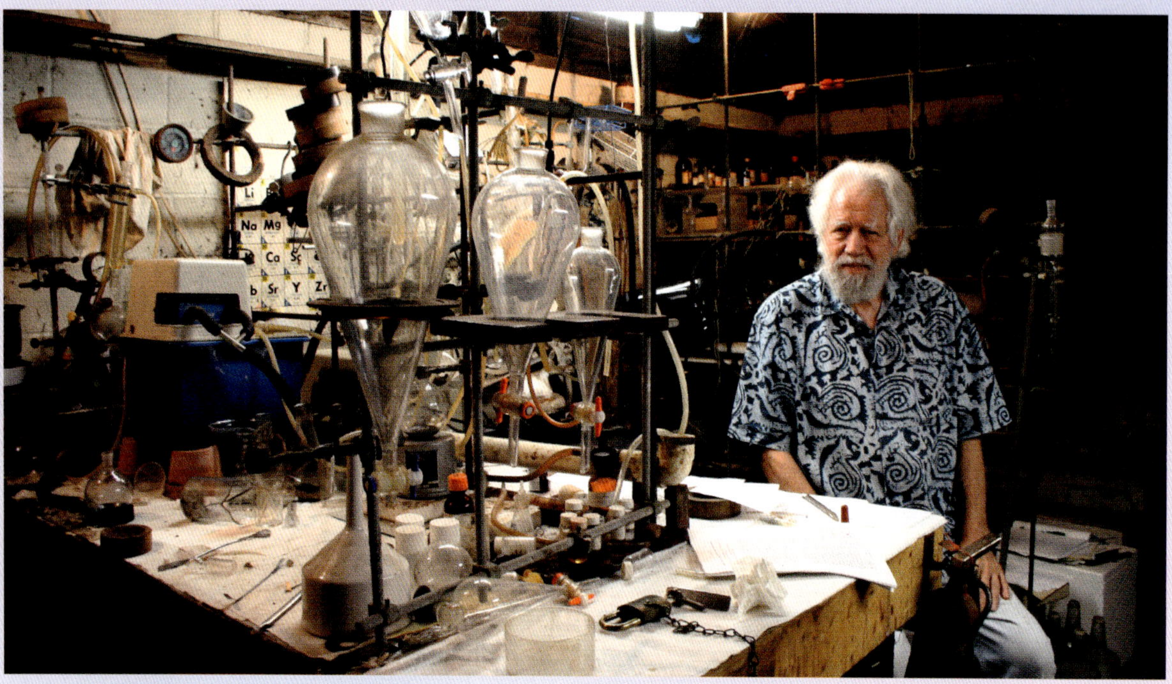

Über den psychedelischen Untergrund kursierten viele Geschichten. Mal ging es um Chargen von besonders grandioser Größe oder Qualität, ein andermal um die Seltenheit oder den subversiven Aspekt eines LSD-Blotters oder um die juristischen Klimmzüge, die jemand betrieb, um dem Gesetz zu entgehen. Am berühmtesten waren vielleicht die Aktivitäten von Alexander «Sasha» Shulgin. Auf dem Grundstück seiner Familie in Lafayette (Kalifornien) hatte er sich im Keller eines bescheidenen Hauses mit Blick auf das Diablo-Gebirge ein kleines Labor eingerichtet. Nachdem er 1966 bei der Dow Chemical Company ausgeschieden war, verlagerte Shulgin sein Interesse auf die Eigenproduktion. Sein rustikales Labor wurde zum Entstehungsort für mehr als 200 psychoaktive Substanzen, von denen viele im Untergrund Abnehmer fanden. In den 1970er-Jahren brachte Sasha MDMA auf den Markt und erwarb sich dadurch in der Untergrundkultur Berühmtheit als «Dr. Ecstasy».

OBEN: Sasha Shulgin, hier in seinem Privatlabor, war von der organischen Chemie fasziniert. Als Held des psychedelischen Untergrunds synthetisierte, produzierte und beschrieb Shulgin Hunderte von psychedelischen Substanzen.

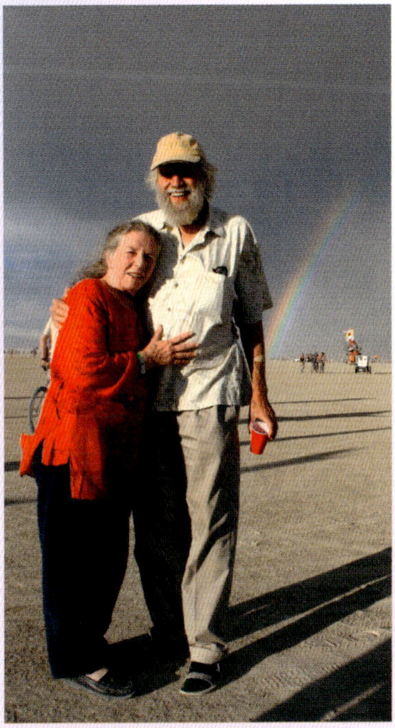

OBEN: Das Foto zeigt Ann und Sasha Shulgin auf dem Burning Man Festival in Kalifornien. Shulgins bekannteste Substanz, MDMA oder Ecstasy, war in den 1980er-Jahren und darüber hinaus auf Raves, Festivals und anderen Musikveranstaltungen eine feste Größe.

Die Shulgin-Farm war nicht nur Standort des Labors, sie wurde auch zu einem wichtigen Treffpunkt für Konsument:innen und Interessierte aus der Umgebung, die sich mit Gleichgesinnten austauschen und ihr Wissen über Psychedelika erweitern wollten. Shulgins Frau Ann war Autorin und Therapeutin und hatte am Erfolg der Farm einen wichtigen Anteil, indem sie vor Ort Experimente und Therapieangebote machte. Gemeinsam öffneten sie ihr Haus für eine Bewegung, die in einem zunehmend eskalierenden Krieg gegen Drogen nach Sinn und Richtung suchte.

Sasha war überaus fasziniert von der Chemie der Natur und berichtete in Veröffentlichungen und Vorträgen, beim Austausch mit seinen Freunden bei der Drug Enforcement Administration (DEA) und als Mentor für angehende Chemiker:innen offen über seine Erkenntnisse. Seine wissenschaftlichen Beobachtungen und Anns therapeutischer Ansatz veranlassten das Paar dazu, ausführlich und detailliert über die Eigenschaften und die Verhaltenseffekte der im Labor hergestellten Substanzen sowie über ihre Erfahrungen mit anderswo hergestellten Substanzen zu schreiben.

Sie blieben eng mit Chemikern wie Albert Hofmann verbunden, der Sashas Synthese von MDMA bewunderte und im privaten Rahmen sogar zugab, dass er sie seinem eigenen LSD vorzog. Zu einer Zeit, als Drogen verboten waren, veröffentlichte das Paar berühmte Studien über Psychedelika: *PiHKAL: A Chemical Love Story (Phenethylamine I Have Known and Loved)* und *TiHKAL: The Continuation (Tryptamines I Have Known and Loved).* Damit hoben sie sich von anderen Untergrundakteuren ab.

Die Shulgins spielten eher mit den Gesetzen, statt sie einfach zu brechen oder sie ganz zu ignorieren. Manchmal war Sasha dem Gesetz eine Nasenlänge voraus, indem er neue Substanzen schneller entwickelte, als die DEA sie verbieten konnte. Gleichzeitig arbeiteten Ann und andere daran, die Erfahrungen nachvollziehbar zu machen und ihren Nutzen zu präsentieren. Ihre Gelassenheit hat andere Therapeut:innen aus dem Untergrund dazu gebracht, sich in diesem Bereich zu engagieren. Gleichzeitig häuften sie einen Erfahrungsschatz an, aus dem zukünftige Generationen weiter lernen können.

«Rock Medicine»

Rockkonzerte waren berüchtigt als Orte des hemmungslosen Umgangs mit Rauschmitteln aller Art. Da sich die Drogenverbote verschärften, mussten die Teilnehmenden darauf achten, nicht erwischt zu werden, was nicht immer einfach war. Erlebnisse unter Drogeneinfluss waren weder einheitlich noch vorhersehbar. Dosis und Qualität variierten, und Drogencocktails waren immer häufiger anzutreffen. Die Reaktionen waren unkalkulierbar, und unerwünschte Reaktionen oder «Ausraster» waren besonders riskant, weil sie die polizeiliche Aufmerksamkeit wecken und rechtliche Konsequenzen nach sich ziehen konnten. Gleichzeitig versuchten die Behörden, solche Extremreaktionen als Realität des Drogenmissbrauchs darzustellen. Videoberichte in Nachrichtenmedien zeigten die Leichtsinnig- und Hemmungslosigkeit von LSD-Konsument:innen und betonten, wie diese Drogen Menschen dazu verleiteten, gefährliche Risiken einzugehen, wie etwa von hohen Gebäuden zu springen, weil sie glaubten, fliegen zu können. Auch wenn sich einige der in Umlauf gebrachten Geschichten später als unwahr herausstellten, trugen die damit verbundenen populären Bilder zur Entstehung des Eindrucks bei, die Einnahme von LSD könne das Gehirn schädigen und zu Gewalttätigkeit führen.

Die Unterscheidung zwischen gesetzestreuen Bürger:innen und «asozialen Elementen» wurde dadurch verstärkt, dass LSD als subversiv und potenziell gewaltfördernd beschrieben wurde. Bei Großveranstaltungen wie dem Altamont Speedway Free Festival 1969 wurden die Hells Angels als Sicherheitskräfte eingesetzt. Sie waren selbst Teil einer Untergrundwelt und auch im Drogenhandel aktiv. Obwohl die Hells Angels bereits bei früheren Veranstaltungen eingesetzt worden waren, zog das Altamont Festival die Aufmerksamkeit der Medien und der Polizei auf sich. Es kam zu zahlreichen gewalttätigen Zwischenfällen, unter anderem wurde der achtzehnjährige Meredith Hunter Jr. von dem Hells Angel Alan Passaro erstochen, nachdem er während eines Auftritts der Rolling Stones auf die Bühne gestürmt war.

Manche Menschen betrachteten Psychedelika wegen ihrer vermeintlich erleuchtenden oder spirituellen Eigenschaften weiterhin als etwas Besonderes. Sie waren jedoch in ähnliche illegale und geheime Drogenkulturen und -ökonomien eingebunden wie diejenigen, die Drogen nur als Mittel zum Eskapismus ansahen. Starke Stimulanzien wie Speed (Amphetamin) und Methamphetamin, aber auch Kokain und Heroin gesellten sich zu den allgegenwärtigen Substanzen wie Alkohol, Tabak und Marihuana. Hinzu kam eine wachsende Liste von Medikamenten, die zur Behandlung von Angstzuständen und Depressionen zugelassen waren. Immer häufiger wurden Drogencocktails

OBEN RECHTS: Hippies schlossen sich mit anderen reaktionären Gruppen zusammen, die sich außerhalb des Gesetzes stellten. Die Hells Angels waren Ende der 1960er-Jahre immer häufiger auf Konzerten zu sehen.

RECHTS: Die Veranstalter bezahlten die Hells Angels teilweise mit Bier dafür, dass sie beim Free Festival 1969 bei Oakland (Kalifornien) für die Sicherheit der Besucher:innen sorgten. Dort traten Bands wie die Rolling Stones, Santana und Crosby, Stills, Nash & Young auf. Als es zu Ausschreitungen kam, musste das Festival vorzeitig beendet werden.

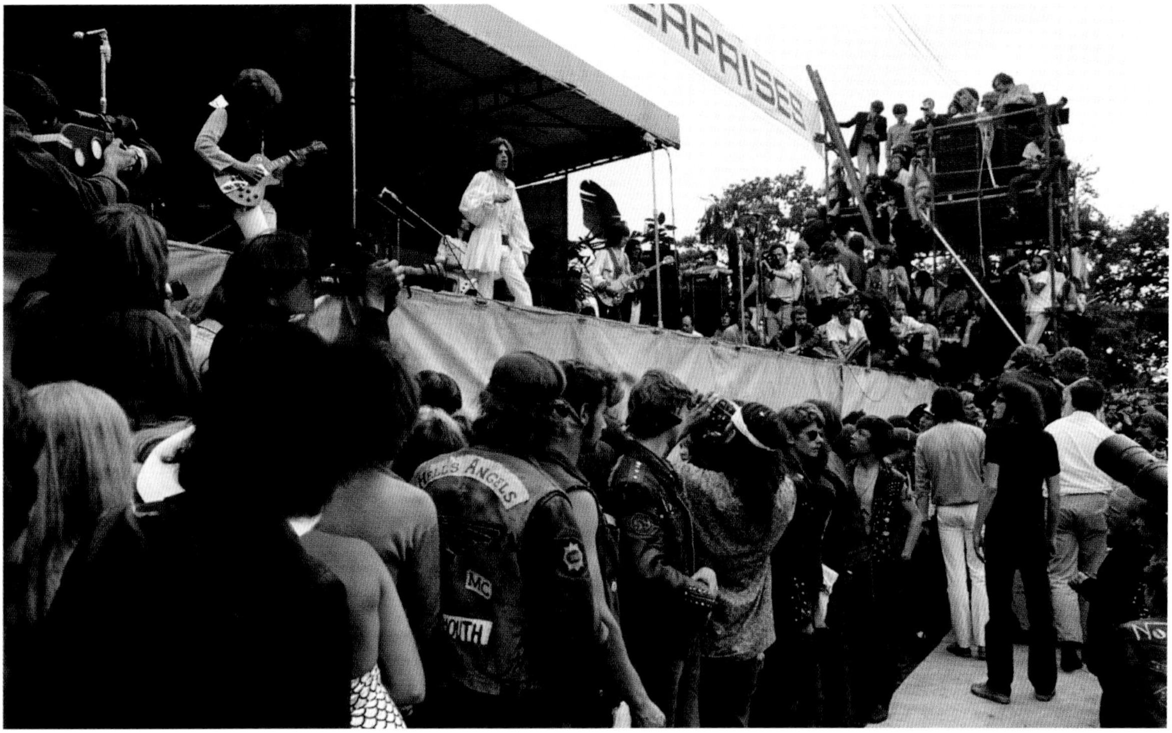
HELLS ANGELS
MC

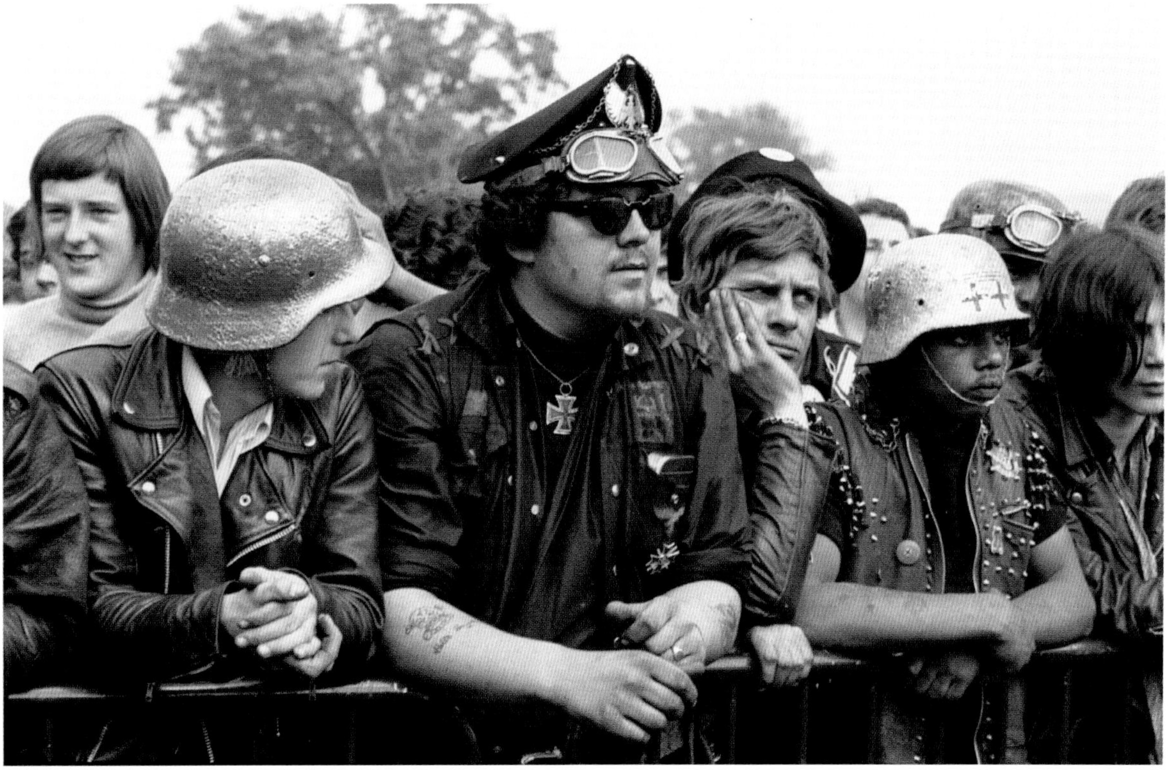

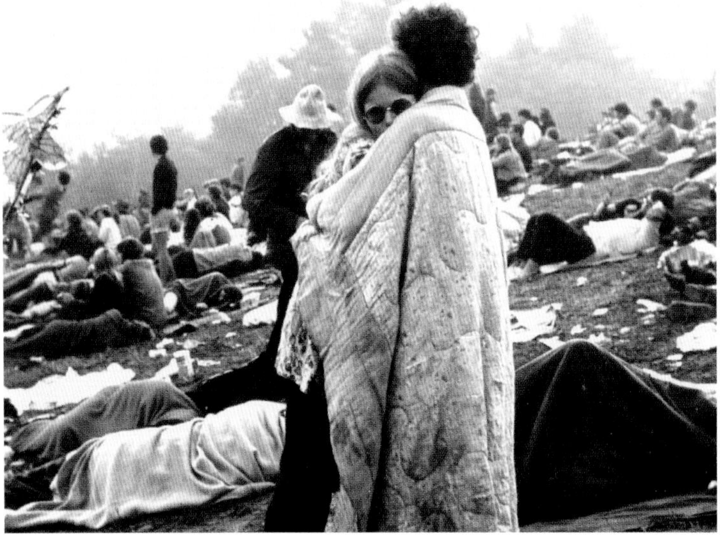

LINKS: Die «Rock Medicine» war ein Phänomen, das zu einem Zeitpunkt entstand, als verschiedene neue Ausdrucksformen von Liebe, Toleranz und gegenseitiger Fürsorge aufkamen. Auch wenn dieses kulturelle Experiment damals gesellschaftlich nicht salonfähig wurde, trug es dazu bei, einige konservative Einstellungen aufzubrechen.

UNTEN: Mit der zunehmenden Kriminalisierung des Drogenkonsums wurde es schwieriger, Hilfe zu bekommen. Die Besucher:innen von Musikfestivals mussten die Dinge selbst in die Hand nehmen und sich mit den rechtlichen und gesundheitlichen Folgen von Unfällen und unangemessenem Verhalten auseinandersetzen.

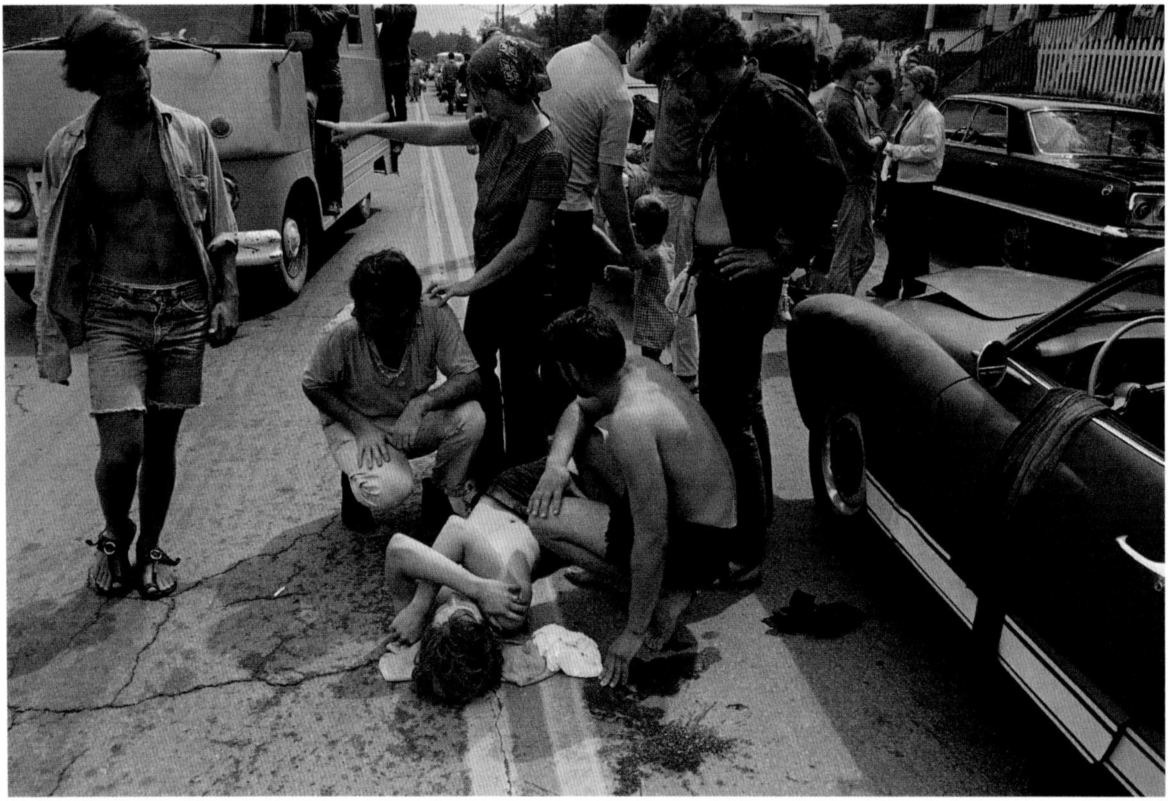

RECHTS: Konzertbesucher:innen lernten schnell, dass sie sich bei Veranstaltungen gegenseitig versorgen mussten, zumal sie von Polizei und Gesundheitsbehörden zunehmend mit Argwohn betrachtet wurden. Auch die Veranstalter erkannten zunehmend die Notwendigkeit, Erste Hilfe und medizinische Versorgung bereitzustellen. Das Foto entstand in einem Sanitätszelt in Woodstock, 1969.

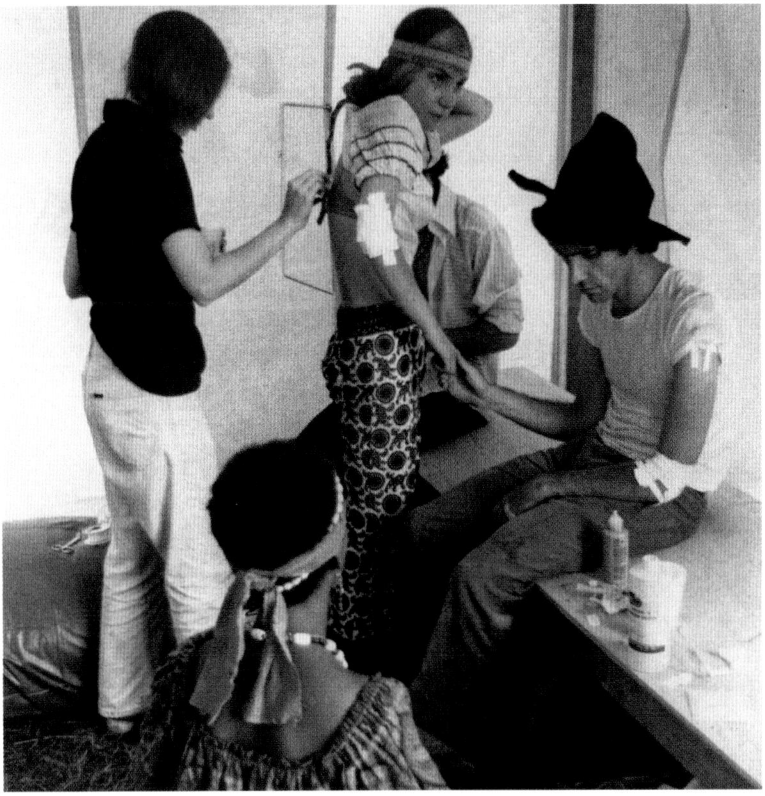

konsumiert, was das Personal in den Notaufnahmen mitunter überforderte und die Polizei frustrierte, die von der wuchernden Drogen- und Kleinkriminalitätsszene die Nase voll hatte.

In ihrem Bestreben, einen sicheren Drogenkonsum zu fördern, haben einige Konsument:innen psychedelischer Substanzen die Dinge selbst in die Hand genommen. Zu einer Zeit, als es noch kein offizielles Konzept der Schadensminimierung gab, haben sie einen Raum für einen liberalen Drogenkonsum geschaffen, der Hand in Hand mit den Gesundheitsdiensten ging. Nach dem Vorbild anderer Aktivistengruppen wie dem Boston Women's Health Book Collective, das illegal Informationen über Empfängnisverhütung und Abtreibung an Frauen verteilte, entwickelten Konzertbesucher:innen eine Form der Laienhilfe zur Förderung des sicheren Drogenkonsums auf Konzerten. Der Begriff «Rock Medicine» wurde zwar erst 1973 eingeführt, als er Teil des Aufgabenbereichs der Haight Ashbury Free Clinic in San Francisco wurde, hatte sich aber im Untergrund schon früher als Reaktion auf die Bedürfnisse von Menschen entwickelt, die unter dem Konsum illegaler Drogen litten: Erste-Hilfe-Zelte und sichere «Freak-out»-Räume gehörten zur psychedelischen Szene.

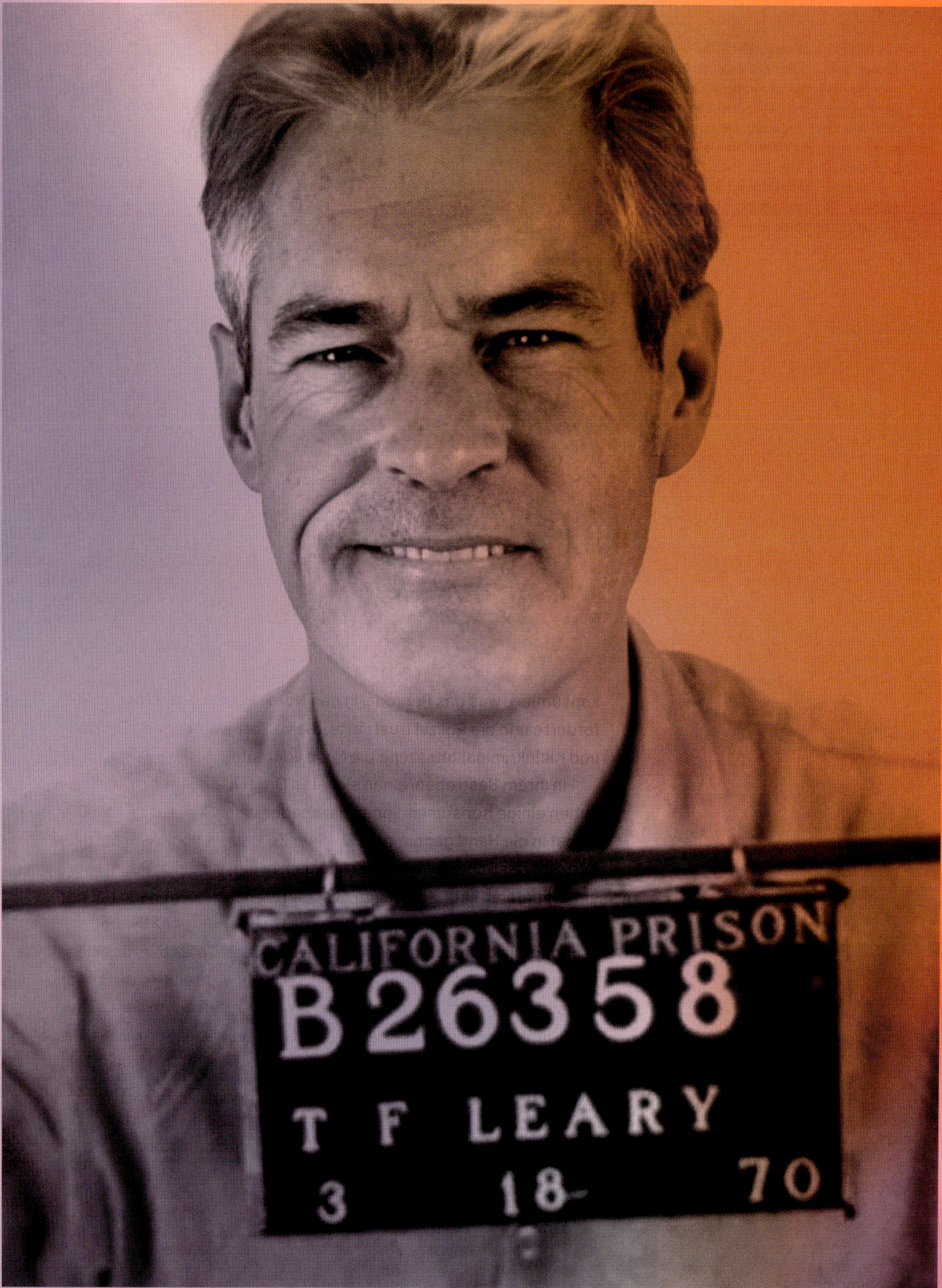
CALIFORNIA PRISON
B26358
T F LEARY
3 18 70

Einfach Nein sagen

Mit der Verschärfung der Anti-Drogen-Gesetzgebung in den USA in den späten 1960er-Jahren verlagerten sich die positiven Schlagzeilen über das Potenzial von Psychedelika als Wundermittel für schwere psychische Erkrankungen hin zu negativen über Gewalt und Missbrauch im Zusammenhang mit hemmungslosem Drogenkonsum. Einige Gerichtsbarkeiten ergriffen die Initiative und verboten den Verkauf und Besitz von Psychedelika sowie anderen Freizeitdrogen, einschließlich Cannabis. Kalifornien und New York waren die Ersten, die eine prohibitionistische Haltung einnahmen, und andere Bundessstaaten folgten bald. Die klinische Forschung versiegte. Die Behörden schufen neue bürokratische Hürden, indem sie darauf bestanden, dass Forschende für neue psychedelische Experimente erst eine Genehmigung einholen mussten. Dadurch wurde es schwieriger, psychedelische Substanzen zu beschaffen, und fast noch schwieriger, freiwillige Versuchspersonen zu finden, die keine vorgefassten Meinungen über die Wirkung von Psychedelika hatten. Die Behörden nahmen Psychedelika ins Visier und starteten eine öffentliche Gesundheitskampagne, in der Psychedelika als gefährliche, das Gehirn schädigende Drogen dargestellt wurden. Ziel dieser Kampagne war es, junge Menschen dazu zu bewegen, psychedelische Drogen und deren Konsument:innen abzulehnen.

LINKS: Die behördlichen Bemühungen, die Ausbreitung des Drogenkonsums einzudämmen, führte zur Kriminalisierung von Fürsprechern wie Timothy Leary – der in 29 verschiedenen Gefängnissen saß. Als die amerikanische First Lady Nancy Reagan die «Just Say No»-Kampagne einführte, tauchte Leary unter und konterte mit seinem eigenen Slogan «Just Say Know».

Einen weiteren Schlag erhielt das öffentliche Image von Psychedelika in den Vereinigten Staaten Ende der 1970er-Jahre. Damals deckte der amerikanische Journalist John Marks ein dunkles Kapitel der Forschung auf: den möglichen Einsatz von Psychedelika für Spionagezwecke und zur Bewusstseinskontrolle. Marks hatte sich bereits früher kritisch über die Central Intelligence Agency (CIA) geäußert, nachdem er auf Beweise für deren Rolle bei der Erprobung von Psychedelika an unwissenden Probanden, darunter auch CIA-Offiziere, gestoßen war. In seinem 1979 erschienenen Buch *The Search for the «Manchurian Candidate»* berichtete er über eine Reihe von Drogenexperimenten zur Bewusstseinskontrolle und enthüllte Details, die möglicherweise nur die Spitze des Eisbergs darstellten, wenn es darum ging, Strategien zur Bekämpfung des Kommunismus zu entwickeln.

Manche sahen in diesem radikalen Vorgehen des Geheimdienstes eine Fortführung der McCarthy-Ära, während der es in den USA zu massiven Verfolgungen von Kommunisten und mutmaßlichen sowjetischen Spionen kam, die als «Red Scare» (Rote Bedrohung) bezeichnet wurden.

Mit seiner Enthüllung geheimer CIA-Experimente deckte Marks eine weitere staatliche Initiative während des Kalten Krieges auf, die zeigte, dass die CIA selbst mit Psychedelika experimentierte, und zugleich nahelegte, dass diese Substanzen auch in anderen Kontexten missbräuchlich eingesetzt werden konnten, beispielsweise im Rahmen des «Lavender Scare», bei dem Menschen im Namen der Staatssicherheit aufgrund ihrer Homosexualität ins Visier genommen wurden.

Nach der Veröffentlichung von *The Search for the «Manchurian Candidate»* kamen weitere Geschichten ans Licht. 1981 verklagten die Kanadierin Val Orlikow und ihr Mann David den Psychiater Ewen Cameron aus Montreal, weil er ihr während der therapeutischen Sitzungen zur Behandlung ihrer postpartalen Depression in den 1950er-Jahren wiederholt Psychedelika verabreicht hatte. Die daraufhin eingeleitete Untersuchung ergab, dass Cameron, ein hochdekorierter und international anerkannter Psychiater am Allan Memorial Institute in Montreal, Gelder von der CIA erhalten hatte, als er seine Theorie des «psychischen Antriebs» entwickelte. Camerons Theorie beruhte auf der Idee, dass die Gedanken von Patient:innen durch die Konfrontation mit positiven Aussagen unter dem Einfluss von Psychedelika neu strukturiert werden können.

Val Orlikow war nur eine von mehreren Personen, denen ohne ihr Wissen zu Studienzwecken Psychedelika verabreicht wurden. In der Presse kursierte in diesem Zusammenhang der Begriff «Gedanken-

RECHTS: Erst in den 1970er-Jahren enthüllte ein Journalist Aufzeichnungen der CIA über geheime Experimente, bei denen unter anderem psychedelische Substanzen verwendet wurden, um deren Eignung zur Gedankenkontrolle und Spionageabwehr zu untersuchen. Die Beweise dafür, dass die CIA von Anfang an von der Wirkung von LSD wusste, weckten Zweifel an der Ethik und den Zielen der psychedelischen Experimente.

MEMORANDUM FOR: THE RECORD

SUBJECT : Continuation of MKULTRA, Subproject No. 45

1. The scope of this subproject includes all those activities now engaged in by [redacted] B under the direction of TSD/RB with the exception of those cutout functions specifically mentioned in connection with other MKULTRA subprojects. In general, the research effort under this subproject will continue along the lines laid down in previous years. These involve the synthesis and pharmacological and clinical evaluation of compounds of those chemical families known to have application in the psychochemical and "K" fields. During the coming year it is planned to concentrate more directly on the more practical aspects of the "knockout" problem. Enough new potent substances have become available lately to make such a change in emphasis worthwhile. In connection with this change it should be noted that certain findings made in C [redacted] project at [redacted] which cannot be further exploited at B that facility will be pursued at [redacted] in the future. For this reason it may be necessary to supplement the findings (u) of this subproject from time to time during the year due to increases of scope.

C 2. [redacted] also serves as a general consultant to the Agency, provides services of a sensitive nature on an ad hoc basis, and serves as a cutout in procurement problems.

Downgraded to: CONFIDENTIAL
By authority of: 1[illegible]75
Date: June 1977

E2 IMPDET; CL BY 187475

kontrolle». In den 1970er-Jahren sah sich der mexikanische Therapeut Salvador Roquet ähnlichen Vorwürfen gegenüber. Journalisten berichteten, dass Roquet in den 1960er-Jahren aus der Folter bekannte Praktiken mit Psychedelika kombiniert hatte, um bei traumatisierten Patient:innen negative Erlebnisse auszulösen. Er betrachtete dies als innovative Methode, um den Patient:innen zu helfen, ihr Trauma in einem therapeutischen Umfeld erneut zu erleben.

Beispiele wie diese trugen neben anderen Mediensensationen dazu bei, dass ein dunkler Schatten auf die Psychedelika und einige ihrer Konsument:innen fiel. Ein bekanntes Beispiel ist der Fall von Charles Manson, der 1971 verhaftet wurde. Manson war Anführer einer sektenähnlichen Kommune in der kalifornischen Bay Area, und er wurde letztlich indirekt für sieben Morde verantwortlich gemacht, die auf sein Geheiß hin begangen worden waren. In der Medienberichterstattung über die Prozesse wurde der Konsum von Drogen – einschließlich Psychedelika, die in der Gruppe als Sakrament galten – immer wieder thematisiert. So wurde einmal mehr ein Zusammenhang zwischen Gewalttätigkeit und Psychedelika hergestellt.

UNTEN: Charles Manson wurde für die von seiner «Familie» verübten Morde verantwortlich gemacht. Er selbst bezeichnete sie als religiöse Mission, um aufzuzeigen, dass die moderne Gesellschaft in die Apokalypse steuerte. Die sektenartige Manson-«Familie» hatte eine große Anhängerschaft und lebte auf einer Ranch im San Fernando Valley in der Nähe von Los Angeles, wo sie auch psychedelische Drogen konsumierte.

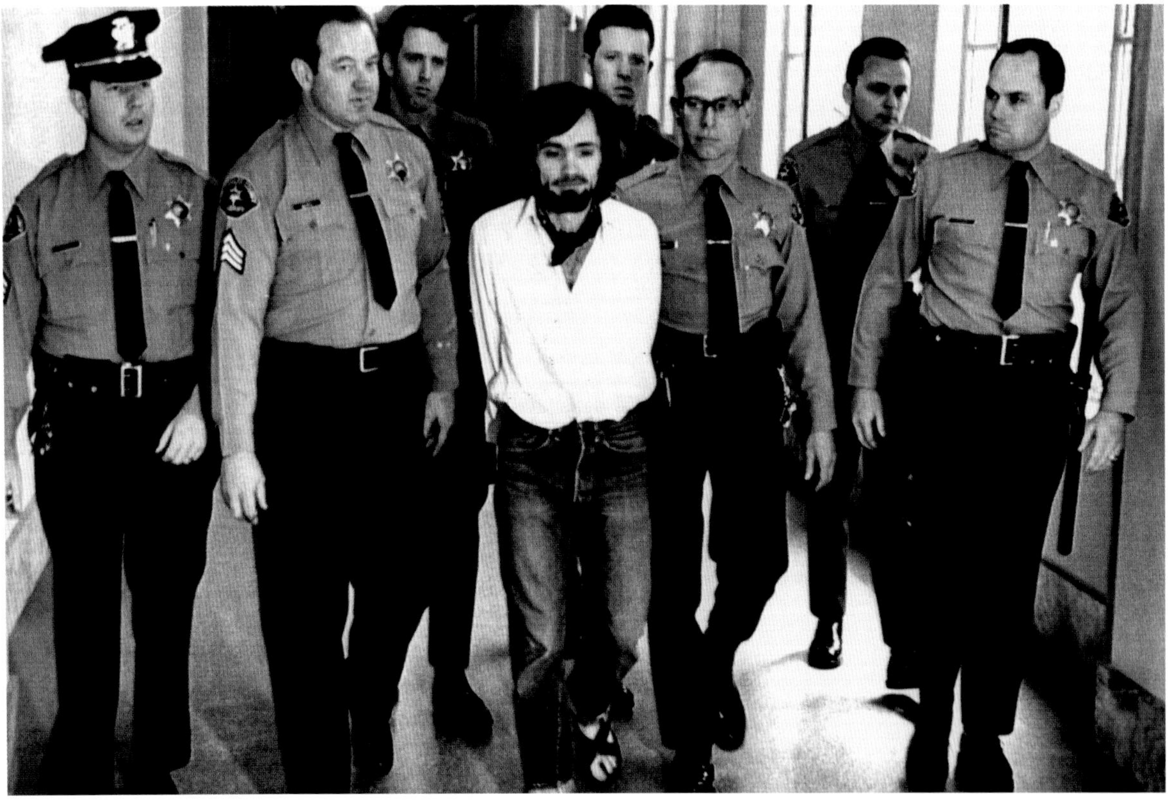

Einstellungen außerhalb der USA

Da die Ereignisse in Nordamerika durch die Medien international bekannt wurden, wuchs die Besorgnis weltweit. Die Vereinten Nationen hatten seit den Anti-Opium-Kampagnen des frühen 20. Jahrhunderts bereits ihre Bemühungen zur Eindämmung des illegalen Drogenhandels verstärkt, indem sie multilaterale Abkommen schlossen und andere Staaten zur Zusammenarbeit im Kampf gegen die Dogen aufforderten. 1961 schlossen sich im Rahmen einer Konvention über Betäubungsmittel internationale Organisationen zusammen, um dem Problem zu begegnen. Unter dem Druck von Ländern aus aller Welt schlossen die Vereinten Nationen 1971 in Zusammenarbeit mit der Weltgesundheitsorganisation (WHO), dem International Narcotics Control Board (INCB) und Interpol das «Übereinkommen über psychotrope Substanzen», also über alle Substanzen, die den Geisteszustand eines Menschen beeinflussen können. In dem daraus resultierenden Bericht empfahl die Kommission, dass die psychedelischen Drogen LSD, Meskalin, Psilocybin, MDMA und DMT in die Kategorie 1 aufgenommen werden sollten. In dieser Kategorie werden psychotrope Stoffe geführt, die keinen oder nur einen geringen therapeutischen

UNTEN: Dieses Foto aus dem Jahr 1974 zeigt die äthiopische Polizei bei der Beschlagnahmung einer Ladung Khat – ein im Khat-Strauch enthaltenes Aufputschmittel. Sie ist ein Beispiel für die zunehmenden internationalen Anstrengungen, den Drogenschmuggel zu unterbinden. Dazu gehörten auch Bemühungen unter Führung der USA, Drogen-Anbauflächen mit Chemikalien zu besprühen und härtere Strafen für Drogendelikte einzuführen.

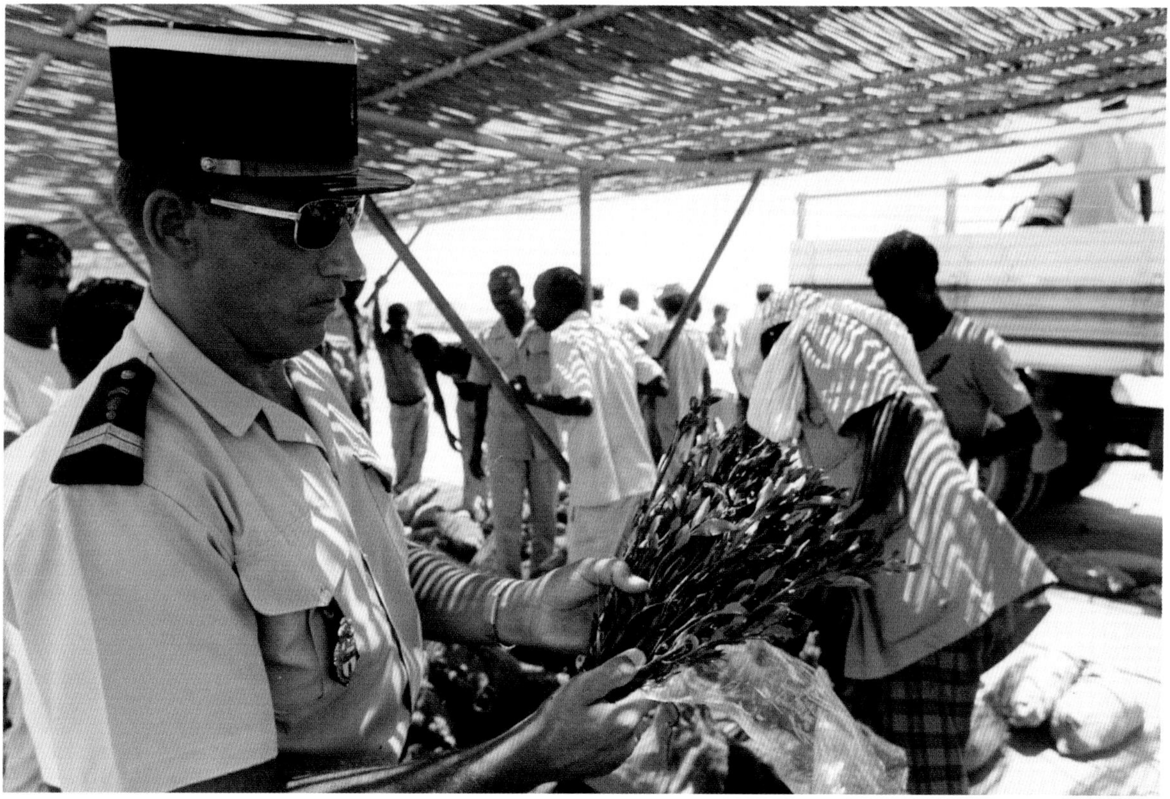

Nutzen aufweisen und ein hohes Risiko für die öffentliche Gesundheit bergen. Damit wurden die Psychedelika mit Drogen wie Heroin und Kokain über einen Kamm geschoren, und es wurde auf höchster internationaler Ebene entschieden, die Verwendung dieser Substanzen streng zu reglementieren.

Trotz der Empfehlungen der Vereinten Nationen schlossen sich nicht alle Regierungen dem von den USA geführten Krieg gegen Drogen an. Es ist wenig erstaunlich, dass Staaten, die der Sowjetunion und deren Widerstand gegen die amerikanische Außenpolitik nahestanden, auch die Drogenpolitik der USA ablehnten. Die ehemalige Tschechoslowakei beispielsweise stand von 1948 bis 1989 unter sowjetischer Führung, wobei allerdings der Einfluss der russischen Behörden variierte. Trotz des komplizierten Verhältnisses zu den Sowjets beteiligten sich tschechische Psychiater:innen und Psycholog:innen an der Psychedelika-Forschung, die teilweise im Grenzbereich der ideologischen Welten verlief. Mehrere tschechische Psychiater:innen waren zwar im Westen ausgebildet worden, praktizierten aber im Osten unter strengen Auflagen. Historiker:innen haben inzwischen herausgefunden, dass in der Tschechoslowakei bis in die 1980er-Jahre hinein Experimente mit Psychedelika durchgeführt wurden. Damals entwickelten klinische Forscher:innen Techniken für den Einsatz von Psychedelika in Gruppentherapien, aber auch Gesprächstherapien und Ansätze zur Behandlung Alkoholkranker. Durch die Entwicklung eigener Herstellungs- und Vertriebskapazitäten konnten die tschechischen Forscher:innen ihre Arbeit mit LSD und anderen psychedelischen Substanzen fortsetzen, während viele Psychiater:innen im Westen ihre Arbeitsweise geändert und die psychedelische Forschung ganz aufgegeben hatten.

Ganz anders stellte sich die Situation in den Niederlanden dar. Während des Zweiten Weltkriegs marschierten deutsche Truppen ein, und es folgte eine fünfjährige Besatzung. In den Jahren nach dem Krieg erkannten niederländische Psychiater:innen Traumasymptome, die sie mit dem Erlebten während der Zeit der deutschen Besatzung in Verbindung brachten. In den 1970er-Jahren prägte der niederländische Psychiater Jan Bastiaans dafür den Begriff KZ- oder Konzentrationslager-Syndrom. Bastiaans arbeitete häufig mit Patient:innen, bei denen sich andere Techniken nicht als hilfreich erwiesen hatten. Er setzte auf eine Form der Psychotherapie, die er in seiner Ausbildung als Psychoanalytiker gelernt hatte, und verabreichte seinen Patienten LSD. Sein Ziel war, dass die Patient:innen unter dem Einfluss von LSD die traumatischen Erlebnisse in einer sicheren Umgebung erneut durchleben konnten und dass in dieser sicheren Umgebung

OBEN RECHTS: Nicht in allen Ländern wurde LSD aus der medizinischen Therapie verbannt. In der Tschechoslowakei etwa wurde LSD weiterhin zusammen mit der Psychoanalyse zur Behandlung psychischer Störungen und für Gruppensitzungen mit Alkoholkranken verwendet.

RECHTS: Der niederländische Psychiater Jan Bastiaans, hier mit einem Patienten, erhielt eine Sondergenehmigung für die weitere Verwendung von LSD zur Behandlung des KZ-Syndroms. Bastiaans' Methode zufolge sollten Patienten in einer mit einer LSD-unterstützten Psychotherapie ihr traumatisches Erlebnis nochmals durchlaufen und so verarbeiten können.

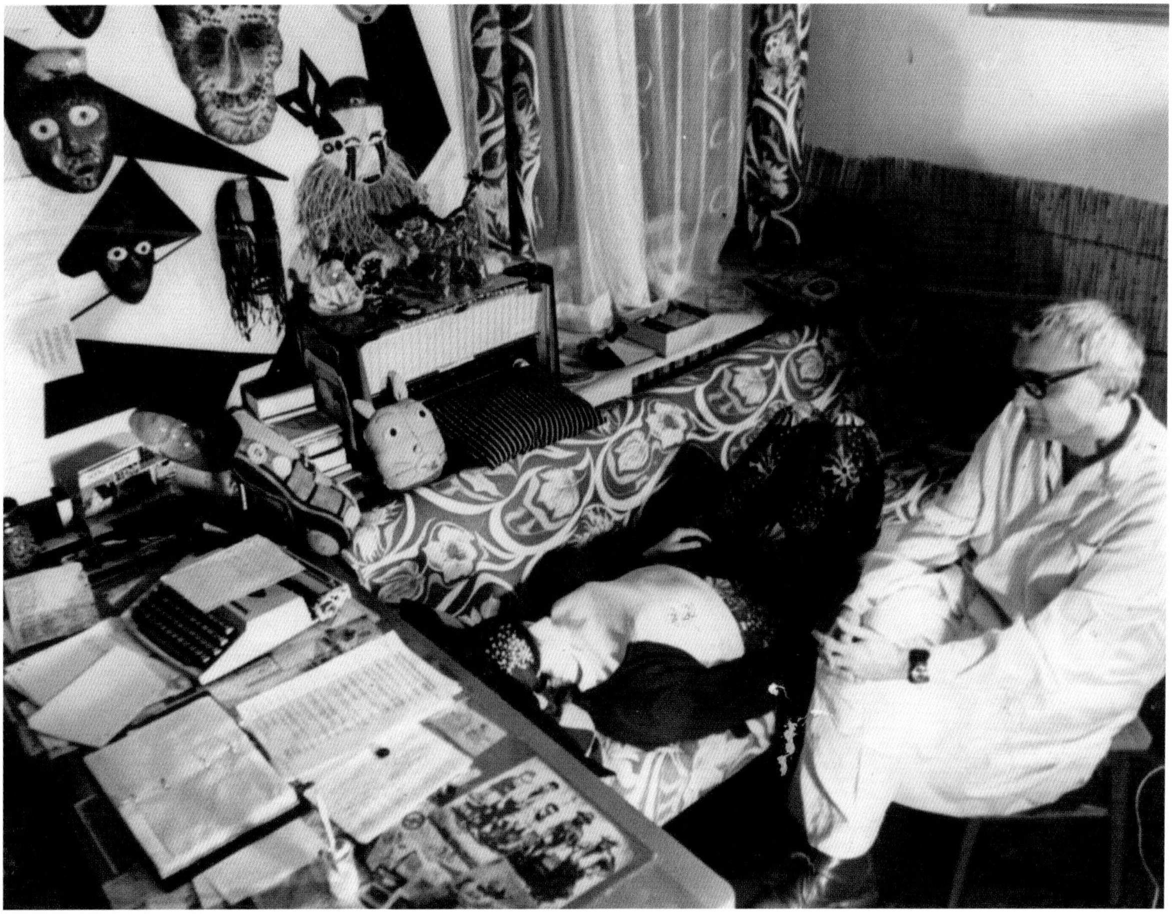

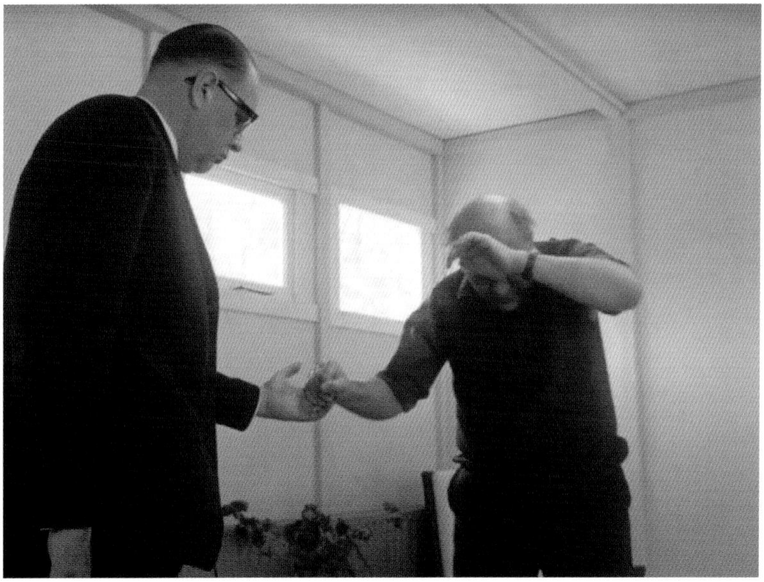

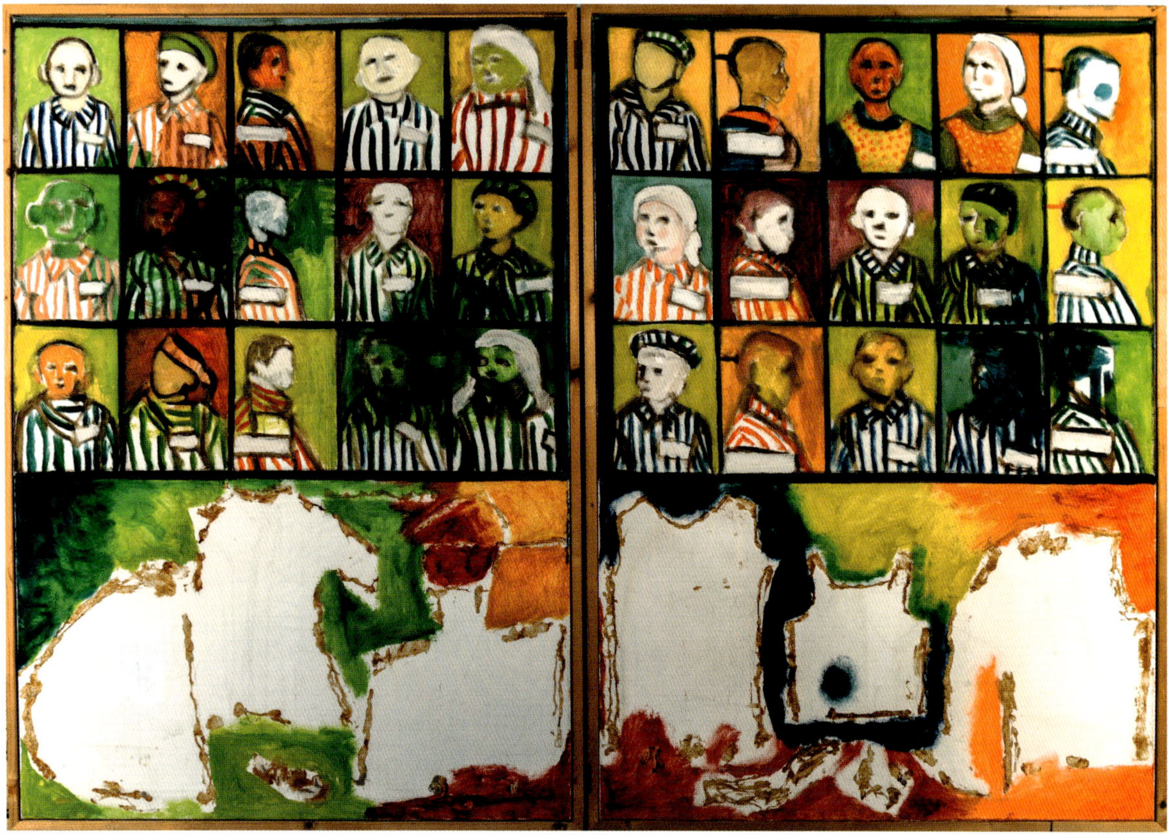

die zusätzliche Psychotherapie dabei half, das Trauma zu bewältigen und das psychische Leid zu lindern. Der niederländische Historiker Stephen Snelders hat gezeigt, dass die niederländischen Kriegserfahrungen in Verbindung mit dem Glauben an Bastiaans' Ansatz dem Psychiater die Möglichkeit eröffneten, trotz internationaler Forschungsverbote und restriktiver Drogengesetze einen positiven Ruf für seine therapeutische Arbeit mit LSD zu erlangen.

Auch in der Schweiz ging man einen anderen Weg. Als Geburtsland von LSD und synthetischem Psilocybin nahm das Land gegenüber der Fortführung pharmakologischer Untersuchungen eine andere Haltung ein, indem es Psychiater:innen erlaubt blieb, Psychedelika zu untersuchen.

Diese Beispiele aus Europa zeigen zwar, dass die psychedelische Forschung in einigen wenigen psychiatrischen Kliniken verschiedener Länder fortgesetzt wurde, doch dies sind Einzelfälle. Sie stehen in keinem Zusammenhang mit dem nichtklinischen Konsum von Psychedelika, der in einigen Fällen im Rahmen gesetzlicher Grenzen fortgesetzt wurde.

OBEN: Der jüdisch-italienische Maler und Holocaust-Überlebende Max Bueno de Mesquita erhielt vom niederländischen Psychiater Jan Bastiaans eine LSD-Therapie, um sein Trauma zu verarbeiten. Sein Kunstwerk zeigt Mithäftlinge und trägt den Titel *What they have done to our Girls* (Was sie unseren Mädchen angetan haben).

Religiöse Ausnahmeregelungen

Obwohl die indigene Bevölkerung Nordamerikas seit Jahrtausenden psychedelische Pflanzen nutzte, wurde es in der zweiten Hälfte des 20. Jahrhunderts in den USA schwieriger, die gesetzliche Erlaubnis für die weitere Verwendung von Psychedelika durchzusetzen. Religiöse Organisationen wie die Native American Church (NAC) waren in den 1920er-Jahren formell anerkannt worden, aber der Zugang zum langsam wachsenden Peyote-Kaktus blieb ein umstrittenes Thema. Einige registrierte Sektionen der NAC begannen, Petitionen im Rahmen der religiösen Ausnahmegesetze einzureichen, um Zugang zu Peyote für rituelle Zwecke zu erhalten. Einige US-Bundesstaaten und die kanadische Bundesregierung haben solche Anträge geprüft und seit den 1970er-Jahren bis heute in Einzelfällen Ausnahmen zugelassen.

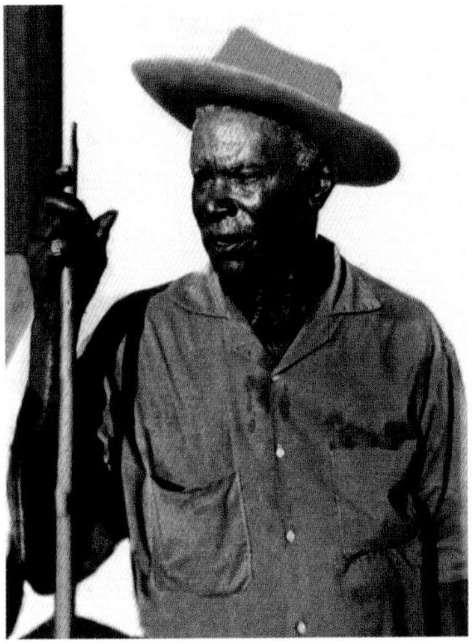

OBEN: Der Brasilianer Mestre Irineu oder Raimundo Irineu Serra, Enkel versklavter Afrikaner, gilt als Begründer des Santo Daime. Es handelt sich um einen Ayahuasca-Kult, der in den 1920er-Jahren entstand und in den 1990er-Jahren an Anerkennung gewann.

Ähnliche Fälle gibt es auch außerhalb Nordamerikas. In einigen lateinamerikanischen Ländern beispielsweise ist der Konsum von Pflanzen mit psychoaktiver Wirkung gestattet. Ursprünglich waren die Genehmigungen in religiös begründeten Einzelfällen erteilt worden. Im Lauf der Jahre wurde die Erlaubnis in einigen karibischen Staaten auf den Anbau und den Vertrieb ausgeweitet – selbst dort, wo der Konsum weiterhin illegal ist.

Wissenschaftler:innen haben gezeigt, dass der Krieg gegen die Drogen bestimmte Gruppen ins Visier nahm, während andere von der entsprechenden Zunahme der Inhaftierungen profitierten. Die rassistische Politik mancher Länder führte dazu, dass Menschen durch tatsächliche oder vermeintliche Verbindungen zu Schwarzmarktdrogen weiterhin ausgegrenzt wurden. Die Vereinigten Staaten sind nicht das einzige Land, dessen Drogenpolitik auf Segregation ausgerichtet ist. Historiker:innen, die die Drogenpolitik in kolonialen Kontexten kritisch beleuchten, haben gezeigt, dass die Einstellungen gegenüber bestimmten Rauschmitteln oft auch auf diskriminierenden Ideen beruhen. So genossen beispielsweise die französischen Verwaltungsbeamten in Algier französischen Wein, verhöhnten aber die Algerier, die Haschisch konsumierten, mit der Begründung, die Substanz lasse sie irrational handeln. In einem Ansatz, den einige Wissenschaftler:innen als «Orientalisierung des Rausches» bezeichnen, spielte die Wahl der psychotropen Substanzen eine ebenso große Rolle wie die Menschen, die sie konsumierten. Nach der UN-Konvention wurde die Zuordnung teilweise vereinfacht, weil die Drogen in Listen geführt wurden, die ihren kulturellen oder medizinischen Wert definierten. Französischer Wein war nach dieser Logik nicht nur erlaubt, sondern kam auch zu höheren Preisen auf den internationalen Markt. Wer dagegen Drogen der Kategorie 1 konsumierte, musste mit Geld- oder Gefängnisstrafen rechnen.

Die Coloradokröte

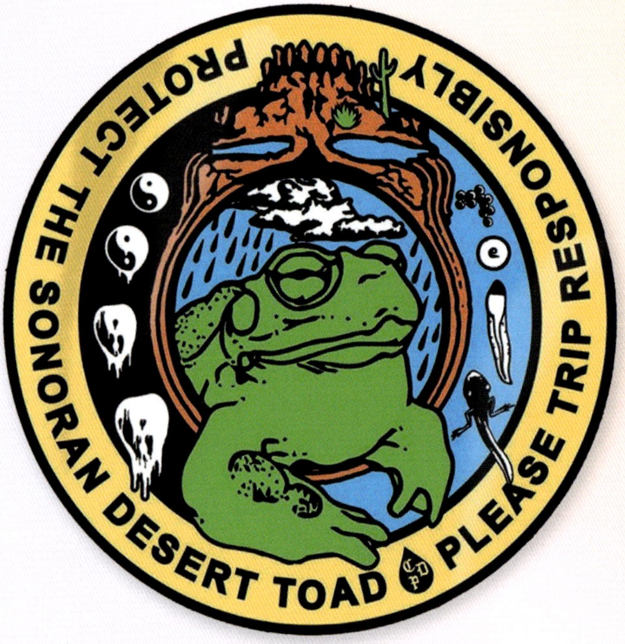

OBEN: 5-MeO-DMT wurde erstmals 1936 entdeckt und mit verschiedenen Pflanzen und Tieren in Verbindung gebracht. Das führte zu einer Neubelebung der Suche nach Psychedelika in der Natur. Da das Interesse an der Coloradokröte zunimmt, ist es umso wichtiger, die vielschichtigen Folgen ihrer Nutzung zu bedenken.

2019 verriet die Schwergewichts-Boxlegende Mike Tyson im Joe-Rogan-Podcast vor mehr als einer Milliarde Zuhörenden, dass er 5-MeO-DMT geraucht und damit eine lebensverändernde Erfahrung gemacht habe. Die Substanz wird von der Coloradokröte *(Bufo alvarius)* abgesondert. Beim Menschen bewirkt der Stoff eine kurzzeitige, aber sehr intensive psychedelische Reaktion, die Tyson als spirituell und auch poetisch schön erlebte. Mit dieser Enthüllung reihte sich Tyson in die wachsende Zahl von Prominenten ein, die die lebensverändernden Kräfte von Psychedelika befürworten. Aaron Rodgers, Star-Quarterback der NFL, sprach beispielsweise offen über die zutiefst heilende Erfahrung, die ihm zuteilwurde, als er in der Football-Saisonpause nach Peru reiste, um an Ayahuasca-Zeremonien teilzunehmen. In anschließenden Berichten wurden schnell Zusammenhänge zwischen charismatischen Schilderungen lebensverändernder Erlebnisse – wie der von Tyson – und dem therapeutischen Wert von Psychedelika zur Heilung von posttraumatischen Belastungsstörungen, Angstzuständen, Depressionen und verschiedenen weiteren psychiatrischen Störungen hergestellt.

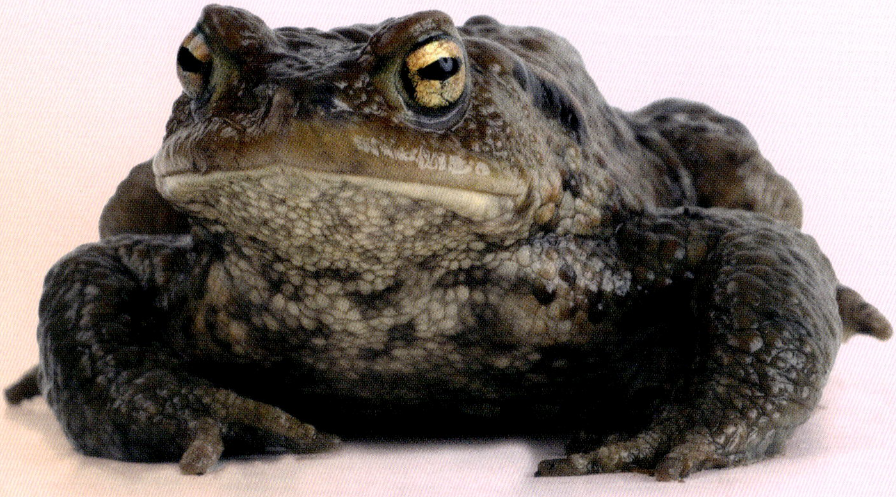

OBEN: Das Sekret der Coloradokröte soll außerordentlich starke psychedelische Erlebnisse hervorrufen und weckt dadurch vor allem das Interesse von Menschen, die auf der Suche nach gewagteren Experimenten waren.

Der Coloradokröte und dem von ihr abgesonderten Sekret kommt im Kontext der heutigen psychedelischen Renaissance eine Art symbolische Bedeutung zu. So hat der in der westlichen Wissenschaft erst in den 1930er-Jahren entdeckte Wirkstoff 5-MeO-DMT in den letzten Jahrzehnten verstärkt das Interesse von Wissenschaftler:innen auf sich gezogen, die sich mit den genaueren Wirkmechanismen sowie den möglichen psychotherapeutischen Anwendungen der Substanz befassen. Gleichzeitig hat die zunehmende Bekanntheit und die starke psychedelische Wirkung von 5-MeO-DMT zu einer rapiden Zunahme des Konsums geführt, mit der Folge, dass immer mehr Menschen Jagd auf die «magische Kröte» machten, um kostengünstig an die in vielen Ländern illegale Substanz zu kommen. Unterdessen warnen Tierschützer:innen bereits, dass dadurch die Populationen und Ökosysteme der Kröte empfindlich gestört werden könnten. Insofern stellt sich mit dem zunehmenden Trend zum Konsum von Substanzen, die in Tieren enthalten sind (oder von ihnen produziert werden) erneut die Frage nach einem nachhaltigen und auch respektvollen Umgang mit der Natur.

«Just Say No»

Im Jahr 1982 führte die amerikanische First Lady Nancy Reagan ein neues Mantra ein: «Just Say No». Dieser einfache Slogan stand im Mittelpunkt einer aggressiven Kampagne, die sich zunächst an Jugendliche und Studierende richtete und Abstinenz in Bezug auf Sex und Drogen propagierte. Angeregt durch die internationalen multilateralen Abkommen zur Eindämmung des weltweiten Drogenhandels veränderte sich der öffentliche Diskurs über Drogen, und der Verzicht auf den Konsum von Schwarzmarktdrogen wurde teilweise geradezu als eine Art patriotische Bürgerpflicht dargestellt.

Diese Charakterisierung von Psychedelika als «schlechte Drogen» knüpfte an eine längere, globalere Geschichte an. Filme und andere Medien wurden zunehmend genutzt, um der Öffentlichkeit zu vermitteln, dass sich bewusstseinsverändernde Substanzen negativ auf Körper und Geist auswirken könnten. Bereits 1936 stellte der Film *Reefer Madness* dar, dass Marihuana-Konsumierende den Bezug zur Realität verlieren und ihren Verstand dauerhaft schädigen.

Einige der Behauptungen, mit denen Psychedelika diskreditiert wurden, stellten auch wissenschaftliche Erkenntnisse infrage.

RECHTS: Plakate, Postkarten und Buchumschläge brachten Drogen mit sexuellem Missbrauch, Promiskuität und psychotischem Realitätsverlust in Zusammenhang und spielten oft auf die Bildsprache der 1930er-Jahre an. Es sollte vermittelt werden, dass Drogen zur Zerstörung der Moral und sogar des Lebens führten.

UNTEN: «Just Say No» war das Motto einer politischen Initiative, die den Drogenkonsum in den Vereinigten Staaten verringern sollte und sich auf alle verbotenen Substanzen sowie auf Alkohol bezog. Der Slogan wurde zum Mantra einer ganzen Generation. Er wurde in die Lehrpläne der Schulen und in Jugendprogramme aufgenommen.

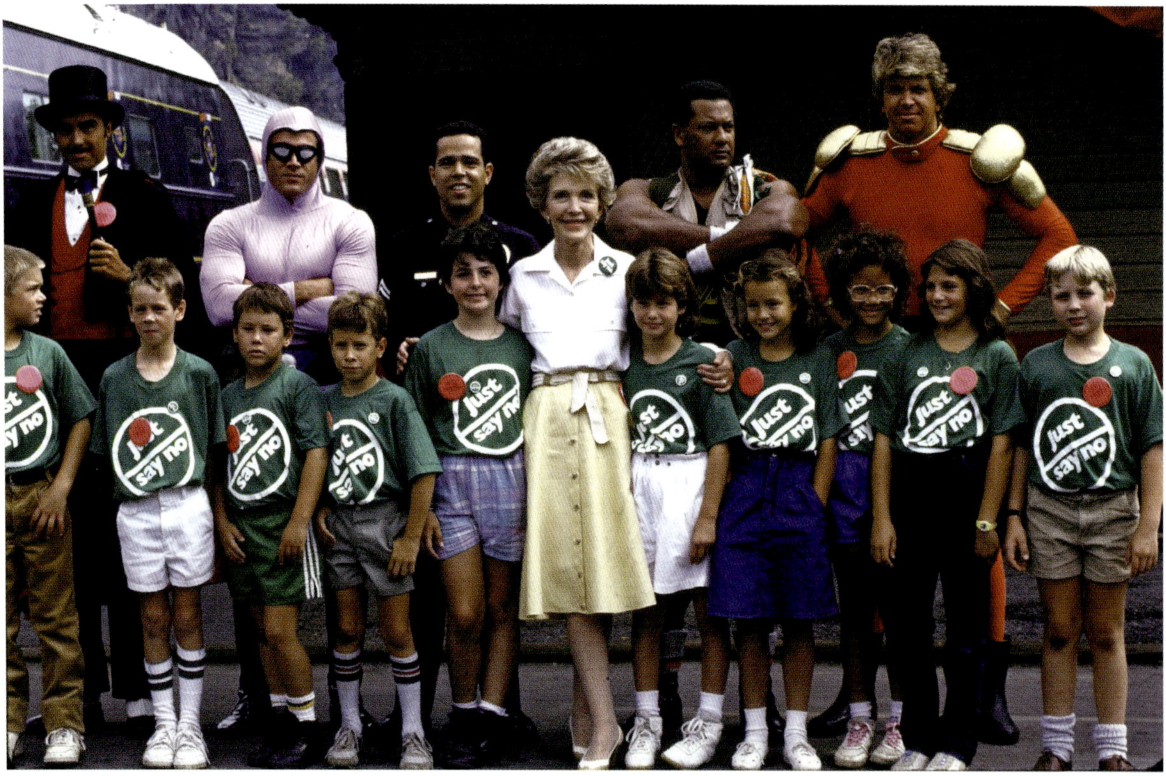

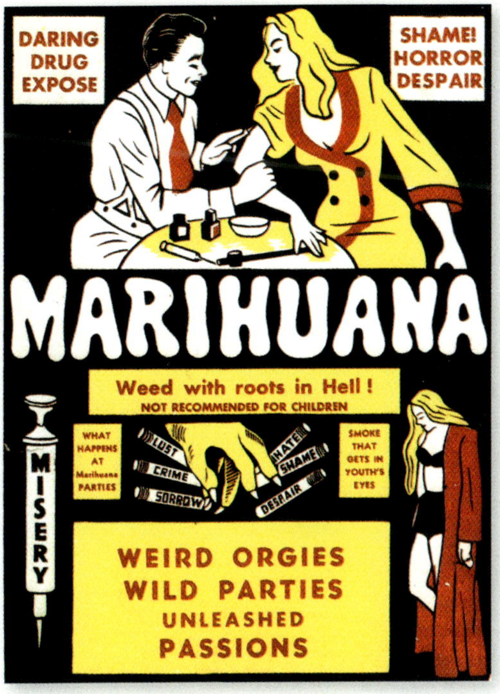
DARING DRUG EXPOSE
SHAME! HORROR DESPAIR
MARIHUANA
Weed with roots in Hell!
NOT RECOMMENDED FOR CHILDREN
WHAT HAPPENS AT Marihuana PARTIES
LUST
CRIME
SORROW
HATE
SHAME
DESPAIR
SMOKE THAT GETS IN YOUTH'S EYES
MISERY
WEIRD ORGIES
WILD PARTIES
UNLEASHED
PASSIONS

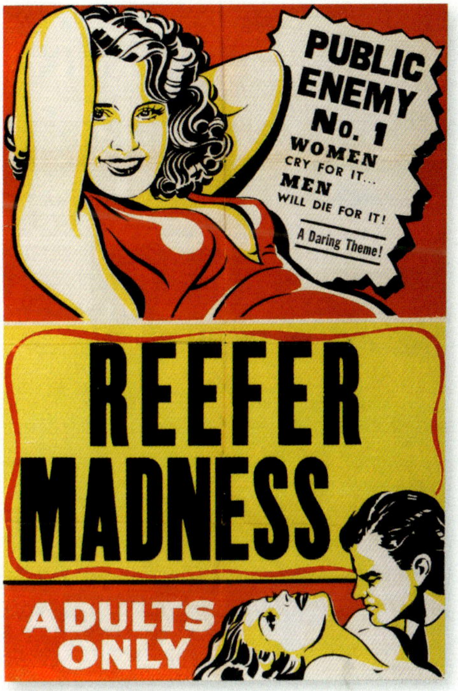
PUBLIC ENEMY No. 1
WOMEN CRY FOR IT...
MEN WILL DIE FOR IT!
A Daring Theme!
REEFER
MADNESS
ADULTS ONLY

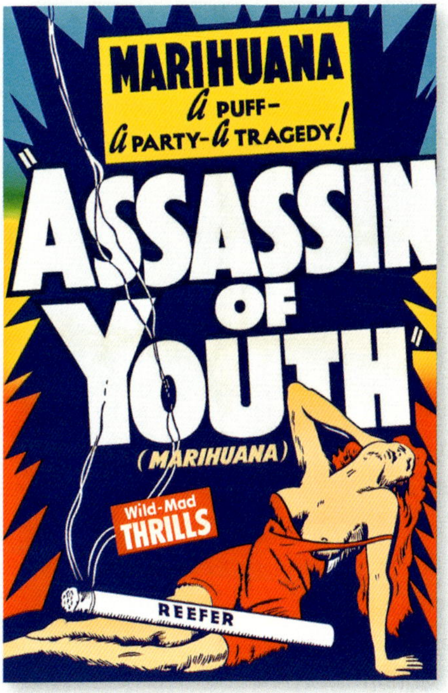
MARIHUANA
A PUFF–
A PARTY–A TRAGEDY!
"ASSASSIN
OF
YOUTH"
(MARIHUANA)
Wild-Mad
THRILLS
REEFER

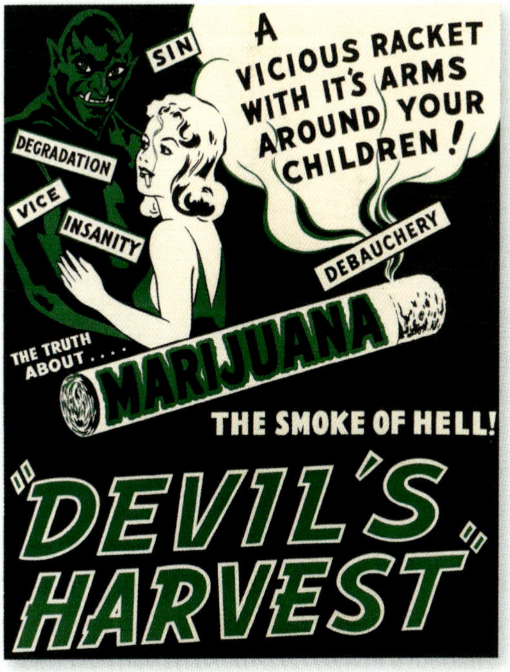
SIN
A VICIOUS RACKET WITH IT'S ARMS AROUND YOUR CHILDREN!
DEGRADATION
VICE
INSANITY
DEBAUCHERY
THE TRUTH ABOUT....
MARIJUANA
THE SMOKE OF HELL!
"DEVIL'S HARVEST"

So veröffentlichte das amerikanische National Institute of Health 1968 den Film *LSD: Insight or Insanity?* (Einsicht oder Wahnsinn?). Sprecher des Films war Sonny Bono, der auch einen im selben Jahr produzierten Anti-Marihuana-Film kommentiert hat. (Trotz seiner Beteiligung an diesen angeblichen Anti-Drogen-Filmen setzte sich Bono Mitte der 1990er-Jahre als Abgeordneter des US-Bundesstaates Kalifornien für die Entkriminalisierung von Cannabis ein). Der LSD-Film beginnt mit einer Szene junger Erwachsener, die mit quietschenden Reifen ein Autorennen veranstalten. Danach folgen einige Kurzszenen, in denen junge Menschen über LSD sprechen. Die Szenen sind aufrüttelnd. Junge Männer verführen Frauen mit dem Versprechen eines gemeinsamen «Trips», der ein Gefühl der Einheit erzeugt, das in nüchternem Zustand nicht erlebbar sei. Ein junger Mann erinnert sich begeistert daran, wie er unter LSD die Welt in ihrer ganzen Weite sehen konnte, in einem dreidimensionalen Raum, auf eine Weise, die sein Ego beruhigte und seine Seele tröstete. Später verbrennt sich ein Mädchen die Hand an einer Gasflamme, die sie für eine schöne Blume hält, und ein tanzender Junge springt von einer Klippe, weil er glaubt, er könne fliegen. Im Film werden Wissenschaftler bemüht, um zu beschreiben, was LSD tatsächlich im Gehirn anrichtet. Einer von ihnen zeigt Bilder von Chromosomenschäden, die durch LSD verursacht werden. Diese Theorie wurde von wissenschaftlichen Zeitschriften verbreitet und von Experten gestützt, erwies sich aber später als falsch. Die im Film aufgestellte Behauptung wurde zurückgezogen.

In den 1980er-Jahren berichteten die Medien, dass MDMA zur Bildung von Löchern im Gehirn beiträgt. Auch diese öffentlichkeitswirksame Behauptung musste zurückgezogen werden. Dahinter steckte eine Strategie, die früheren Anti-Drogen-Kampagnen ähnelte: Das Publikum sollte durch Angst dazu veranlasst werden, bestimmte Verhaltensweisen zu vermeiden. Besonders eindringlich war ein Fernsehspot in der Reagan-Ära. Gezeigt wurde ein Mann, der ein Ei in der Hand hält. «Das ist dein Gehirn», sagt er. Dann zeigt er auf eine Bratpfanne, die auf einem Herd erhitzt wird, und sagt: «Das sind Drogen.» Dann schlägt er das Ei in die heiße Pfanne. Das Ei beginnt sofort zu brutzeln. Er hebt die Pfanne in die Kamera und sagt: «Das ist dein Gehirn unter Drogen.» Der Spot vermittelte unmissverständlich, dass Drogen das Gehirn schädigen, und ließ keinen Raum für weitere Diskussionen.

Ähnlich wie die früheren Kampagnen setzten solche unverblümten Botschaften auf vereinfachende Darstellungen und Stereotypen über Drogenkonsumierende. Zweifellos gab es Fälle von Drogenmissbrauch und negative Folgen des Konsums von Psychedelika. Die Kampagnen der 1970er- und 1980er-Jahren verteufelten Psychedelika aber pau-

RECHTS: Gelegentlich wurde für Plakate zur öffentlichen Gesundheit auch die Ästhetik der psychedelischen Kunst aufgegriffen, allerdings wurde die Botschaft dann in ihr Gegenteil verkehrt. In diesem Fall lautet die Aussage nicht, dass Drogen einen anturnen («turn you on»), sondern sich gegen einen wenden («turn on you»).

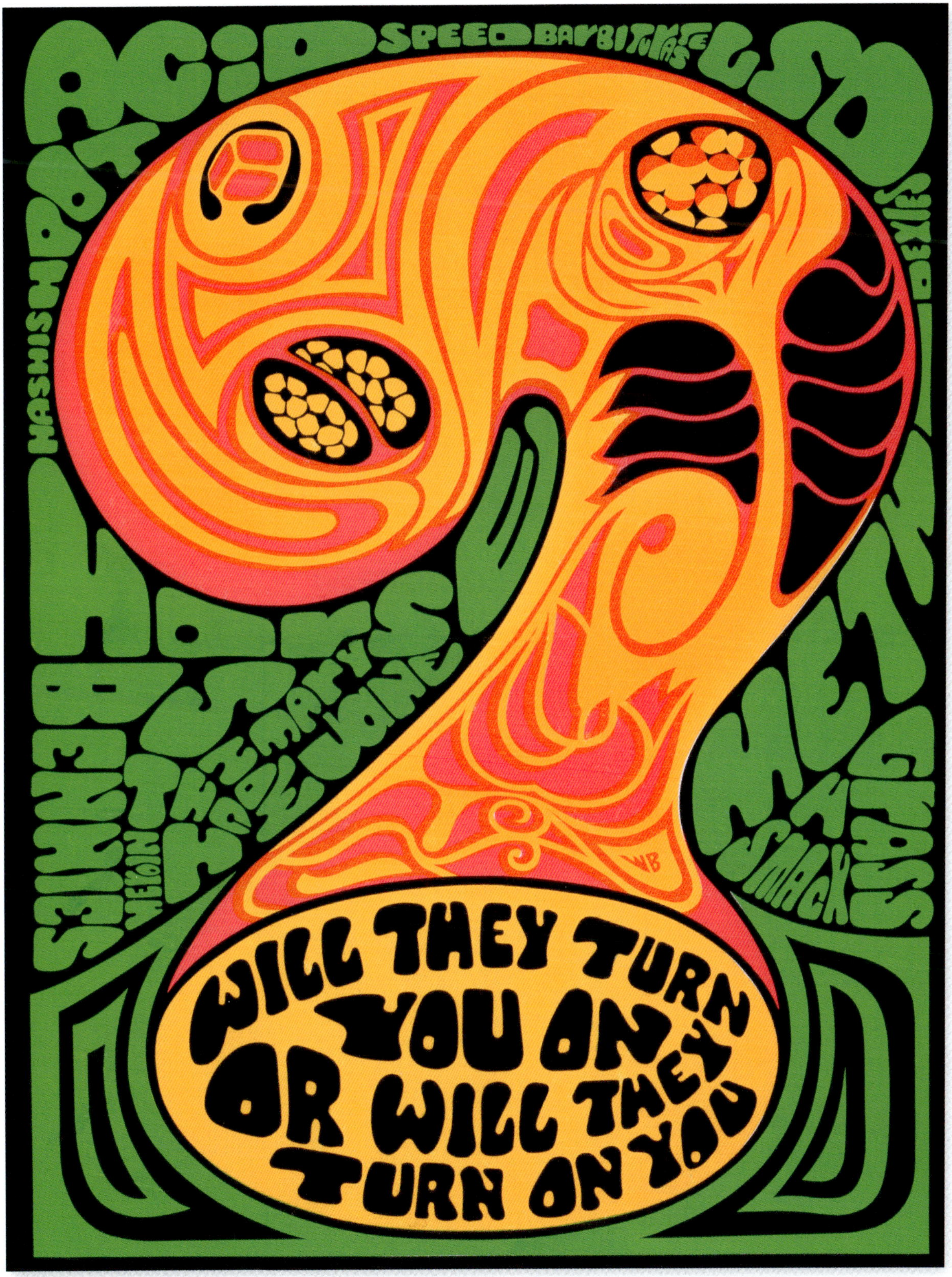
ACID
SPEED
LSD
HASHISH
POT
MARY JANE
SMACK
GRASS
WILL THEY TURN YOU ON OR WILL THEY TURN ON YOU

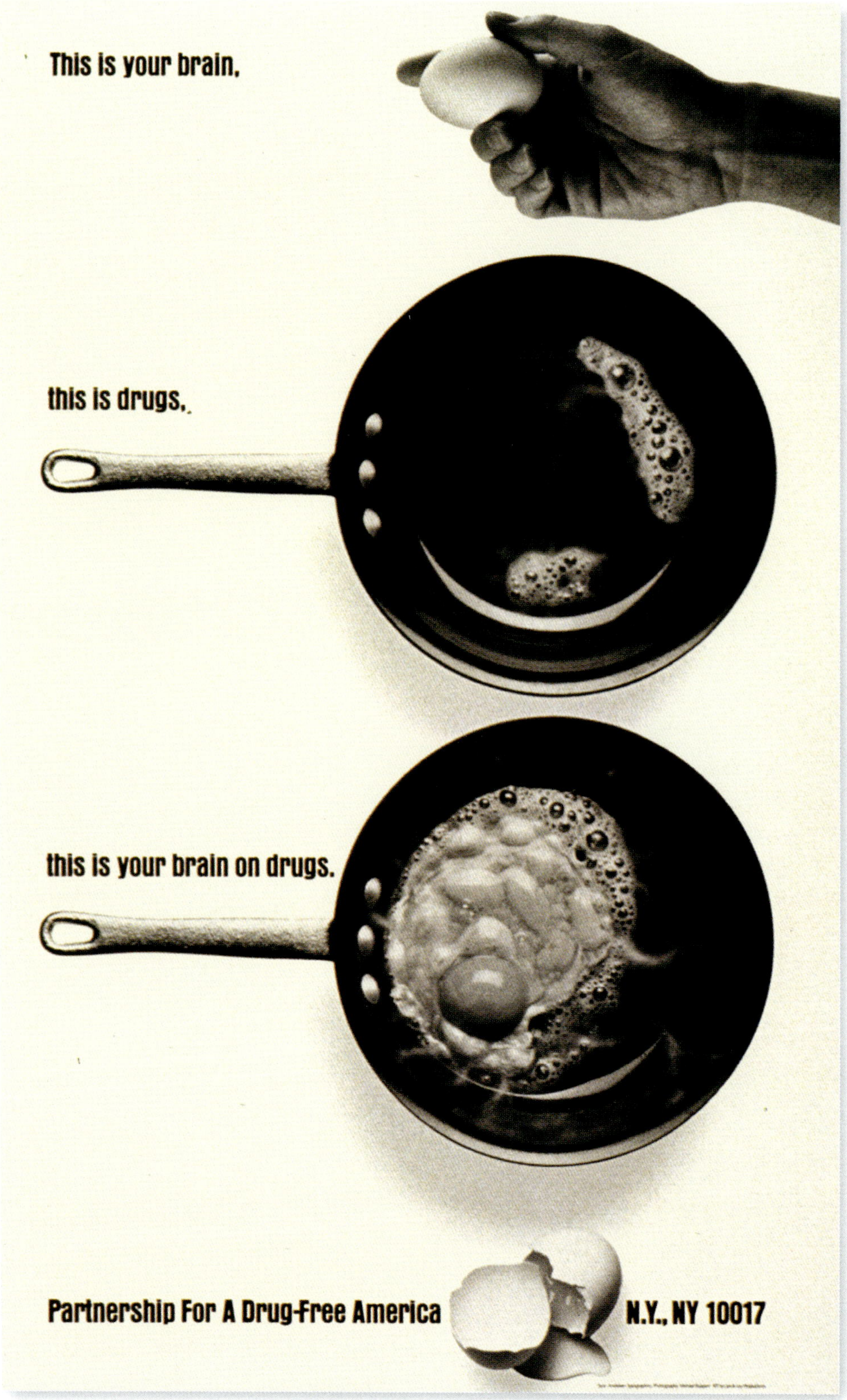
This is your brain,
this is drugs,
this is your brain on drugs.
Partnership For A Drug-Free America
N.Y., NY 10017

LINKS: Dieses Bild entstammt einem Fernsehspot, der in den USA in den 1980er-Jahren weite Bekanntheit genoss. Seine Aussage lautet, dass vor allem ein junges Gehirn durch den Konsum von Psychedelika – und allen anderen nicht medizinisch notwendigen Drogen – in seiner Beschaffenheit grundlegend verändert wird.

RECHTS: Die «Just Say No»-Kampagne spielte auch auf gängige Begriffe aus der psychedelischen Szene an. In diesem Fall auf das Wort «Head(s)», mit dem Personen mit einer Vorliebe für Psychedelika bezeichnet wurden.

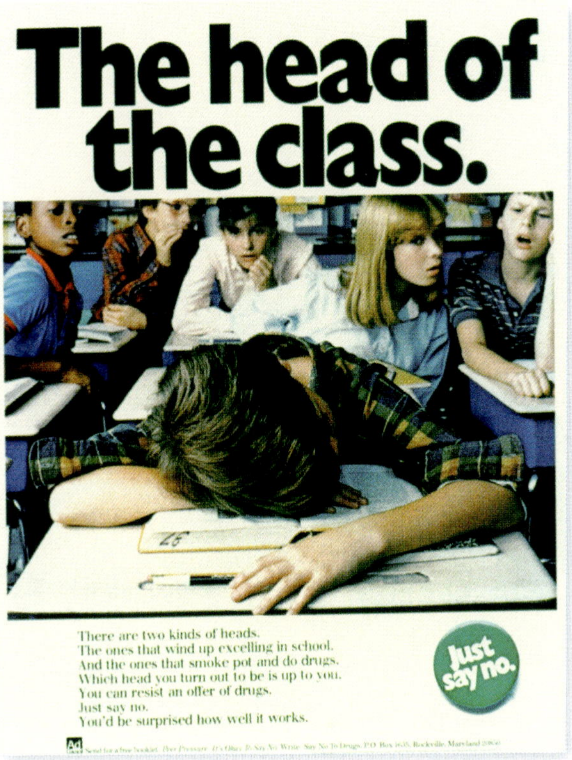
The head of the class.
There are two kinds of heads.
The ones that wind up excelling in school.
And the ones that smoke pot and do drugs.
Which head you turn out to be is up to you.
You can resist an offer of drugs.
Just say no.
You'd be surprised how well it works.
Just say no.
Ad

schal, indem sie sie mit Gewalt, Tod und Wahnsinn in Zusammenhang stellten. Bedenklich waren tatsächlich die Risiken eines unwissentlichen Konsums von Psychedelika oder ihres Konsums in Kombination mit anderen Substanzen, ebenso wie mögliche Verunreinigungen oder Überdosierungen bei der Beschaffung über nicht näher bekannte Quellen. Die öffentliche, drogenfeindliche Darstellung von Psychedelika stützte sich aber weitgehend auf Aussagen, die übertrieben und mitunter irreführend waren.

Während versucht wurde, den zunehmenden Konsum psychedelischer Drogen weitestgehend einzudämmen, kamen gleichzeitig immer mehr synthetische Arzneimittel auf den Markt. Dies veränderte auch die Risikopolitik, wenn es darum ging, eventuelle Risiken mit den kommerziellen Chancen in Einklang zu bringen. Die Drogen des weißen Marktes, ob Alkohol, Tabak oder eine ständig wachsende Palette von Arzneimitteln, waren bei unsachgemäßer Einnahme oder falscher Dosierung nicht unbedingt weniger gefährlich, hatten aber ein anderes kulturelles und wirtschaftliches Potenzial. Schwarzmarktdrogen wie Psychedelika schienen in der Lage zu sein, die weißen Märkte zu untergraben und eingefahrene Vorstellungen über Sucht, Trauma und sogar Spiritualität und Religion ins Wanken zu bringen.

Psychedelischer Tourismus

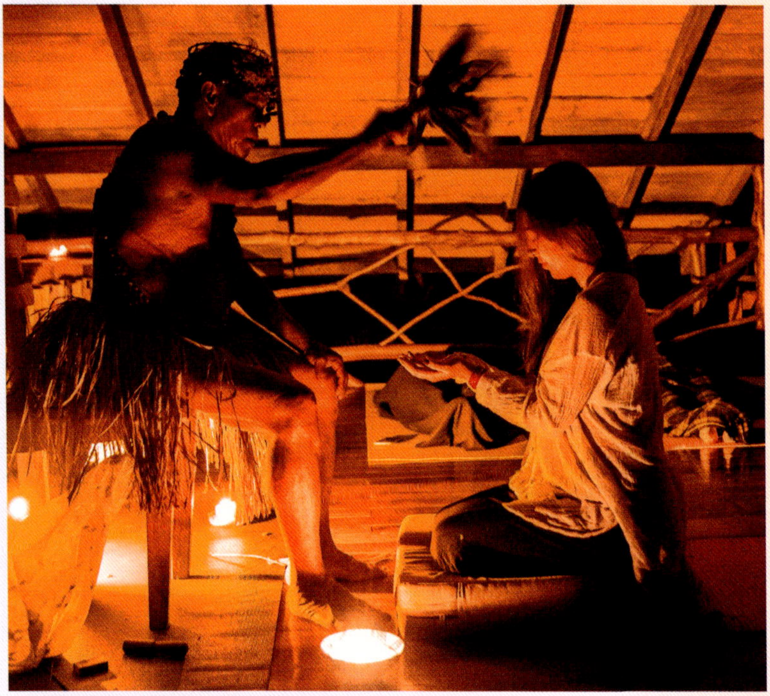

Die Geschichte der Psychedelika war schon immer eng verbunden mit Geschichten des Reisens, des Entdeckens und der Begegnungen mit verschiedenen Menschen und Kulturen. Ob Richard Schultes Reise ins Amazonasgebiet, Robert Gordon Wassons Besuch bei Maria Sabina in Mexiko oder der Trip der Beatles nach Indien: Psychedelika haben die Menschen nicht nur in Gedanken in Bewegung versetzt.

Doch die zunehmenden Reisen in andere Länder und Kulturen hatten auch unangenehme Folgen und legten grundlegende Ungleichheiten offen. Immer mehr weiße Jugendliche, oft aus der Mittelschicht, reisten auf der Suche nach authentischen psychedelischen Erfahrungen nach Mexiko oder weiter nach Süden, nach Guatemala, Peru und Brasilien. Hippies kamen in indigene Gemeinschaften, um etwas zu erleben, das ihrem eigenen Leben einen Sinn gab. Dadurch übten sie unweigerlich Druck auf die Einheimischen aus, heilige Pflanzen und Rituale zu teilen. Nicht alle Gemeinden waren über den Zustrom der Hippies begeistert, nicht zuletzt, weil viele ausschließlich wegen der Pflanzen und Pilze kamen, ohne sich im Gegenzug politisch oder

OBEN LINKS: All-inclusive-Retreats für Psychedelik-Interessierte (abgebildet ein Beispiel aus Ecuador) bieten ihren zahlenden Gästen luxuriöse Unterkunft in Kombination mit Therapiesitzungen. Einheimische können sich den Aufenthalt normalerweise nicht leisten, oder sie werden durch gesetzliche Verbote daran gehindert.

RECHTS: Eine tanzende Menge bei der Eröffnungsfeier des O.Z.O.R.A.-Festivals 2022 in Dádpuszta (Ungarn). Seit 2004 findet das «psychedelische» Festival jährlich statt.

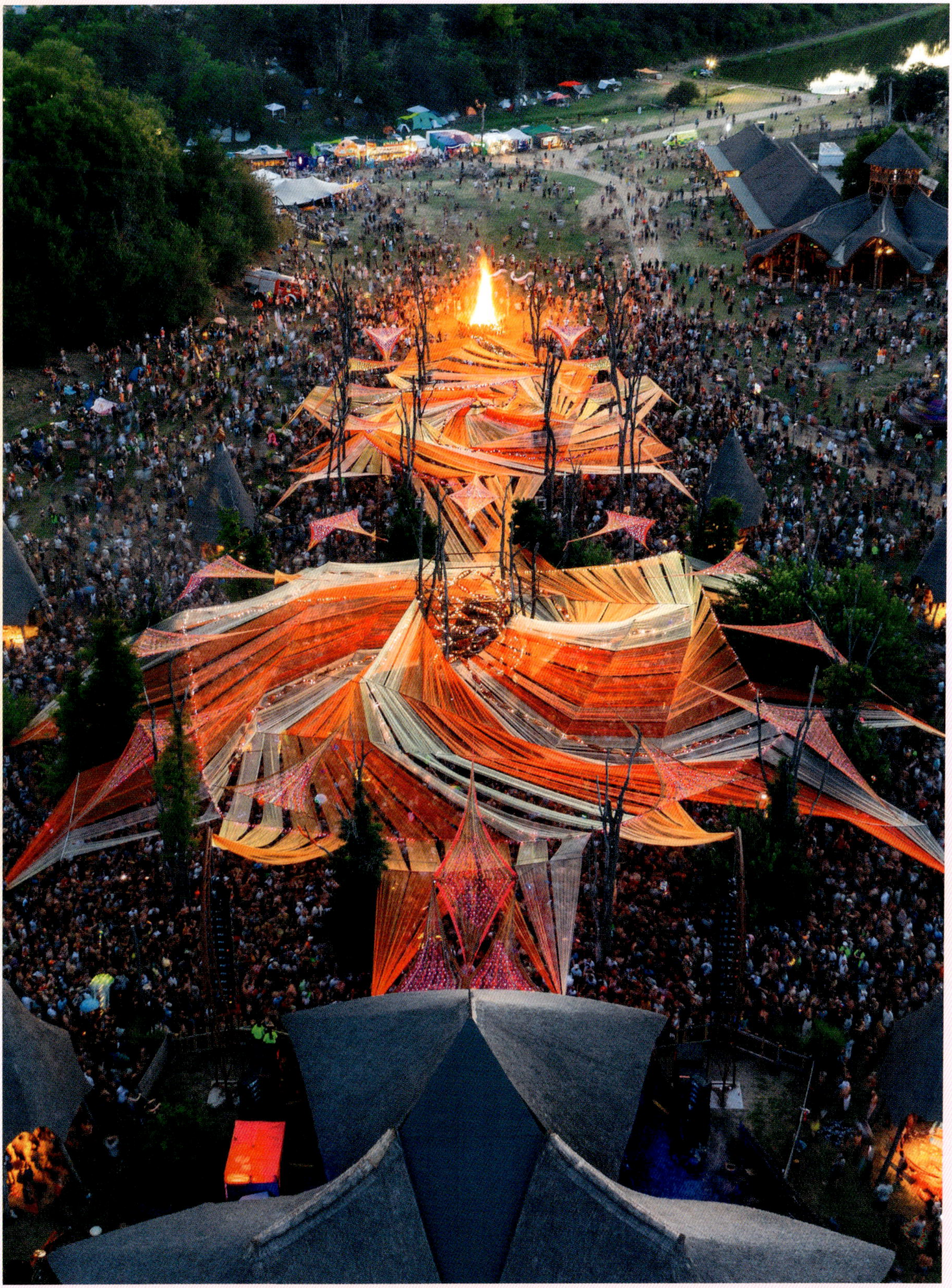

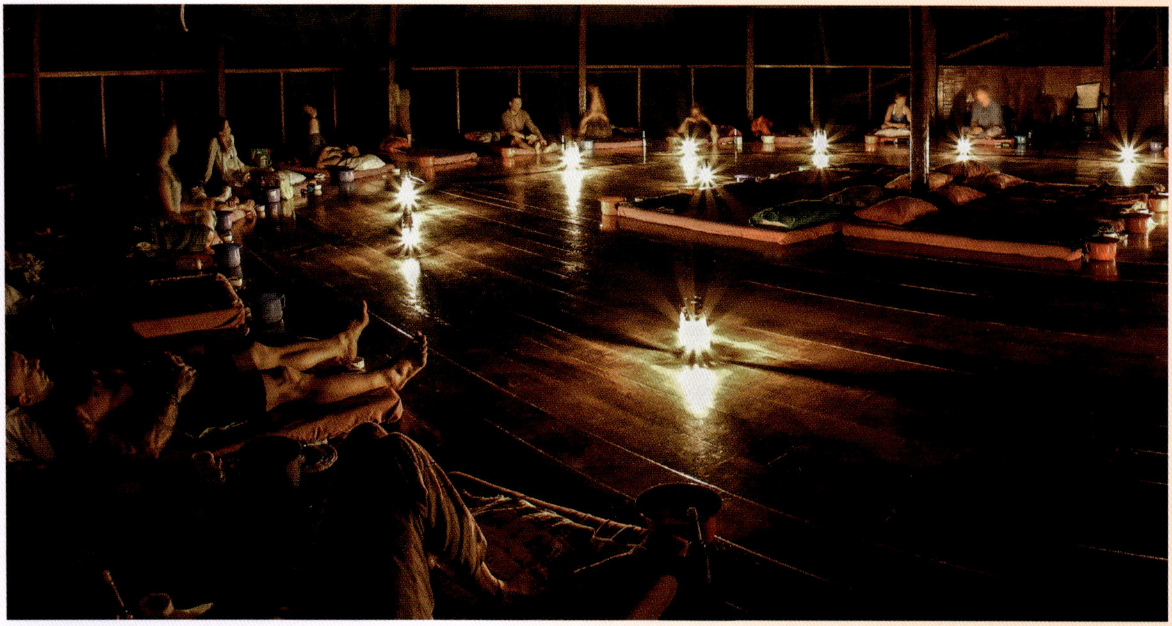

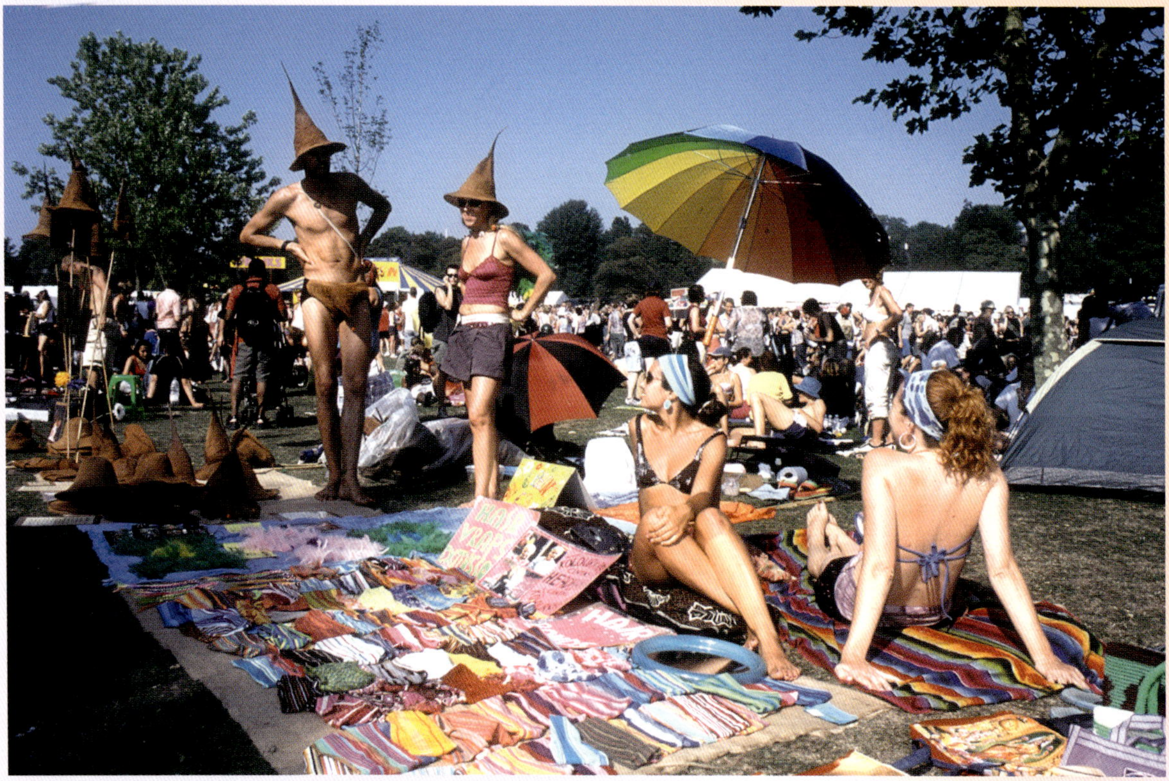

finanziell in der Gemeinschaft zu engagieren, die ihr Wissen und ihre Medizin zur Verfügung stellte. Viele indigene Gemeinschaften veränderten sich, um den Reisenden entgegenzukommen, wodurch die Kluft zwischen ihnen und den Tourist:innen noch größer wurde.

Die Anti-Drogen-Kampagnen setzten dem psychedelischen Tourismus kein Ende. Noch im 21. Jahrhundert gibt es Retreats – und neue kommen hinzu –, die eine neue Generation von Tourist:innen mit einem wachsenden Angebot an Pflanzen, Pilzen und Tieren versorgen, insbesondere im biologisch artenreichen Amazonasgebiet. Der zusätzliche Druck auf diese Ökosysteme hat jedoch gravierende ökologische und soziale Folgen. Die Versorgung der Touristengruppen hat die lokalen Wirtschaftsstrukturen gestört. Einige Gemeinden haben die traditionelle Nahrungsmittelproduktion eingeschränkt oder ganz aufgegeben und sich auf das Gastgewerbe verlegt. Dadurch sind diese Gemeinden viel zu sehr von den Launen einer Tourismusindustrie abhängig geworden, die mehr nimmt, als sie gibt.

In der Vergangenheit hat die Suche nach authentischen zeremoniellen Erfahrungen mit indigenen Heiler:innen auch dazu geführt, dass Reisende sich diese Praktiken angeeignet oder sie nachgeahmt haben, ohne die empfangene Leistung zu vergüten oder ihren Ursprung ausreichend zu würdigen. So ist der psychedelische Tourismus nach wie vor zweischneidig. Der Wunsch, die indigene Nutzung von Pflanzen und Pilzen zu würdigen, und die Nachfrage nach psychedelischen Produkten für alle stehen in keinem ausgewogenen Gleichgewicht.

OBEN LINKS: Eine Ayahuasca-Zeremonie im Temple of the Way of Life, einem Ayahuasca-Retreat im peruanischen Amazonas-Regenwald. Das Zentrum arbeitet mit Heilern (Onanya) des einheimischen Shipibo-Volks zusammen, die ihre Traditionen den zahlenden Besucher:innen zugänglich machen.

LINKS: Ein Hippie-Stand auf einem Festival, an dem Stirnbänder verkauft werden. Viele Menschen nehmen bereitwillig längere Reisen in Kauf, um sich bei solchen Veranstaltungen mit Gleichgesinnten zu treffen.

Renaissance der Psychedelika?

Steckt noch ein Zauber in den Magic Mushrooms?

Seit Anfang des 21. Jahrhunderts erleben psychedelische Drogen eine Renaissance. In wissenschaftlichen Publikationen wird ihr Nutzen für die Verwendung in der Therapie erneut diskutiert. Risikokapitalgeber loten neue Märkte für Psychedelika aus. Selbst Mitglieder des Establishments und angesehene Institutionen zeigen eine gewisse Offenheit für Gespräche über Psychedelika. Die US-amerikanische Gesundheitsbehörde FDA (Food and Drug Administration) hat MDMA und Psilocybin-Pilze als «bahnbrechende» Therapeutika eingestuft, nachdem in Studien nachgewiesen wurde, dass ihr klinischer Nutzen die Risiken übertrifft und sie wirksamer sind als alle anderen momentan verfügbaren Therapien. Einige, die sich einst gegen Psychedelika ausgesprochen haben, befürworten ihren Einsatz nun und setzen sich für die psychedelische Medizin ein. Vielleicht ist diese Entwicklung teilweise den früheren Befürworter:innen geschuldet. Dennoch weist die Rückkehr der Psychedelika einige bedeutende Unterschiede auf.

Trotz des Verbots seit den 1960er-Jahren, den Anti-Drogen-Kampagnen und des eingängigen Slogans «Just Say No», der von der amerikanischen First Lady Nancy Reagan vertreten wurde, wurden in den Vereinigten Staaten mehr Pharmazeutika konsumiert als in jedem anderen Land, und der Trend scheint sich weiter fortzusetzen.

Vor allem Psychedelika sind dafür bekannt, dass sie die Sichtweise der Konsumierenden verändern. Damit ist nicht nur die persönliche Sicht auf den Sinn des eigenen Lebens gemeint, sondern auch kulturelle Einstellungen auf breiterer Ebene. In den 1960er-Jahren beispielsweise waren Psychedelika eng mit gegenkulturellen Bewegungen verbunden, die sich für einen sozialen Wandel einsetzten. Seitdem haben aber viele Schriftsteller:innen, Künstler:innen und Wissenschaftler:innen einen Zusammenhang zwischen Psychedelika und sozialer Gerechtigkeit, kreativer Inspiration und Therapieerfolgen gefunden – und das trotz erheblicher Widerstände vonseiten des politischen und juristischen Establishments.

In den letzten Jahren hat eine beachtliche Zahl von Büchern und Artikeln das Interesse für Psychedelika neu aufflammen lassen. Manche Werke befassen sich mit wissenschaftlichen Erkenntnissen, andere setzen sich für die Mikrodosierung ein, wieder andere betrachten Psychedelika als ultimatives Allheilmittel zur Selbsthilfe. Doch all diese Publikationen werfen einige wichtige Fragen auf: Stimmt es, dass Psychedelika nun in der breiten Masse angekommen sind? Erleben wir wirklich eine Renaissance oder handelt es sich eher um einen Rückblick? Ist die Entwicklung zukunftsorientiert, wie es eine echte Renaissance wäre? Oder ist «Psychedelika 2.0» nichts weiter als ein neuer, möglicherweise nicht wünschenswerter Aufguss eines früheren gescheiterten Experiments?

Wiederentdeckung und Versöhnung

Es ist eine verbreitete Ansicht, dass Psychedelika nach zwei Jahrzehnten des klinischen und gegenkulturellen Konsums ab den 1970er-Jahren verboten wurden. Dadurch wurde der Freizeitkonsum von Drogen kriminalisiert, und die medizinische Forschung kam weitgehend zum Erliegen, bis die Substanzen im 21. Jahrhundert wiederentdeckt wurden. Der Begriff der «Renaissance» legt nahe, dass wir uns in einer Phase der Wiederentdeckung und Erneuerung befinden. Darin steckt eine gewisse Wahrheit.

Es besteht tatsächlich ein Zusammenhang zwischen dem neu erwachten wissenschaftlichen Interesse an Psychedelika und der breiteren Akzeptanz dieser Substanzen in der Öffentlichkeit. Wenn, wie die wissenschaftliche Literatur derzeit nahelegt, Psychedelika Ärzt:innen und Therapeut:innen dabei helfen können, die Bedürfnisse von Menschen zu erfüllen, die am Lebensende betreut werden müssen, oder Veteran:innen und Polizist:innen mit behandlungsresistenten Traumata neue Hoffnung geben können, dann ist es nur logisch, dass die breite Öffentlichkeit bereit ist, diese Substanzen in einem neuen und anderen Licht zu sehen. In den vergangenen Jahrzehnten betrachtete man Psychedelika als Drogen, die man nimmt, um aus der Mainstream-Gesellschaft auszusteigen. Dafür wurden sie entweder geliebt oder verurteilt. Heute betrachtet man Psychedelika eher als therapeutische Hilfsmittel, die Menschen helfen können, ein erfüllteres Leben zu führen.

Manche Historiker:innen sind allerdings der Meinung, dass Psychedelika mehrere Revolutionen und Renaissancen erlebt haben. Mal war ihre Akzeptanz höher, dann wieder verschwanden sie in den Untergrund oder zogen sich in bestimmte, nicht medizinische Bereiche der kulturellen oder religiösen Nutzung zurück. Schon das Auftauchen und «Aufleuchten» von Psychedelika in den 1950er- und 1960er-Jahren könnte Teil einer Renaissance gewesen sein. Schließlich wurden damals Praktiken wiederbelebt, die indigenen und nichtwestlichen Nutzer:innen seit Jahrtausenden vertraut waren, und man versuchte, sie in die medizinisch-therapeutische Praxis zu integrieren. Einige Ethnobotaniker:innen betrachten die momentanen Tendenzen eher als Neuausrichtung auf historische pflanzliche Wirkstoffe und nicht als eine Renaissance der Psychedelika.

Meiner Meinung nach geht es aber momentan nicht nur um eine Wiederentdeckung der Psychedelika. Das neue Interesse an Psychedelika steht vielleicht auch für ein wachsendes Gefühl der Desillusionierung und eine Suche nach Alternativen. Das könnte bedeuten, dass wir uns in einer Phase befinden, in der wir neu über Psychedelika nachdenken und uns vielleicht sogar mit ihnen versöhnen. Diese erneute Beschäftigung mit dem Thema bedeutet nicht nur, dass unsere westlichen Arzneibücher um zusätzliche Wirkstoffe bereichert werden. Das Nachdenken über den Stellenwert nicht westlicher Wissenssysteme kann auch unseren eigenen Ansatz zur physischen und psychischen Heilung verändern. Es kann uns die Möglichkeit geben, die Beziehungen zwischen Gesundheit, Wohlbefinden, Spiritualität und sogar der menschlichen Evolution neu zu bewerten. Es könnte ein Anlass dafür sein, bei der Markteinführung von Medikamenten zu überdenken, wie wir Erfahrungen messen, wessen Erfahrungen zählen und wem diese Produkte nützen sollten.

Die Versöhnung mit unserer historischen Beziehung zu Psychedelika setzt voraus, dass wir diese Substanzen nicht als Zweck, sondern als Mittel betrachten. Die Legalisierung und Regulierung von Psychedelika wird keine psychedelische Revolution herbeiführen, vor allem dann nicht, wenn diese Drogen lediglich in die Liste der aktuellen pharmazeutischen Optionen aufgenommen werden. Psychedelika durch die bestehenden politischen Mechanismen zu zwängen, um sie sicherer zu machen, könnte den Pilzen die sprichwörtliche Magie nehmen. Damit meine ich nicht, dass sich

UNTEN: Einige sehr vielversprechende psychedelische Forschungsarbeiten des 21. Jahrhunderts konzentrieren sich auf traumabedingte Störungen. Militär, Polizei und Rettungskräfte stehen im Mittelpunkt der neu gestellten Frage, wer von psychedelischen Behandlungen profitieren kann. So ironisch es scheinen mag: Wenn der Krieg gegen Drogen abflacht, könnten ausgerechnet manche Soldat:innen von Substanzen profitieren, die einmal verboten waren. Der Künstler Russell Hausfeld hat dieses Bild für einen Truthdig-Artikel aus dem Jahr 2022 geschaffen.

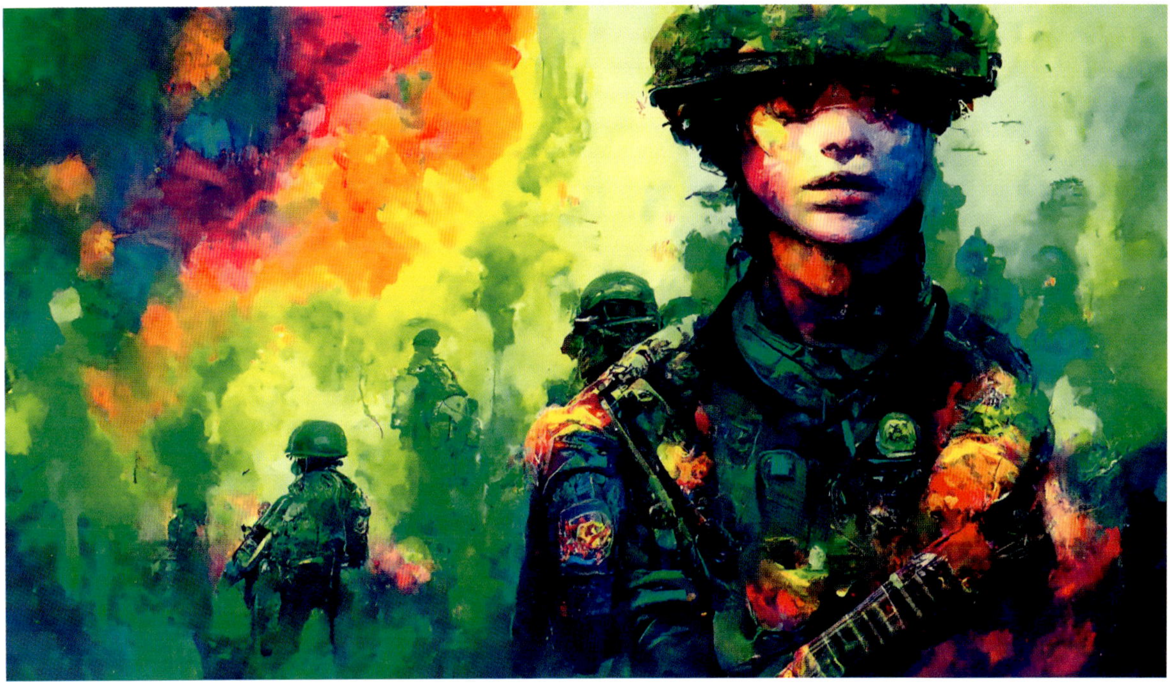

dadurch das psychoaktive Erlebnis verändern wird. Ich befürchte vielmehr, dass die «Medikalisierung» von Psychedelika auf Kosten ihrer kulturellen Vergangenheit gehen könnte. Damit wäre aber auch ihr Potenzial bedroht, unsere Beziehungen zu Pflanzen, zum Bewusstsein, zur Heilung und zum Leben auf der Erde zu vertiefen.

Auswirkungen auf die Psychiatrie

Die heutigen Argumente für die psychedelische Medizin sind ein überzeugendes Beispiel dafür, dass Psychedelika in der Wissenschaft neu bewertet werden. In den 1950er-Jahren weckten Psychedelika das Interesse von Psychiater:innen, die von ihrem Handwerkszeug enttäuscht waren. Sie suchten Alternativen zu veralteten Verwahranstalten und barbarischen Therapien, bei denen Patient:innen ins Koma versetzt oder ihnen Hirngewebe weggeschnitten wurde, um ihnen Linderung zu verschaffen. Selbst Gesprächstherapien wurden manchmal als unwirksam und zeitraubend empfunden. Die Erfolge der damals üblichen Behandlungsweisen waren mager und der Wunsch nach Alternativen groß. Psychedelika traten auf den Plan, als sich die Psychiatrie in einer Phase des Umbruchs befand. Man sah in ihnen eine Chance, psychische Krankheiten und ihre Behandlung neu zu denken.

In den 1960er-Jahren begannen Psychiater:innen und andere namhafte Personen, die Glaubwürdigkeit der Psychiatrie infrage zu stellen: War sie tatsächlich in der Lage, den Geist eines Menschen zu heilen, was auch immer das bedeuten mag? Es entstand eine Anti-Psychiatrie-Bewegung, in deren Mittelpunkt der Vorwurf stand, dass die Psychiatrie letztlich nur Macht über machtlose Menschen ausübte. Psychedelika standen nicht im Zentrum dieser Anti-Psychiatrie-Bewegung, aber sie waren Teil einer zunehmenden Kritik an einem Berufsstand, der versuchte, Geisteskrankheiten zu verstehen und zu heilen. Einige Psychiater:innen setzten auf Psychedelika und überbrückten damit eine wachsende Kluft. Auf der einen Seite standen Berufsgruppen, die glaubten, dass psychische Krankheiten real und behandelbar seien. Auf der anderen Seite stand der kulturelle Zeitgeist der 1960er-Jahre, der den Machtmissbrauch gegenüber Randgruppen infrage stellte. Zu diesen Randgruppen gehörten auch Psychiatriepatient:innen, die in überfüllten Krankenhäusern dahinvegetierten.

Das koloniale Erbe

Die Idee, veränderte Bewusstseinszustände zur Erzielung von Heilerfolgen zu nutzen, war nicht völlig neu. Doch als sie in die westliche Psychiatrie Einzug hielt, entwickelte sie ihr eigenes Vokabular und suchte nach anderen Wegen, diese Phänomene zu erklären. Einige Wissenschaftler:innen vertraten (und vertreten auch heute noch) die Auffassung, dies sei ein klarer Fall von Aneignung indigenen Wissens und dessen Umdeutung in neues, für die westliche Medizin taugliches Wissen. Bei genauem Hinsehen wird deutlich, dass dies nicht die ganze Geschichte ist. Tatsächlich haben einige frühe Psychedelika-Begeisterte große Anstrengungen unternommen, um Beziehungen zu indigenen Völkern aufzubauen. Sie wollten etwas über heilige Pflanzen, ihre psychoaktiven Eigenschaften und die mit ihrer Verwendung verbundenen Rituale und Szenarien lernen. Doch trotz vieler individueller Bemühungen macht der größere Kontext des Kolonialismus deutlich, dass die indigenen Wissenssysteme letztlich unter diesen Begegnungen litten.

In Kanada, den Vereinigten Staaten, in Australien und Neuseeland haben Studien gezeigt, dass die Lebenserwartung indigener Bevölkerungsgruppen in einigen Regionen um bis zu zehn Jahre gesunken ist. Nachfolgende Untersuchungen haben ergeben, dass der Verlust von Kultur, Sprache und Land zu einer Verschlechterung der Gesundheit führt. Versuche, die Auswirkungen des Kolonialismus zu messen, sind äußerst ungenau, und dennoch empfehlen gerade diese Studien ein ganzheitlicheres Verständnis von Gesundheit als Basis für die Verringerung von Ungleichheiten. Insbesondere wird empfohlen, soziale Faktoren zu beachten, die eine gute Gesundheit verhindern oder Krankheiten verschlimmern. Zu diesen Faktoren zählen häufig unsichere Ernährung und prekäre Wohnverhältnisse, unzureichender Zugang zu sauberem Wasser, mangelhafte Bildung und hohe Arbeitslosigkeit.

Die Studien betonen, dass neben diesen strukturellen auch kulturelle Aspekte berücksichtigt werden müssten, darunter die Anerkennung indigener Wissenssysteme. Die Bereitstellung von psychedelischen Medikamenten in unseren Apotheken kann die Auswirkungen des Kolonialismus nicht rückgängig machen. Aber die Wertschätzung dieser Mittel kann uns Wege eröffnen, indigene Wissenssysteme in direkten Kontakt mit der westlichen Medizin zu bringen und vielleicht unsere Herangehensweise an psychische Krankheiten zu überdenken.

Mehr als Medizin

Während der Gesundheitszustand der indigenen Bevölkerung vergleichsweise schlechter ist, verzeichnen wir bei der Behandlung psychischer Erkrankungen in der Allgemeinbevölkerung durchweg positive Ergebnisse. Unsere modernen Behandlungsmethoden haben die Belastung durch psychische Erkrankungen in unserer Gesellschaft nicht grundlegend verringert, weder für die einzelnen Betroffenen noch für die Gesundheits- und Solidarsysteme. Obwohl die großen Pharmakonzerne Milliarden für Forschung und Entwicklung aufwenden, sind wir wieder auf der Suche nach Alternativen. Vielleicht genügt es nicht, immer nur neue Pillen auf den Markt zu bringen. Wäre es nicht an der Zeit, darüber nachzudenken, wie wir in diese Situation geraten sind?

Der Konsum von Psychedelika wird die größeren strukturellen Probleme der Moderne nicht lösen können. Vielleicht eröffnet sich aber eine gewisse Perspektive, wenn wir ihren Stellenwert in der Geschichte untersuchen. Wenn wir Psychedelika nicht nur als Medizin betrachten, können wir sie als Mittel sehen, das die Menschen ermutigt, über den Tellerrand hinauszuschauen und vielleicht sogar ganz neue Ideale zu entwickeln.

Psychedelika sind keine Wundermittel. Sie sind keine natürliche Quelle von Erkenntnissen, sondern diese ergeben sich aus dem Zweck, den wir mit ihrem Konsum verfolgen. Wie beim Konsum aller Substanzen gibt es auch bei ihnen Risiken und Schäden. Die Möglichkeit, solche Schäden zu minimieren, wird jedoch durch die Politisierung dieser Substanzen untergraben. Obwohl Psychedelika weitgehend als nicht süchtig machend gelten, gibt es eine zunehmende Zahl von Fällen, in denen

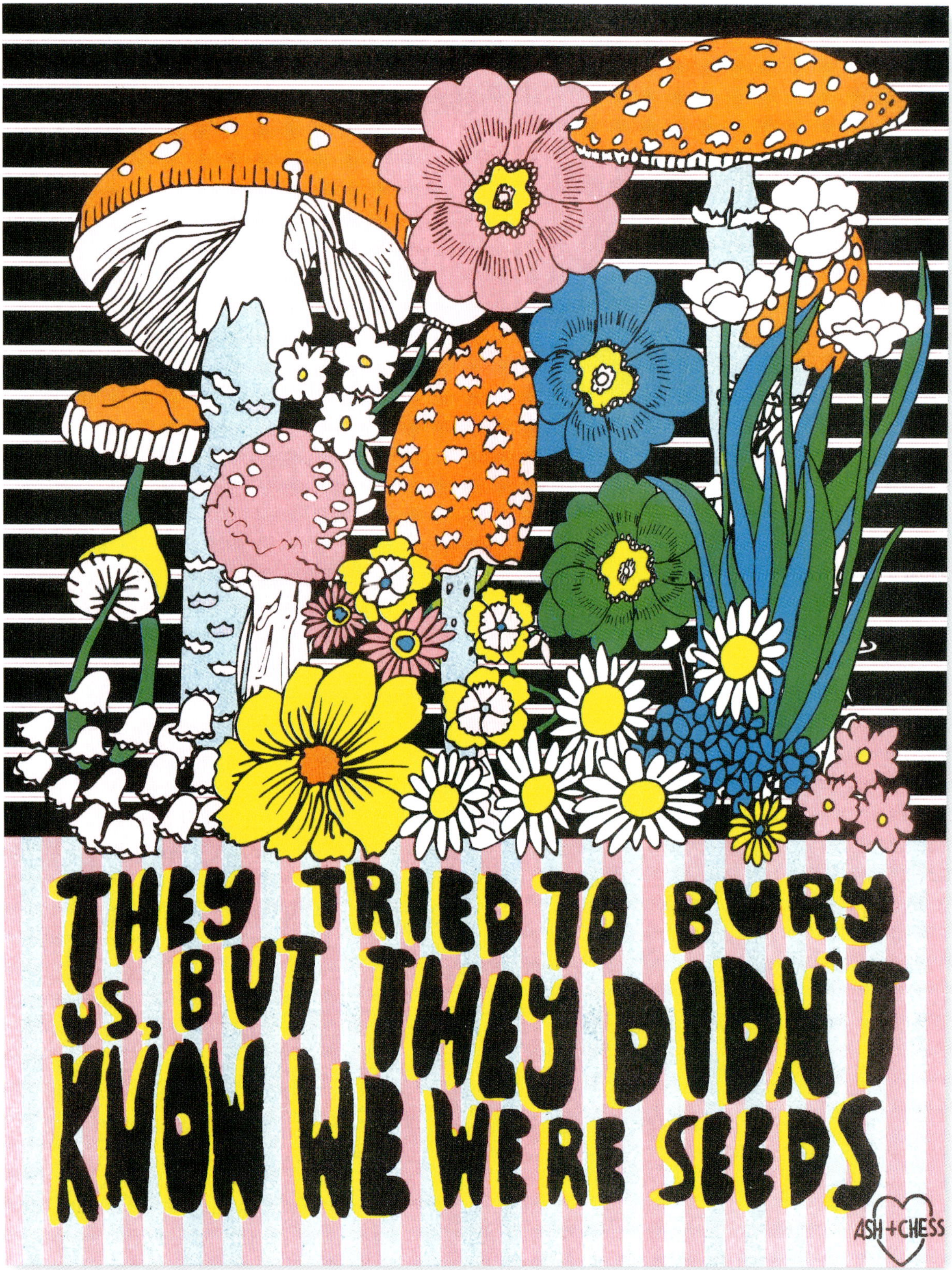
THEY TRIED TO BURY US, BUT THEY DIDN'T KNOW WE WERE SEEDS
ASH + CHESS

LINKS: Wachstum und Erneuerung sind seit jeher ein Aspekt der Geschichte der Psychedelika. Die Künstler Ash & Chess aus dem 21. Jahrhundert fangen dieses Gefühl in einem farbenfrohen Bild ein, das die Widerstandsfähigkeit von Pilzen darstellt und vielleicht auch eine tiefere Botschaft über die Selbstheilungskräfte der Natur vermittelt.

es zu Missbrauch kam und etwa Menschen unter dem Einfluss von Psychedelika zu unerwünschten sexuellen Handlungen gedrängt wurden. Diese Fälle treten nicht nur bei Psychedelika auf, aber je mehr Menschen diese «lebensverändernden Erlebnisse» suchen, desto größer ist das Potenzial für Manipulation und Missbrauch.

Menschen, die Drogen konsumieren, konsultieren nicht immer wissenschaftliche Abhandlungen, bevor sie entscheiden, welche Substanzen oder Dosierungen sie ausprobieren. Das war sicherlich schon immer so, jedoch stehen heute durch die digitalen Medien unendlich viel mehr Quellen und Informationen zur Verfügung. Noch nie war es so einfach, Informationen oder Gleichgesinnte zu finden. Der digitale Marktplatz hat die Art und Weise, wie Wissenschaft zugänglich gemacht und interpretiert wird und wie Erfahrungen ausgetauscht werden, grundlegend verändert. Die Erowid-Experience-Vaults (erowid.org) bieten beispielsweise eine umfangreiche digitale Bibliothek, einschließlich Berichten von Trips. Auch auf Plattformen wie Reddit lassen sich Informationen über Drogenkonsum und -erfahrungen finden. Solche Webseiten stellen alternative Informationsquellen dar, die weder den strengen Anforderungen akademischer Veröffentlichungen noch einer externen oder unabhängigen Validierung unterliegen. Dennoch sind auch diese leicht zugänglichen Quellen Bestandteil eines kulturellen Wissensnetzwerks. Die fast grenzenlosen Möglichkeiten, auf Informationen zuzugreifen und auf deren Grundlage Entscheidungen in Bezug auf unsere Gesundheitsversorgung oder unsere Erfahrungen mit Arzneimitteln zu treffen, ist ein relativ neues Merkmal in der Geschichte der Menschheit. Auch die Art und Weise, wie wir Informationen produzieren und konsumieren, hat sich drastisch verändert.

Es gibt viele historische und aktuelle Beispiele dafür, dass Menschen Medikamente einnehmen, ohne die Anweisungen von Ärzt:innen zu befolgen. Psychedelika stehen – abgesehen von ihrem therapeutischen Wert – in dem Ruf, lebensverändernde Erkenntnisse zu vermitteln. Auf der Suche nach solchen Einsichten nehmen Menschen weiterhin Psychedelika ein, auch wenn sie verboten sind. Ihre Medikalisierung wird diesem Verhalten kein Ende setzen. Sie kann allerdings einen wertvollen Beitrag zur Verbesserung des Sicherheitsprofils und zu den Bemühungen um Schadensbegrenzung leisten.

Widersprüchliche Methodologien

Verfolgt man die allgemein bekannte Geschichte der Psychedelika, so kam die Forschung in den 1970er-Jahren weitgehend zum Stillstand, und die psychedelischen Aktivitäten wurden weitgehend in den Untergrund verlagert. Es wäre jedoch naiv zu glauben, dass damit die Forschung gänzlich zum Erliegen kam oder dass die Chemiker:innen und Therapeut:innen im Untergrund nicht weiterhin ihr Wissen ausbauten und ihre Techniken ver-

UNTEN RECHTS: Roland Griffiths, Neurowissenschaftler an der Johns Hopkins Universität, war eine führende Persönlichkeit in der Erforschung der Schnittstellen zwischen Psychologie, Psychedelika und Spiritualität. Als bei ihm Krebs im Endstadium diagnostiziert wurde, verstärkte er sein Engagement für Psychedelika und ihr Potenzial, unseren Geist zu heilen und unsere spirituellen Bedürfnisse zu befriedigen.

RECHTS: Rick Doblin (Mitte) und Deborah Harlow (rechts) nahmen 1983 an einem Treffen psychedelischer Forschender teil, darunter Größen wie Hofmann, Osmond und Sasha und Ann Shulgin. 1986 gründete Doblin die Multidisciplinary Association for Psychedelic Studies (Multidisziplinäre Vereinigung für psychedelische Studien), die größte gemeinnützige Organisation, die sich der Erforschung psychedelischer Drogen widmet. Sie setzt sich dafür ein, dass die US-Regierung die rechtliche Einordnung psychedelischer Substanzen überdenkt.

feinerten. Dieses gesammelte Wissen stellt eine weitere Facette der psychedelischen Renaissance dar. Einige der erfahrensten und kompetentesten Praktiker:innen der letzten 50 Jahre haben ihr Wissen durch Aktivitäten in Randgruppen oder in der Illegalität erworben. Sollte dieses Wissen vernachlässigt werden, nur weil nun seriöse akademische Institutionen die Produktion und Bewertung wissenschaftlicher Publikationen über Psychedelika übernehmen?

Groß angelegte Untergrundaktivitäten basierten in der Regel auf Finanzierungsquellen, die nicht durch Gutachten oder strenge Evaluierungen kontrolliert wurden. Dies ist zum Teil noch immer so. Das neue Interesse an Psychedelika führt aber auch zunehmend vor Augen, dass Institutionen von Natur aus konservativ sind, wenn es um dieses Thema geht. Medizinische Zulassungsbehörden und Geldgeber sind nicht unbedingt flexibel, und an Schlüsselpositionen sitzen heute Personen einer Generation, die in der Zeit strenger Drogenverbote aufgewachsen sind. Infolgedessen sind viele aktuelle Studien im Bereich der psychedelischen Wissenschaft auf private Finanzierung angewiesen. Stiftungen und Risikokapitalgeber haben sich in diesem Bereich engagiert, allerdings sind einige davon sehr auf die Rendite ihrer Investitionen bedacht.

Dass Psychedelika wieder Gegenstand wissenschaftlicher Untersuchungen sind, kann neue Fragen aufwerfen: Was gilt in diesem Bereich als Beweis? Wessen Expertise können wir vertrauen? In der Vergangenheit waren die Expert:innen für Psychedelika, ob sie nun aus einer schamanischen oder einer wissenschaftlichen Tradition stammten, mit der Substanz und auch mit der Erfahrung vertraut. Die persönliche Erfahrung war entscheidend. Inzwischen hat sich die wissenschaftliche Methodik aber dem Mantra der Objektivität verschrieben. Sie stützt sich auf Kontrollvariablen, um Ergebnisse konsistenter zu messen und den genauen Wirkmechanismus einer Substanz zu ermitteln. Außerdem trennt sie den Beobachtenden von der Erfahrung, um Voreingenommenheit zu verringern oder ganz auszuschließen. Das jahrhundertealte Wissen über psychedelische Substanzen beruht jedoch auf direkten persönlichen Erfahrungen.

Diese unterschiedlichen Sichtweisen haben unmittelbaren Einfluss darauf, wie heute die besten Praktiken für den therapeutischen Einsatz von Psychedelika festgelegt werden. Anknüpfend an historische und Untergrund-Quellen würde sich als bewährte Praktik die Arbeit mit einfühlsamen, persönlich erfahrenen Therapeut:innen empfehlen, um optimale Ergebnisse zu erzielen und – was besonders wichtig ist – die Anspannung oder Angst zu verringern, die manchmal mit der Erfahrung oder dem Trip einhergehen. Dieser Ansatz widerspricht jedoch den bewährten Praktiken der institutionellen und akademischen Wissenschaft. Und obwohl diese Widersprüche bei der Zulassung psychede-

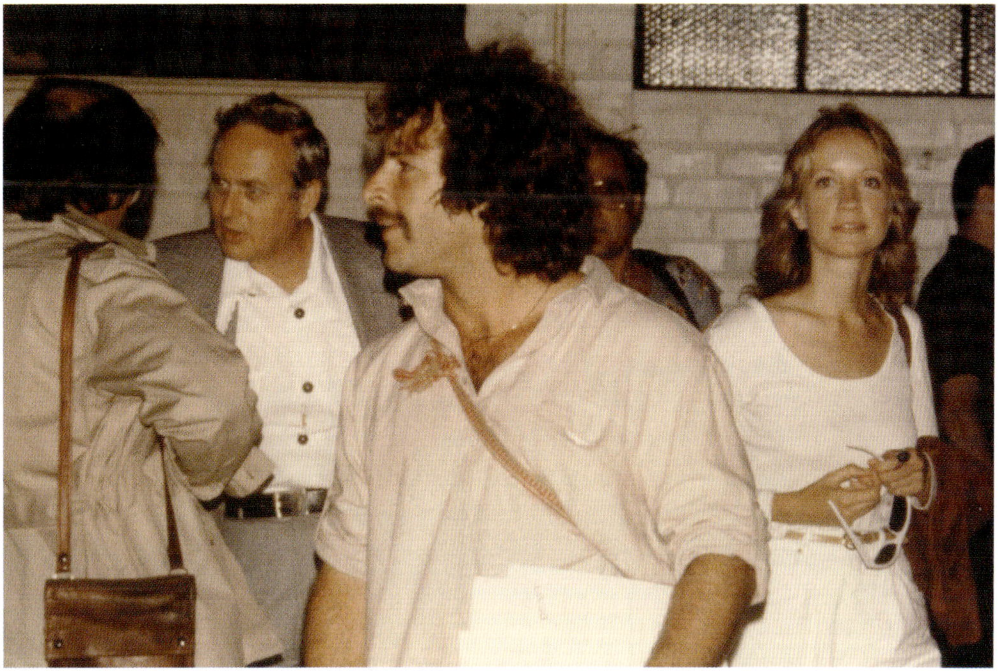

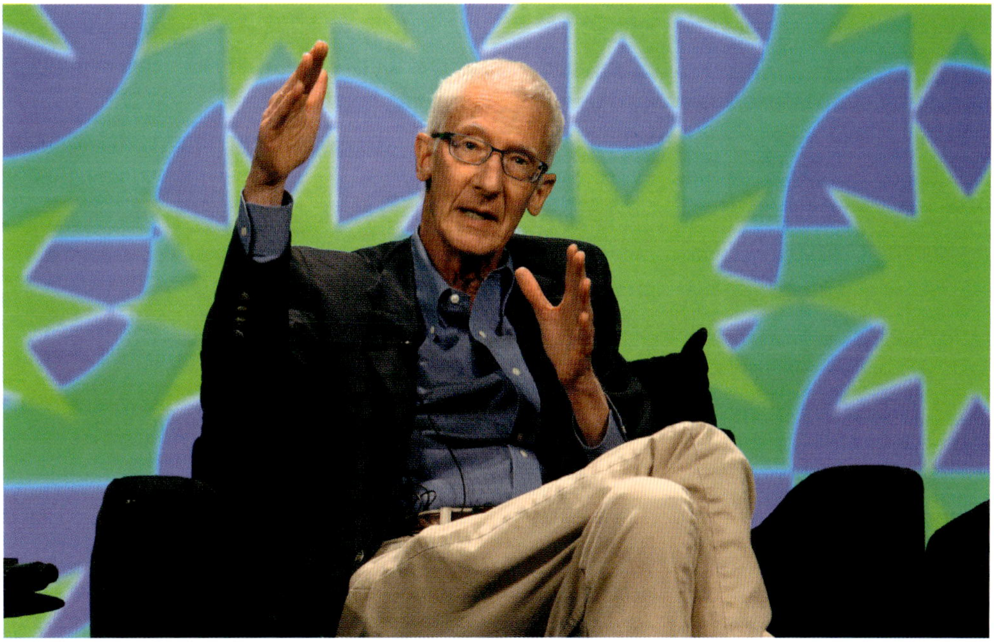

RECHTS: Der mexikanische Künstler René Alvarado Martínez schafft Bilder aus Ton, der aus Huautla de Jimenéz stammt, dem Geburtsort seiner Mutter und der Priesterin Maria Sabina. Dieses Werk mit dem Titel *La Mazateca y su espiritualidad* (Die Mazateca und ihre Spiritualität) spiegelt die symbiotische Beziehung zwischen Mensch und Natur wider, die sich nach dem Verzehr der «Heiligen Kinder» (Heilige Pilze) einstellt.

lisch unterstützter Therapien zu Problemen führen können, geht es hier vielleicht um mehr als nur um die Vermeidung von Voreingenommenheit. Es geht vielmehr um das öffentliche Vertrauen in die psychedelische Wissenschaft.

Als «Citizen Science» (Bürgerwissenschaft) bezeichnet man die Idee, dass Amateurwissenschaftler:innen zu wissenschaftlichen Erkenntnissen beitragen können. Das Konzept ist eine Art Bindeglied zwischen etablierten institutionellen Methoden zur Sammlung und Analyse von Informationen und einer Beteiligung der Öffentlichkeit. Im Idealfall könnte durch die Bürgerwissenschaft die Wertschätzung für die Wissenschaft vergrößert und gleichzeitig unsere Fähigkeit, Informationen aus verschiedenen Quellen zu sammeln, verbessert werden. In Bezug auf Psychedelika könnte die Bürgerwissenschaft dazu führen, dass viele festgefahrene Vorstellungen über ihren Wert ins Wanken geraten. Wissenschaftliche Mainstream-Publikationen werden häufig von Informationen über Psychedelika überholt, die über nicht akademische Kanäle verfügbar sind. Und diese Kanäle haben seit der Einführung der digitalen Kommunikation exponenziell zugenommen. Unternehmerisch denkende Chemiker:innen haben in dieser Welt schon lange Fuß gefasst. Das vielleicht berühmteste Beispiel ist Alexander Shulgin (siehe Seite 168). Er ist auch dafür bekannt, dass er Informationen über die Herstellung und den Konsum dieser Substanzen in akademischen Veröffentlichungen und populären Handbüchern frei zugänglich machte. Im Gegensatz zur pharmazeutischen Industrie ist der psychedelische Untergrund zum Teil durch den Austausch von wissenschaftlichen Ergebnissen und Protokollen gewachsen, auch wenn die Drogen selbst verboten waren. Diese Philosophie der Transparenz und des Teilens von Wissen hat innerhalb des psychedelischen Untergrunds ein Vertrauen geschaffen, das auf ganz anderen Prinzipien beruht als das der akademischen Wissenschaft.

Um die Geschichte der Psychedelika, unsere Einstellung zu ihnen und auch die zukünftigen Chancen zu verstehen, ist es jedoch wichtig, dass vertrauenswürdige Informationen zur Verfügung stehen. Die psychedelische Wissenschaft kann dazu einen wichtigen Beitrag leisten.

Es wird aber möglicherweise noch Jahrzehnte, vielleicht Jahrhunderte dauern, bis wir die Auswirkungen der Renaissance der Psychedelika in vollem Umfang erkennen. Bis wir verstehen, wie diese Substanzen unser Denken über Wissenschaft, Kultur und vielleicht das Leben selbst beeinflusst haben. Wenn wir Psychedelika übereilt in unsere gegenwärtige Denkweise integrieren, also in den bestehenden wirtschaftlichen und medizinischen Rahmen einzwängen, laufen wir Gefahr, ihr Potenzial zu verkennen. Dann laufen wir Gefahr, dass diese Renaissance mit unerwarteten Risiken und unerwünschten Nebenwirkungen einhergeht.

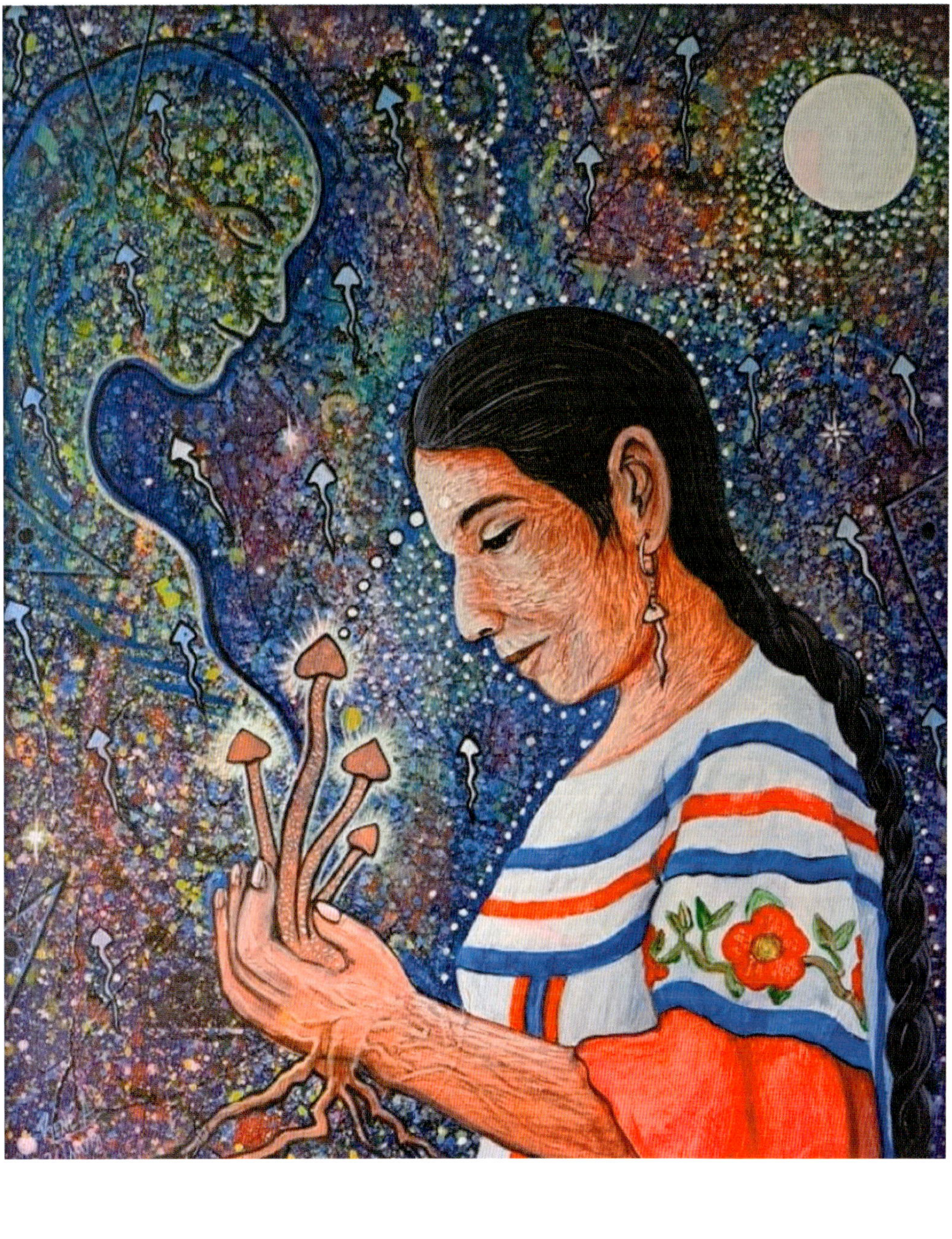

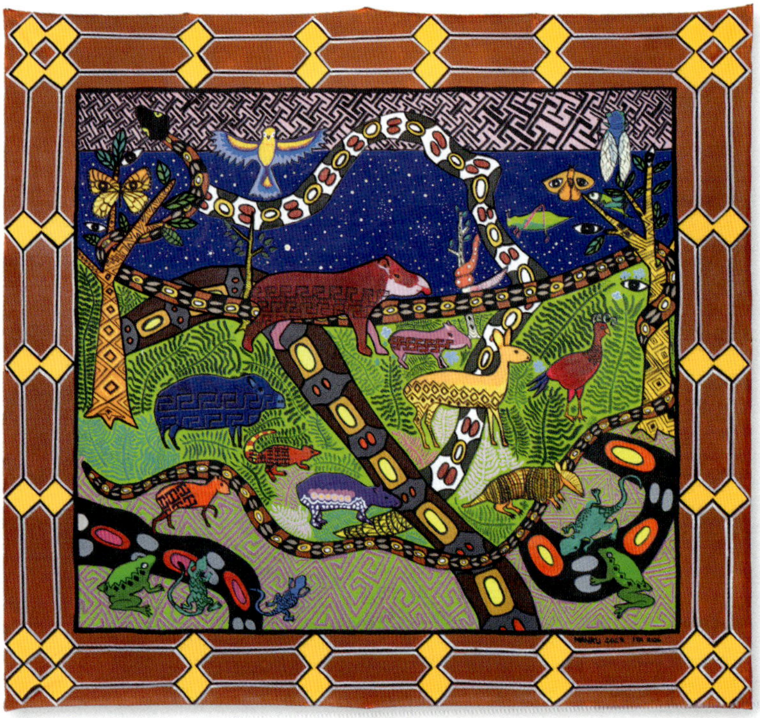

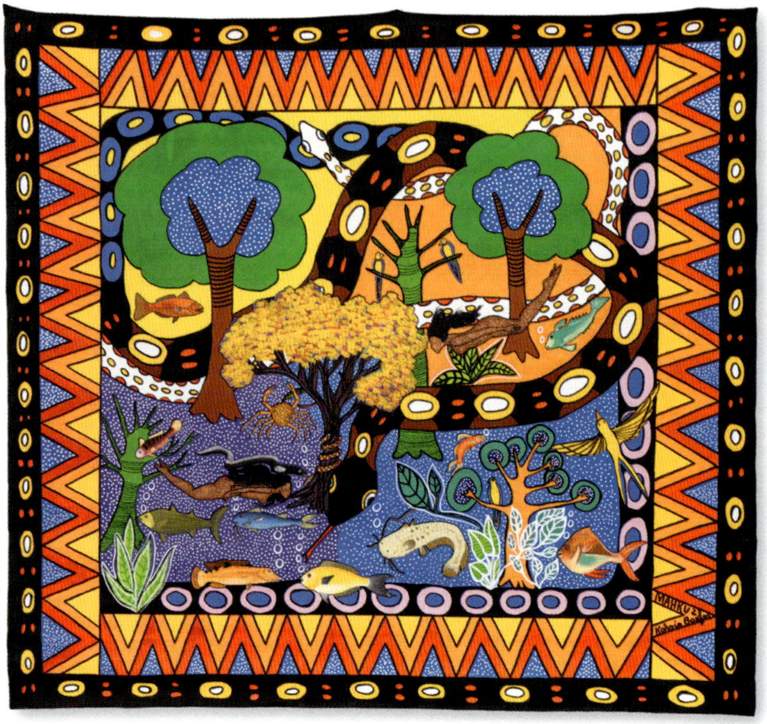

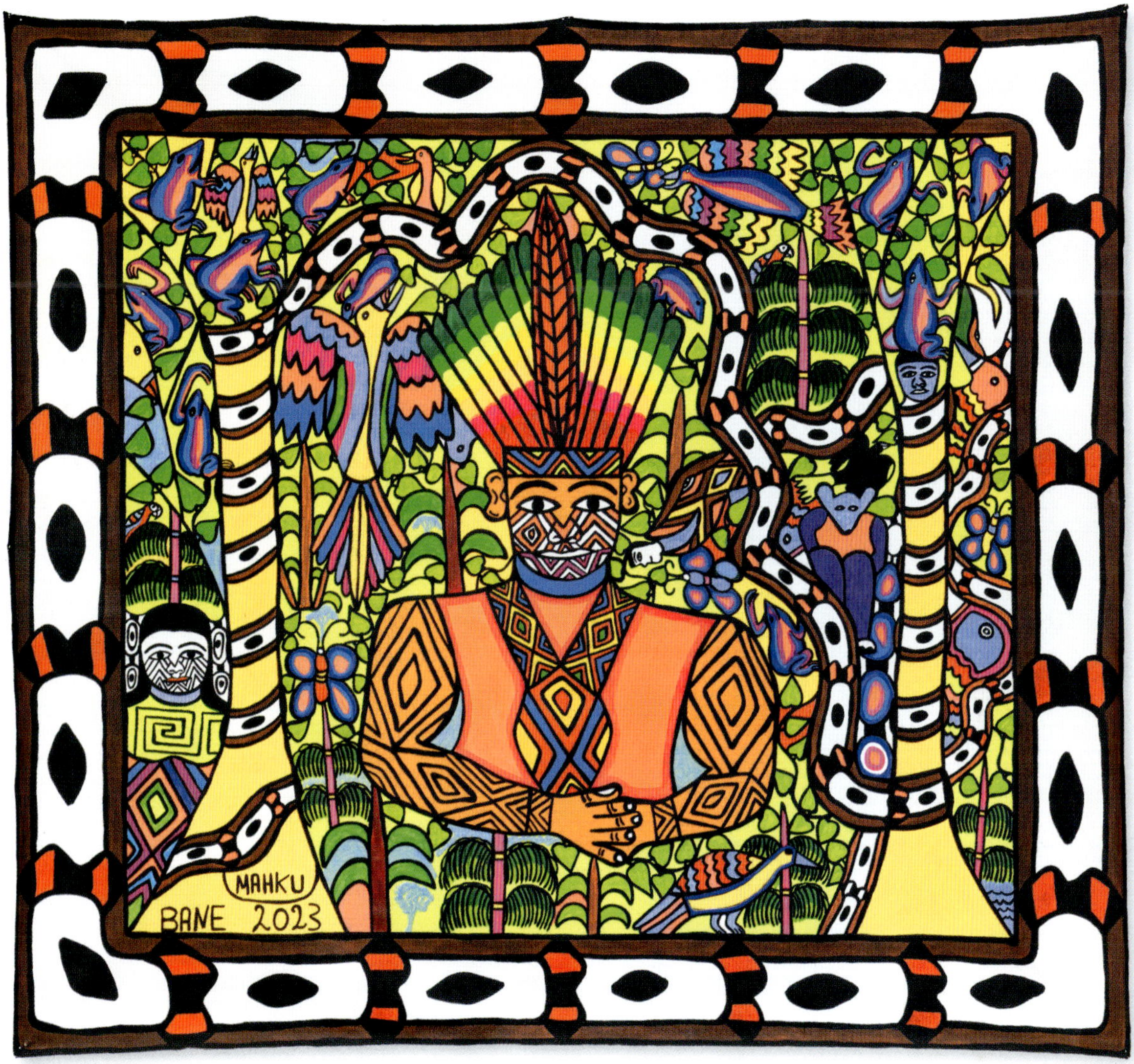

LINKS: MAHKU (Movimento dos Artistas Huni Kuin) ist ein Künstlerkollektiv, das dem indigenen Volk der Huni Kuin angehört und sich unter anderem für den Erhalt von Ayahuasca und die indigenen Traditionen einsetzt. Die Kunstwerke verknüpfen Gesang und Zeremonien mit Malerei und stellen die zentrale Bedeutung der Huni-Kuin-Lehren dar, die das Wissen der Vorfahren an neue Generationen weitergeben.

OBEN: Der Künstler Iba Huni Kuin hat Gesänge seines Vaters und seiner Onkel aufgenommen und auf ihrer Grundlage Gemälde geschaffen, um die Erzählungen und Geschichten der Huni Kuin darzustellen. Die Kunstwerke bringen die politischen und sozialen Bewegungen der Huni Kuin zum Ausdruck, stellen aber auch einen Bezug zu indigenen Völkern auf der ganzen Welt und deren anhaltenden Kämpfen für Umweltgerechtigkeit dar.

Verwendete und weiterführende Literatur

Abley, Mark. *Strange Bewildering Time: Istanbul to Kathmandu in the Last Year of the Hippie Trail*. Anansi, 2023.

Barlow, John. *Tripping: An Anthology of True-Life Psychedelic Adventures*. Penguin, 2000.

Barr, Harriet Linton, and Robert J. Langs et al. *LSD: Personality and Experience*. John Wiley & Sons, 1972.

Beck, Jerome, and Marsha Rosenbaum. *Pursuit of Ecstasy: The MDMA Experience*. State University of New York Press, 1994.

Berridge, Virginia, and Griffith Edwards. *Opium and the People: Opiate Use in Nineteenth-Century England*. Yale University Press, 1987.

Beyer, Stephen. *Singing to the Plants: A Guide to Mestizo Shamanism in the Upper Amazon*. University of New Mexico Press, 2010.

Bisbee, Cynthia Carson, Paul Bisbee, Erika Dyck, Patrick Farrell, James Sexton and James Spisak Sexton (eds.). *Psychedelic Prophets: The Letters of Aldous Huxley and Humphry Osmond*. Vol. 48. McGill-Queen's Press-MQUP, 2018.

Black, Sarah E. *Drugging France: Mind-Altering Medicine in the Long Nineteenth Century*. Montreal & Kingston: McGill-Queens University Press, 2022.

Blum, Richard (ed.). *Utopiates*. Routledge, 1964.

Boon, Marcus. *The Road of Excess: A History of Writers on Drugs*. Harvard University Press, 2002.

Braunstein, Peter, and Michael William Doyle (eds.). *Imagine Nation: The American Counterculture of the 1960s and 1970s*. Routledge, 2002.

Brode, Douglas. *From Walt to Woodstock: How Disney Created the Counterculture*. Austin: University of Texas Press, 2004.

Brommell, Nicholas. *Tomorrow Never Knows: Rock and Psychedelics in the 1960s*. University of Chicago Press, 2000.

Burke, Patrick. «Tear Down the Walls: Jefferson Airplane, Race, and Revolutionary Rhetoric in 1960s Rock», *Popular Music* 29, no. 1 (2010): 61–79.

Caldwell, W. V. *LSD Psychotherapy: An Exploration of Psychedelic and Psycholytic Therapy*. Grove Press, 1968.

Campbell, Nancy D. *Discovering Addiction: The Science and Politics of Substance Abuse Research*. University of Michigan Press, 2007.

Campbell, Nancy, and Elizabeth Ettorre. *Gendering Addiction: The Politics of Drug Treatment in a Neurochemical World*. Springer, 2011.

Campos, Isaac. *Home Grown: Marijuana and the Origins of Mexico's War on Drugs*. Chapel Hill, NC, UNC Press, 2012.

Cohen, Allen. «The San Francisco Oracle: A Brief History», *Serials Review* 16, no. 1 (1990): 13-46.

Cohen, Allen. *The San Francisco Oracle*. CreateSpace Independent Publishing Platform, 2011.

Cohen, Sidney. *The Beyond Within: The LSD Story*. New York: Atheneum, 1966.

Cooke, Mordecai C. *The Seven Sisters of Sleep: Popular History of the Seven Prevailing Narcotics of the World*. Park Street Press, 1997 (1860).

Crandall, Russell. *Drugs and Thugs: The History and Future of America's War on Drugs*. Yale University Press, 2020.

Crow, Thomas. *The Artist in the Counterculture: Bruce Conner to Mike Kelley and Other Tales from the Edge*. Princeton University Press, 2023.

Dass, Ram, and Ralph Metzner (eds.). *Birth of a Psychedelic Culture: Conversations about Leary, the Harvard Experiments, Millbrook and the Sixties*. Sante Fe, NM, Synergetic Press, 2010. → dt. Ausgabe: *Geburt einer psychedelischen Kultur: Gespräche über Leary, die Harvard Experimente, Millbrook und die 60er-Jahre*. Nachtschatten-Verlag, 2018.

Davis, Erik. *High Weirdness: Drugs, Esoterica, and Visionary Experience in the Seventies*. MIT Press, 2019.

Davis, Erik. *Blotter: The Untold Story of an Acid Medium*. MIT Press, 2024.

Davis, Fred, and Laura Munoz. «Heads and Freaks: Patterns and Meanings of Drug Use Among Hippies», *Journal of Health and Social Behavior* 9, no. 2 (1968): 156–164.

Dawson, Alexander. *The Peyote Effect: From Inquisition to the War on Drugs*. University of California Press, 2018.

De Borhegyi, Stephan. «Miniature Mushroom Stones from Guatemala», 26, no. 4 (1961): 498–504.

De Lestrange, Aymon, *Coca Wine: Angelo Mariani's Miraculous Elixir and the Birth of Modern Advertising*. Park Street Press, 2016.

Dean, Mitchell, and Daniel Zamora. *The Last Man Takes LSD: Foucault and the End of the Revolution*. London: Verso, 2021.

DeBold, Richard C., and Russell C. Leaf (eds.). *LSD, Man & Society*. Weslyan University Press, 1967.

DeGroot, Gerard. *The Sixties Unplugged: A Kaleidoscopic History of a Disorderly Decade*. Harvard University Press, 2008.

Dobkin de Rios, Marlene. *The Psychedelic Journey of Marlene Dobkin de Rios: 45 Years with Shamans, Ayahuasqueros, and Ethnobotanists*. Park Street Press, 2009.

Dodgson, Rick. *It's All a Kind of Magic: The Young Ken Kesey*. University of Wisconsin Pres, 2013.

Donaldson, Jesse, and Erika Dyck. *The Acid Room: The Psychedelic Trials and Tribulations of Hollywood Hospital*. Vancouver: Anvil Press, 2022.

Dormandy, Thomas. *Opium: Reality's Dark Dream*. Yale University Press, 2012.

Dubus, Zoë. «Le traitement médiatique du LSD en France en 1966: de la panique morale à la fin des études cliniques.» *Cygne noir* 9 (2021): 36–62.

Dunlap, Jane. *Exploring Inner Space: Personal Experiences under LSD 25*. London, UK: Scientific Book Club, 1961.

Dyck, Erika. *Psychedelic Psychiatry: LSD from Clinic to Campus*. JHU Press, 2008.

Dyck, Erika and Alex Deighton. *Managing Madness: Weyburn Mental Hospital and the Transformation of Psychiatric Care in Canada*. University of Manitoba Press, 2017.

Dyck, Erika, and Chris Elcock (eds.). *Expanding Mindscapes: A Global History of Psychedelics*. MIT Press, 2023.

Dyck, Erika, and Patrick Farrell, Beatriz Caiuby Labate, Clancy Cavnar, Ibrahim Gabriell and Glauber Loures de Assis. *Women & Psychedelics: Uncovering Invisible Voices*. Synergetic Press, 2023.

Ebin, David (ed.). *The Drug Experience: First Person Accounts of Addicts, Writers, Scientists and Other Writers*. New York: Orion Press, 1961.

Elcock, Chris. *Psychedelic New York: A History of LSD in the City*. Montreal & Kingston: McGill-Queens University Press, 2023.

Evans, Wayne O. and Nathan S. Kline, (eds.). *Psychotropic Drugs in the Year 2000: Use by Normal Humans*. Springfield, Illinois, Charles C. Thomas Publisher, 1971.

Farber, David (ed.). *The War on Drugs: A History*, New York: New York University Press, 2022.

Farren, Mick, and Dennis Loren. *Rock Posters: Sixty Years of Posters and Flyers: 1952 to 2012*. London: Elephant Book Company, 2012.

Frank, Thomas. *The Conquest of Cool: Business Culture, Counterculture, and the Rise of Hip Consumerism*. Chicago: University of Chicago Press, 1997.

Furst, Peter. «Hallucinogens in Pre-Columbian Art.» In *Art and Environment*, eds. Mary King and Idris Traylor. Lubbock, Texas: Texas Tech University, 1974.

Furst, Peter (ed.). *Flesh of the Gods: The Ritual Use of Hallucinogens*. Long Grove, Illinois: Waveland Press, Inc., 1972.

Garrett, Eileen Jeanette. *Many Voices; the Autobiography of a Medium*. New York: Putnam, 1968.

Gemie, Sharif, and Brian Ireland. *The Hippie Trail: A History*. Manchester University Press, 2017.

Giffort, Danielle. *Acid Revival: The Psychedelic Renaissance and the Quest for Medical Legitimacy*. University of Minnesota Press, 2020.

Ghiabi, Maziyar, and Thembisa Waetjen. «Decolonizing Drug History? Notes on a Journey Southward.» *The Social History of Alcohol and Drugs* 36, no. 2 (2022): 119-128.

Ginsberg, Allen. *The Best Minds of My Generation: A Literary History of the Beats*. Grove Press, 2017.

Gitlin, Todd. *The Sixties: Years of Hope, Days of Rage*. Bantam Publishing, 1987.

Gootenberg, Paul. (ed.). *The Oxford Handbook of Global Drug History*. Oxford, 2002.

Graboi, Nina. *One Foot in the Future: A Woman's Spiritual Journey*. Santa Cruz, CA: Aerial Press, 1991.

Greenfield, Robert. *Timothy Leary: A Biography*. Houghton Mifflin Harcourt, 2006.

Greenfield, Robert. *Bear: The Life and Times of Augustus Owsley Stanley III*. St. Martin's Press, 2016.

Grinspoon, Lester, and James B. Bakalar. *Psychedelic Drugs Reconsidered*. Basic Books, 1979.

Grof, Stanislav. «The Use of LSD in Psychotherapy», *Journal of Psychoactive Drugs* 3, no. 1 (1970): 52–62.

Grof, Stanislav. *Realms of the Human Unconscious: Observations from LSD Research. E. P. Dutton & Company,* 1976.

Grof, Staislav. *The Holotropic Mind*. Harper San Francisco, 1993.

Guba Jr., David A. *Taming Cannabis: Drugs and Empire in Nineteenth-Century France*. Vol. 1. McGill-Queen's Press-MQUP, 2020.

Hagenbach, Dieter, and Lucius Werthmuller. *Mystic Chemist: The Life of Albert Hofmann and His Discovery of LSD*. Synergetic Press, 2011. → dt. Ausgabe: *Albert Hofmann und sein LSD: Ein bewegtes Leben und eine bedeutende Entdeckung*. AT Verlag, 2011.

Harner, Michael J. (ed.). *Hallucinogens and Shamanism.* Oxford University Press, 1973.

Harris, Rachel. *Swimming in the Sacred: Wisdom from the Psychedelic Underground.* Novato, CA, New World Library, 2023.

Hartogsohn, Ido. *American Trip: Set, Setting, and the Psychedelic Experience in the Twentieth Century.* MIT Press, 2020.

Hatsis, Thomas. *Psychedelic Mystery Traditions: Spirit Plants, Magical Practices, and Ecstatic States.* Simon and Schuster, 2018.

Hatsis, Thomas. *LSD: the Wonder Child.* Park Street Press, 2021.

Henderson, Stuart. *Making the Scene: Yorkville and Hip Toronto in the 1960s.* Toronto: University of Toronto Press, 2011.

Herzberg, David. «White Market Drugs.» In *White Market Drugs.* University of Chicago Press, 2020.

Hofmann, Albert. *LSD: My Problem Child.* McGraw-Hill, 1980. → dt. Ausgabe: *LSD – Mein Sorgenkind.* Klett-Cotta, 2010.

Hoffer, Abram, and Humphry Osmond. *The Hallucinogens.* Academic Press, 1967.

Holland, Julie. *Good Chemistry: The Science of Connection, From Soul to Psychedelics.* Harper, 2020.

Huxley, Aldous. *The Doors of Perception and Heaven and Hell.* Chatto & Windus, 1956. → dt. Ausgabe: *Die Pforten der Wahrnehmung – Himmel und Hölle: Erfahrungen mit Drogen.* Piper, 1970.

Inglis, Lucy. *Milk of Paradise: A History of Opium.* Pegasus Books, 2020.

James, William. *The Varieties of Religious Experience.* The New American Library, 1958. → dt. Ausgabe: *Die Vielfalt religiöser Erfahrung: Eine Studie über die menschliche Natur.* Verlag der Weltreligionen, 2014.

Jarnow, Jesse. *Heads: A Biography of Psychedelic America.* Da Capo Press, 2016.

Jay, Mike. *Mescaline: A Global History of the First Psychedelic.* Yale University Press, 2019.

Jay, Mike. *Psychonauts.* Yale University Press, 2023.

Kahan, Fannie. *A Culture's Catalyst: Historical Encounters with Peyote and the Native American Church in Canada.* University of Manitoba Press, 2016.

Katz, Richard. *Indigenous Healing Psychology: Honoring the Wisdom of the First Peoples.* Rochester, Vermont: Healing Arts Press, 2017.

Kesey, Ken. *Kesey's Jail Journal.* Viking, 2003.

Kramer, Michael. *The Republic of Rock: Music and Citizenship in the Sixties Counterculture.* Oxford University Press, 2013.

Krippner, Stanley. «Psychedelic Drugs and Creativity», *Journal of Psychoactive Drugs* 17, no. 4 (1985): 235–245.

La Barre, Weston. *The Peyote Cult.* Hamden, Connecticut: The Shoe String Press, Inc., 1959.

Labate, Beatriz Caiuby, and Clancy Cavnar, (eds.). *Ayahuasca shamanism in the Amazon and beyond.* Oxford Ritual Studies, 2014.

Labate, Beatriz Caiuby, and Clancy Cavnar, (eds.) *Psychedelic Justice: Towards a Diverse and Equitable Psychedelic Culture.* Synergetic Press, 2021.

Labate, Beatriz Caiuby, and Edward MacRae. *Ayahuasca Ritual and Religion in Brazil.* Routledge, 2010.

Langlitz, Nicolas. *Neuropsychedelia: The Revival of Hallucinogen Research since the Decade of the Brain.* University of California Press, 2013.

Lattin, Don. *The Harvard Psychedelic Club.* Harper One, 2010.

Leary, Rosemary. *Psychedelic Refugee: The League for Spiritual Discovery, the 1960s' Cultural Revolution, and 23 Years on the Run.* Vermont: Park Street Press, 2021.

Leary, Timothy. *Flashbacks: A Personal and Cultural History of an Era – An Autobiography.* New York: G. P. Putnam's Sons, 1983.

Leary, Timothy, Ralph Metzner and Richard Alpert. *The Psychedelic Experience: A Manual Based on the Tibetan Book of the Dead.* New Hyde Street, New York: University Books, 1964. → dt. Ausgabe: *Psychedelische Erfahrungen. Ein Handbuch nach Weisungen des Tibetanischen Totenbuches.* Barth, 1971.

Lechner, Andy. *Shroom: A Cultural History of the Magic Mushroom.* Faber and Faber, 2006.

Lee, Martin, and Bruce Shlain. *Acid Dreams: The Complete Social History of LSD – The CIA, The Sixties, and Beyond.* Grove Press, 1985.

Lemke-Santagelo, Gretchen. *Daughters of Aquarius: Women of the Sixties' Counterculture.* Lawrence, KS: University Press of Kansas, 2009.

Lewin, Louis. *Phantastica: A Classic Survey on the Use and Abuse of Mind-Altering Plants.* Park Street Press, 1998 (1924). → dt. Ausgabe: *Phantastica - Die betäubenden und erregenden Genußmittel - Für Ärzte und Nichtärzte.* Krone, 2005.

Luna, Luis Eduardo, and Pablo Amaringo. *Ayahuasca Visions: The Religious Iconography of a Peruvian Shaman.* North Atlantic Books, 1999.

Lyttle, Thomas (ed.). *Psychedelic Monographs and Essays* (volume 4) 1989. PM&E Publishing Group.

Lyttle, Thomas (ed.). *Psychedelics: A Collection of the Most Exciting New Material on Psychedelic Drugs.* Barricade Books, 1994.

MacFarlane, Scott. *The Hippie Narrative: A Literary Perspective on the Counterculture.* Jefferson, North Carolina: McFarland & Company, Inc., 2007.

Mangini, Mariavittoria. «Treatment of Alcoholism using Psychedelic Drugs: A Review of the Program of Research», *Journal of Psychoactive Drugs* 30, no. 4 (1998): 381–418.

Mangini, Mariavittoria. «Yes, Mom took Acid»: The Sociohistorical Influence of Prior Psychedelic Drug Use in Adults (PhD Dissertation). University of California, San Francisco, 2000.

Marks, John. *The Search for the «Manchurian Candidate».* New York: Norton, 1979.

Marks, Sarah. «From Experimental Psychosis to Resolving Traumatic Pasts. Psychedelic Research in Communist Czechoslovakia, 1954–1974.» *Cahiers du Monde Russe. Russie-Empire russe-Union Soviétique et États Indépendants* 56, no. 56/1 (2015): 53–75.

Markoff, John. *Whole Earth: The Many Lives of Stewart Brand.* Penguin Press, 2022.

Masters, Robert, and Jean Houston. *The Varieties of Psychedelic Experience.* Dell Publishing, 1966.

Masters, Robert and Jean Houston. *Psychedelic Art.* Grove Press, 1968. → dt. Ausgabe: *Psychedelische Kunst.* Knaur, 1973.

Matusow, Allen. *The Unraveling of America: A History of Liberalism in the 1960s.* New York: Harper & Row, 1984.

McKenna, Dennis, G. H. N. Towers and F. Abbott. «Monoamine Oxidase Inhibitors in South American Hallucinogenic Plants: Tryptamine and Beta-Carboline Constituents of Ayahuasca», *Journal of Ethnopharmacology* 10 (1984): 195–223.

McMillian, John. *Smoking Typewriters: The Sixties Underground Press and the Rise of Alternative Media in America.* Oxford University Press, 2011.

McNally, Dennis. *A Long Strange Trip: The Inside History of the Grateful Dead.* Broadway Books, 2001.

Melchy, Yaxkin. «The Ancestors of a New Society: The Tribes (Buzoku) and their Journey through the Misunderstandings of the Japanese Countercultural Scene», *IAFOR Journal of Cultural Studies* 6, no. 1 (2021): 69–86.

Miller, Richard. *Psychedelic Medicine: The Healing Powers of LSD, MDMA, Psilocybin, and Ayahuasca.* Rochester, Vermont: Park Street Press, 2017.

Miller, Timothy. *The 60s' Communes: Hippies and Beyond.* Syracuse University Press, 1999.

Minutaglio, Bill, and Steven Davis. *The Most Dangerous Man in America: Timothy Leary, Richard Nixon and the Hunt for the Fugitive King of LSD.* Hatchette Book Group, Inc., 2018.

Nelson, Elizabeth. *The British Counter-Culture, 1966–73: A Study of the Underground Press.* MacMillan Press Ltd, 1989.

Newer, Rachel. *I Feel Love: MDMA and the Quest for Connection in a Fractured World.* Bloomsbury Publishing, 2023.

Newland, Constance. *My Self and I: The Intimate and Completely Frank Record of One Woman's Courageous Experiment with Psychiatry's Newest Drug LSD-25.* New York: Coward McMann, Inc., 1962. → dt. Ausgabe: *Abenteuer im Unbewußten. Das Experiment einer Frau mit der Droge LSD.* Szczesny Verlag, 1964.

Oram, Matthew. *The Trials of Psychedelic Therapy: LSD Psychotherapy in America.* JHU Press, 2018.

O'Neill, Tom. *Chaos: Charles Manson, the CIA, and the Secret History of the Sixties.* Windmill Books, 2019.

Osmond, Humphry, and Bernard Aaronson. *Psychedelics: The Uses and Implications of Hallucinogenic Drugs.* Doubleday & Company, 1970.

Palmer, Cynthia, and Michael Horowitz, (eds.). *Sisters of the Extreme: Women Writing on the Drug Experience: Charlotte Brontë, Louisa May Alcott, Anaïs Nin, Maya Angelou, Billie Holiday, Nina Hagen, Diane di Prima, Carrie Fisher, and many others.* Inner Traditions/Bear & Co, 2000. → dt. Ausgabe: *Tänzerinnen zwischen Himmel und Hölle. Frauen erzählen Ihre Rauscherfahrungen.* Grüne Kraft, 1990.

Papaspyrou, Maria, Chiara Baldini, and David Luke. (eds.). *Psychedelic Mysteries of the Feminine.* Rochester, VT, Park Street Press, 2019.

Partridge, Christopher. *High Culture: Drugs, Mysticism, and the Pursuit of Transcendence in the Modern World.* Oxford University Press, 2018.

Peck, Abe. *Uncovering the Sixties: The Life and Times of the Underground Press.* New York: Pantheon, 1985.

Perrine, Daniel. *The Chemistry of Mind-Altering Drugs: History, Pharmacology and Cultural Context.* Washington D.C.: American Chemical Society, 1996.

Perrine, Daniel. «Visions of the Night: Western Medicine Meets Peyote, 1887–1899», *The Heffter Review of Psychedelic Research* 2 (2001): 6–52.

Perry, Charles. *The Haight-Ashbury: A History.* New York: Vintage, 1985.

Petrullo, Vincent. *The Diabolic Root: A Study of Peyotism, the New Indian Religion, Among the Delawares.* University of Pennsylvania Press, 1934.

Pickering, Andrew. *They Cybernetic Brain: Sketches of Another Future.* The University of Chicago Press, 2010.

Pope, Harrison. «*Tabernanthe iboga*: an African Narcotic Plant of Social Importance», *Economic Botany* 23, no. 2 (1969): 174–184.

Presti, David E. *Mind Beyond Brain: Buddhism, Science, and the Paranormal*. Columbia University Press, 2018.

Rätsch, Christian. *The Encyclopedia of Psychoactive Plants: Ethnopharmacology and Its Applications*. Vermont: Park Street Press, 1998. → dt. Ausgabe: *Enzyklopädie der psychoaktiven Pflanzen: Botanik, Ethnopharmakologie und Anwendung*. AT Verlag. 2018.

Richards, William. *Sacred Knowledge*. Columbia University Press, 2015.

Richert, Lucas. *Strange Trips: Science, Culture, and the Regulation of Drugs*. Vol. 51. McGill-Queen's/Associated Medical, 2019.

Richert, Lucas, and James H. Mills. *Cannabis: Global Histories*. MIT Press, 2021.

Roberts, Andy. *Albion Dreaming: A Popular of LSD in Britain*. Marshall Cavendish Editions, 2012.

Rorabaugh, W. J. *American Hippies*. New York: Cambridge University Press, 2015.

Roseman, Bernard. *LSD: The Age of Mind*. Wilshire Book Company, 1969.

Rubin, David (ed.). *Psychedelic: Optical and Vsionary Art Since the 1960s*. Cambridge, MA: MIT Press, 2010.

Rudgley, Richard. *Essential Substances: A Cultural History of Intoxicants in Society*. New York, Kodansha International, 1993.

Samorini, Georgio. *Animals and Psychedelic: The Natural World and the Instinct to Alter Consciousness*. Rochester, Vermont, Park Street Press, 2002.

Schumacher, Michael. *Dharma Lion: A Biography of Allen Ginsberg*. University of Minnesota Press, 2016.

Schultes, Richard E. «Peyote and Plants Used in the Peyote Ceremony», *Botanical Museum Leaflets* 4, no. 8 (1937): 129–152.

Schultes, Richard E. «Teonanacatl: The Narcotic Mushroom of the Aztecs», *American Anthropologist* 42 (1940): 429–443.

Schultes, Richard E. *Hallucinogenic Plants*. New York: Golden Press, 1976.

Schultes, Richard E. *Where the Gods Reign: Plants and Peoples of the Colombian Amazon*. Synergetic Press, 2022.

Schultes, Richard E., Albert Hofmann, and Christian Ratsch. *Plants of the Gods: Their Sacred, Healing and Hallucinogenic Powers*. Healing Arts Press, 1992. → dt. Ausgabe: *Pflanzen der Götter. Die magischen Kräfte der bewusstseinserweiternden Gewächse. Mit Pflanzenlexikon und Übersicht zur Anwendung*. Aarau, 1998.

Shannon, Benny. *The Antipodes of the Mind: Charting the Phenomenology of the Ayahuasca Experience*. Oxford, 2002.

Shortall, Sarah. «Psychedelic Drugs and the Problem of Experience», *Past & Present* 222, no. suppl_9 (2014): 187–206.

Shulgin, Alexander, and Ann Shulgin. *PiHKAL: A Chemical Love Story*. Transform Press, 1991. → dt. Ausgabe: *PiHKAL: Eine molekulare Liebesgeschichte*. Twentysix, 2019.

Shulgin, Alexander, and Ann Shulgin. *TiHKAL: The Continuation*. Transform Press, 1997. → dt. Ausgabe: *TiHKAL. Die Fortsetzung*. Twentisix, 2022.

Siff, Stephen. *Acid Hype: American News Media and the Psychedelic Experience*. Urbana, Chicago: University of Illinois Press, 2015.

Slick, Grace, and Andrea Cagan. *Somebody to Love? A Rock-and-Roll Memoir*. Warner Books, 1999.

Smith, David E., and John Luce. *Love Needs Care: A History of San Francisco's Haight-Ashbury Free Medical Clinic and its Pioneer Role in Treating Drug-Abuse Problems*. Little, Brown and Company, 1971.

Smith, Huston, and Reuben Snake (eds.). *One Nation Under God: The Triumph of the Native American Church*. Sante Fe, New Mexico, Clear Light Publishers, 1996.

Snelders, Stephen, and Charles Kaplan. «LSD Therapy in Dutch Psychiatry: Changing Socio-Political Settings and Medical Sets.» *Medical History* 46, no. 2 (2002): 221-240.

Solomon, David (ed.). *LSD: The Consciousness-Expanding Drug*. G.P. Putnam's Sons, 1964

Stafford, Peter. *Psychedelics Encyclopedia*. Berkeley, CA: And/Or Press, 1977.

Stafford, Peter and B. H. Golightly. *LSD: The Problem-Solving Psychedelic*. Award Books, 1967.

Stafford, Peter, and B. H. Golightly. *LSD in Action*. London: Redwood Press, 1967.

Stamets, Paul. *Psilocybin Mushrooms of the World: An Identification Guide*. Berkely, CA, Ten Speed Press, 1996. → dt. Ausgabe: *Psilocybinpilze der Welt: Ein praktischer Führer zur sicheren Bestimmung*. AT Verlag, 2009.

Stamets, Paul (ed.). *Fantastic Fungi: How Mushrooms Can Heal, Shift Consciousness, and Save the Planet*. San Rafael, CA: Earth Aware, 2019. → dt. Ausgabe: *Fantastische Pilze: Wie Pilze heilen, unser Bewusstsein erweitern und den Planeten retten können*. AT Verlag, 2020.

Stephenson, Scott. «LSD and the American Counterculture: Comrades in the Psychedelic Quest», *Burgmann Journal* 3 (2014): 41–46.

Stevens, Jay. *Storming Heaven: LSD and the American Dream*. Grove Press, 1987.

Stewart, Omer C. «Peyotism and Mescalism», *Plains Anthropologist* 25. No. 90 (1980): 297–309.

Stewart, Omer C. *Peyote Religion: A History*. Norman: University of Oklahoma Press, 1987.

Stewart, Sean. *On the Ground: An Illustrated Anecdotal History of the Sixties' Underground Press in the U.S.* PM Press, 2011.

Strassman, Rick. *DMT: The spirit molecule: A doctor's revolutionary research into the biology of near-death and mystical experiences*. Simon and Schuster, 2000.
→ dt. Ausgabe: *DMT: Das Molekül des Bewusstseins. Zur Biologie von Nahtod-Erfahrungen und mystischen Erlebnissen*. AT Verlag, 2004.

Tendler, Stewart and David May. *The Brotherhood of Eternal Love: From Flower Power to Hippie Mafia: the story of the LSD Counterculture*. Cyan Books, 2007.

Tone, Andrea. *The Age of Anxiety: A History of America's Turbulent Affair with Tranquilizers*. New York: Basic Books, 2009.

Touw, Mia. «The Religious and Medicinal Uses of Cannabis in China and India», *Journal of Psychoactive Drugs*, 13:1 (1981), 23-34.

Turner, Fred. *From Counterculture to Cyber Culture: Stewart Brand, the Whole Earth Network, and the Rise of Digital Utopianism*. Chicago: University of Chicago Press, 2006.

Turner, Fred. *The Democratic Surround: Multimedia & American Liberalism from World War II to the Psychedelic Sixties*. The University of Chicago Press, 2013.

Ulrich, Jennifer. *The Timothy Leary Project: Inside the Great Counterculture Experiment*. Abrams Press, 2018.

Ulrich, Robert, and Bernard Patten. «The Rise, Decline, and Fall of LSD», *Perspectives in Biology and Medicine* 34, no. 4 (1991): 561–578.

Wade, Simeon. *Foucault in California*. Berkeley, CA: Heyday, 2019.
→ dt. Ausgabe: *Foucault in Kalifornien: Wie der große Philosoph im Death Valley LSD nahm - eine wahre Geschichte.* Kiepenheuer & Witsch, 2022.

Walsh, Charlotte. «Drugs, the Internet and Change», *Journal of Psychoactive Drugs* (2011) 43(1): 55–63.

Wasson, R. Gordon. *The Wondrous Mushroom: Mycolatry in Mesoamerica*. McGraw-Hill Book Company, 1980.

Wasson, R. Gordon, Carl A. P. Ruck, Stella Kramrisch, and Jonathon Ott. Persephone's Quest: Entheogens and the Origins of Religion. Originally published 1986. (1992).

Wasson, Valentina Pavlova, and Wasson Robert Gordon, *Mushrooms, Russia, and History*. Privately published, 1957.

Weil, Andrew. *The Natural Mind: An Investigation of Drugs*. Houghton Mifflin Company, 1986.

Weil, Andrew, and Winifred Rosen. *From Chocolate to Morphine: Everything you Need to Know about Mind-Altering Drugs*. Houghton Mifflin Company, 1983.

Williamson, Joel. *Elvis Presley: A Southern Life*. Oxford University Press, 2014.

Wills, David S. *World Citizen: Allen Ginsberg as Traveller.* Beatdom Books, 2019.

Wyllie, James. *The Microdot Gang: The Rise and Fall of the LSD Network That Turned on the World*. St. George's Place, Cheltenham: The History Press, 2022.

Yablonsky, Lewis. *The Hippie Trip*. New York: Pegasus, 1968.

Zaehner, R. C. *Zen, Drugs and Mysticism*. New York: Pantheon Books, 1972.

Zimmerman, Nadya. *Counterculture Kaleidoscope: Musical and Cultural Perspectives on Late Sixties' San Francisco*. Ann Arbor: The University of Michigan Press, 2008.

Register

2C-B-FLY 9
3,4-Methylendioxy-N-methylamphetamin *siehe* MDMA

A

Absinth 64, 66
Ace of Cups 126
Acid Test 75, 101, 104–107, 113, 133
Afrika 28–29, 56
Ägypten 18, 19, 29
Aha-Effekt 74–77
Alkaloide 45
Alkohol 64, 66–67, 152, 170
Alkoholismus 93
Altamont Speedway Free Festival 170–171
Amaringo, Pablo 40–41
Amazonasgebiet 38–41, 42, 51, 192, 194–195, 210–211
Amphetamine 98, 151, 170
Anarchismus 124, 155–159
Anthropologie 32, 35–36, 38, 41, 51, 54, 57, 86
Antipsychotika 80, 83, 88–93
Antoniusfeuer 23
Aphrodisika 38
Ash & Chess 204
Aspirin 46
Ästhetik, psychedelische 122–149
Aufklärung (Zeitalter) 80
Australien 144, 147
Ayahuasca 9, 38–41, 164, 184, 194
    Santo Daime 36, 38, 183
Ayers, Bill 159
Azteken 20, 32, 58

B

Babbs, Ken 100, 107
Banisteriopsis caapi 38
Bastiaans, Jan 180–182
Batik 122, 126, 130, 133–134
Beat Generation 100–101, 104–105, 112
Beatles, The 123, 130, 131
    Magical Mystery Tour 130
    Sgt. Pepper's Lonely Hearts Club Band 128
Beaumont, Basil 55
Beauvoir, Simone de 67
Benzodiazepine 151
Berry, Wendell 107
Beta-Carbolin-Alkaloid 38
Betelnuss 21
Bewusstseinskontrolle 95, 176, 178
Big Brother and the Holding Company 126
Black Panthers 155, 156, 165
Blewett, Duncan 56
Blue Unicorn Café 126
Boas, Franz 54
Bono, Sonny 188
Bosch, Hieronymus 23, 24–25
Brand, Stewart 74–76, 100–101
    Whole Earth Catalog 76–77, 144
Brasilien 114, 119–121, 192
    Santo Daime 36, 38, 183
Brotherhood of Eternal Love 164
Bueno De Mesquita, Max 182
Bufo alvarius, Kröte 184–185
Bufotenin 184–185
Bürgerwissenschaft 206, 208
Burning Man Festival 169
Buzoku Shimbun, Zeitschrift 146
Bwiti-Heiler 28, 29

C

Cameron, Ewen 176
Cannabis 21, 22, 63, 64, 67, 144, 151, 152, 170, 186, 188
    The Primo Plant 112
Canned Heat 138
Cárdenas, Amada 34, 37
Carneiro, Henrique 114
Carroll, Lewis
    Alice im Wunderland 140, 141, 142
Carson, Rachel
    Silent Spring (Der stumme Frühling) 89
Cassady, Neal 100–101, 104–107, 112
Chavín de Huántar 20
Cherokee 57
China 21, 22
Chlorpromazin 88
CIA (Central Intelligence Agency) 176–178
    MK-Ultra, Programm 73, 98
City Lights, Buchhandlung 68, 124, 126
Club des Hashischins 63, 67
Coca-Cola 46
Codex Magliabechiano 27
Codex Vindobonensis 27
Colorado-Kröte 184–185
Cream
    Disraeli Gears 129
Creedence Clearwater Revival 126
Crosby, Stills, Nash & Young 170
Crumb, Robert 76
Curanderas/Curanderos 11, 36, 41, 50, 60
Cuz, Nan 30–31

D

Davis, Wade 39
Dead Heads 123, 134, 164
Delmanto, Júlio 114
Delysid 160
Diggers 155
Dimethyltryptamin *siehe* DMT
Ditran 98
d-Leptaflorin 38
d-Lysergsäurediethylamid *siehe* LSD
DMT 9, 38–39, 164, 179, 184
    5-BROMO-DMT 185
    5-MeO-DMT 9, 184–185
Doblin, Rick 207
Douglas, Kirk 98–99
Dylan, Bob 60, 111

E

East Village Other 108
Eastman, Linda 130
Ecstasy *siehe* MDMA
Eisner, Betty 91, 93
Elektrokrampftherapie 79, 88
Empathogene 17
Ennis, Paul 158
Entheogene 17, 38
Ergotismus 23–25, 94

Erythroxylum coca 46
Ethnobotanik 32, 50–57, 200
Ethnopsychiatrie 54, 56–57
Existentialismus 67

F

Fadiman, Dorothy 101, 107
Fabre, Jean-Henri 59
Ferlinghetti, Lawrence 68, 124, 126
Flashbacks 68
Forcade, Thomas King 144
Foucault, Michel 75
Frank Takes Gun 57
Freakbeat, Zeitschrift 144–145
Freizeitkdrogen 97–121
Fried, Jacob 56
Further 101–104, 112

G

Garcia, Carolyn 101, 112–113
Garcia, Jerry 105, 112, 123, 132, 134, 143
Garrett, Eileen 72–73
Gegenkultur 12, 96–121, 124–126
  Brasilien 114, 119–121
  Israel 114
  Psychedelic Rock 122, 126–143
  psychedelische Ästhetik 122–149
  Whole Earth Catalog 76–77, 144
  Zeitschriften 144–149
Ghost, Eric 160
Ginsberg, Allen 105, 114, 115, 127, 192
  Howl and Other Poems 124, 126
Go Ask Alice 143
göttliche Erfahrungen 58
Graham, Bill 126
Grateful Dead 75, 101, 104, 112–113, 122–123, 126, 131–139, 160, 164
Graves, Robert 72
Great Society, The 142
Griffin, Rick 10, 126, 133
Griffiths, Ronald 207
Guba, David 67
Guercken, Valentina Pawlowna 58–60
  Mushrooms, Russia and History 58–59

H

Haight-Ashbury 124–126, 130, 132–139, 149, 173, 193
Halluzinogene 8, 17, 18, 32, 34, 38, 68
Handbook for the Therapeutic Use of LSD-25 91
Harmalin 38
Harmin 38
Harrison, George 124, 130, 192
Harrison, Kat 166–167
Hartogsohn, Ido 114
Haschisch 63, 64, 67
heilige Pflanzen 9, 11, 12, 17, 29, 32–37, 46, 51
Hell's Angels 170–171
Hellsichtigkeit 72–73
Hemingway, Ernest 64
Hendrix, Jimi 124, 128, 130
Heroin 151, 152, 154, 170
High Times, Zeitschrift 144
Hinduismus 21
Hippie-Maffia 164
Hippy Trail 114–119
Hippy-Bewegung 77, 97–121, 123–149, 151, 192
Hofmann, Abbie 156
Hofmann, Albert 20, 50–51, 72, 78, 94–95, 160, 169, 207
  Pflanzen der Götter 51
Horowitz, Michael 68
Huichol 34–35
Huni Kuin 14–15
  Rita 14–15
Huxley, Aldous 63, 69, 70–73, 86–87, 98
  The Doors of Perception 70
Huxley, Laura 68, 71
Huxley, Maria 71, 73
Hypnose 69, 73

I

Iboga 28–29, 46
Ibogain 9, 29, 46
Indien 114–115, 123
Injektionsnadel 45
International Narcotics Control Board 179
Interpol 179
Irineu Serra, Raimundo 183
Isolationstank 74
Israel 114, 116–117
Izumi, Kiyoshi 90
J
James, William 58
Japan 146
Jarnow, Jesse 160
Jefferson Airplane 112, 123, 126, 138–139, 140, 142
Jobs, Steve 74
Johnson, Lyndon B. 142
Joplin, Janis 143
Just Say No, Kampagne 174, 186–191, 199

K

Kaffee 43
Kakteen 9, 17
  Peyote 9, 10, 29, 32–37, 45, 57, 71, 183
  San Pedro 9, 20, 26
Kalter Krieg 93, 98, 119, 155, 157–159, 176, 180
Karibik 183
Katz, Sidney 88
Kelley, Alton 112, 133
Kelsey, Frances 89
Kemp, Richard 166
Kennedy, John F. 70–71
Kerouac, Jack 105
  On the Road (Unterwegs) 107
Kesey, Faye 98, 113
Kesey, Ken 74, 77, 98–113, 132
  acidophilic artisticizing 99
  Acid Test 75, 101, 104–107, 113, 133
  Collagen 107, 109–111
  Einer flog über das Kuckucksnest 98–99, 104
  Live-Performances 100
  Merry Pranksters 74, 99–112, 130, 133
  Sometimes a Great Notion 107

Kesterton, Michael 81, 82
Kokain 46–49, 152, 154, 170
Kolonialismus 17, 32, 35, 43, 183, 202–203
Kommerzialisierung 12, 32
Krassner, Paul 77
Kreativität, Anregung 64–68, 74–77, 86, 199
Kreutzmann, Bill 132
Krieg gegen Drogen 153–154, 183
Kriminalität und Drogenkonsum 152, 175
KZ-Syndrom 180

L

Laing, R.D. 86
Lateinamerika 20
  Gegenkultur 114, 119–121
  indigene Kulturen 9, 17, 26–27, 29, 32–41, 42, 50–51, 58–61, 83, 209–211
  Psychedelik-Tourismus 12, 60, 192–195
  religiose Ausnahmeregelungen 183
Lavender Scare 176
Leary, Timothy 68, 96, 105, 108, 114, 127, 157, 159, 174, 175
  The Psychedelic Experience 91
Lennon, John 60
Lesh, Phil 132
Liberation News Service 156
Lilly, John C. 74
Linné, Carl von 44
Lobotomie 79, 88, 99
LSD 9, 12, 58, 71, 72–73, 74, 77, 78, 83, 86, 88, 178
  Acid Test 75, 101
  Blotter 159–166
  Forschung 88–95, 98–99, 104
  Merry Pranksters 100–109, 112
  Psychotherapie 180–183
  Synthese 94–95
Ludlow, Fitz Hugh
  The Hasheesh Eater 67, 68
Luna, Luis Eduardo 41

M

MacLean, Bonnie 133
MacRae, Edward 38
Mad Pride 80
Magic Mushrooms *siehe* Pilze
Magnetismus 68–69
Manson, Charles 178
Marihuana *siehe* Cannabis
Marks, John
  The Search for the «Manchurian Candidate» 176
Martínez, Alvarado 208

Martínez, Juan Ríos 33
Maya 26
Mazateken 50, 58, 166–167
McCarthy-Ära 176
McKenna, Terence und Dennis 166–167
McKernan, Ronald 132
McLuhan, Marshall 149
McMurtry, Larry 107
MDMA 9, 46, 168–169, 179, 188
  Therapie 198
Mendez, Eva 60
Merry Pranksters 74, 75, 99–112, 130, 133, 143
Meskalin 9, 30–31, 45, 55, 58, 67–68, 70, 72, 73, 83, 86, 88, 98, 179
Mesmer, Franz 68–69
Mesmerismus 69
Methamphetamin 152, 154, 170
militärische Forschung 95, 98–99
Miller, Stanley 133
Mitchell, Joni 111
Moby Grape 126
Mooney, James 57
Moreau de Tours, Georges 45
Moreau, Jacques-Joseph 67
Morphin 45, 46, 47
Moscoso, Victor 133
Motown 139
Mountain Girl 112–113
  The Primo Plant 112
Mrs Winslow's Soothing Syrup 47
Mucha, Alphonse 48–49
Multidisciplinary Association for Psychedelic Studies 206
Mungo, Raymond 156
Munro, Andy 166
Myers, Frederic 69
Mystizismus 58, 69

N

Native American Church 32, 36, 56–57, 183
N-Dimethyltryptamin (DMT) 38–39
Nepal 114
Neurowissenschaft 74
Niederlande 180–182
Nixon, Richard M. 153–154, 157

O

O.Z.O.R.A. Festival 193
Okkultismus 69
Ololiuqui 72
Opium 43, 45, 64–65, 67, 186
Orientalisiserung des Rausches 183
Orlikow, Val 176, 178
Osiris 18
Osmond, Humphry 18, 56–57, 68, 70, 71, 72–73, 82, 86–87, 207
OZ, Zeitschrift 144, 147–148

P

Palma, Gilberto 26
paranormal 69, 70–73
Parapsychologie 69, 72–73
Peyote, Kaktus 9, 10, 29, 32–37, 45, 57, 71, 183
Phanerothyme 86–87
Pharmaindustrie 45–49, 53–55, 88–95, 152, 191, 199, 203, 208
Philosophie 67–68, 86
Picasso, Pablo 64
Pilze 9, 13, 17, 20, 50
  ägyptische Zivilisation 18, 19
  Handbuch für den Anbau 166–167
  Magic Mushrooms 13, 58–61, 166–167
  Mesoamerica 20, 26, 27, 32–33
  Mutterkorn 23–25, 94
  Psilocybin 9, 19, 58–61, 72, 78–79, 94–95, 160, 166–167, 179, 195, 198
  Teonanacatl 27
Pollock, Courtenay 122, 133
Posttraumatische Belastungsstörung (PTSD) 159, 184, 198, 200–201
Presley, Elvis 154
Psilocin 78, 79, 94
Psilocybin 9, 19, 58–61, 72, 78–79, 94–95, 98, 160, 166–167, 179, 195
  Therapie, Verwendung in der 198
Psychedelic Illuminations, Zeitschrift 144
Psychedelika, Verwendung des Begriffs 8, 18, 86–87
Psychiatrie 54–56, 58, 68, 79–84, 86, 182
  Anti-Psychiatrie-Bewegung 99, 202
  psychedelische Medizin 202–208
psychische Krankheiten 79–84, 184, 199
  Anti-Psychiatrie-Bewegung 99, 202
  Desinstitutionalisierung 83–85, 88, 202
  Diagnostic and Statistical Manual of Mental Disorders (DSM) 54, 80
  Einer flog über das Kuckucksnest 98–99
  Modellpsychose 86
  Psychopharmakologie 12, 54, 78–84, 88–93, 95, 200–208
psychoaktive Substanzen 9, 18, 88–93
psycholytisch 83
Psychopharmakologie 12, 54, 78–84, 88–95, 200–208
Psychose 83–85, 86
Psychotherapie 71, 79, 83–84, 180–183, 198
Psychotria viridis 38
Pulque 59

Q

Quicksilver Messenger Service 126

R

randomisierte kontrollierte Studie 90–91, 206
Raskin, Jonah 156
Reagan, Nancy 186, 199
Red Power 156
Red Scare 176
Reefer Madness (Kifferwahn) 186
religiöse Ausnahmeregelungen 183
Richardson, Allan 60
Rock Medicine 170–173
Rock, Psychedelic 122, 126–143
Rodgers, Aaron 184
Roffey, Hallam 119
Rolling Stones 170
  Their Satanic Majesties Request 128
Roquet, Salvador 178
Rubin, Jerry 156
Russell, William 57

S

Sabina, María 58, 60–61, 192, 209
San Francisco Bay Area 68, 74, 77, 98, 107, 114, 124–127, 130, 132–143, 151, 173
San Francisco Oracle, Zeitschrift 10, 127, 141
San Pedro-Kaktus 9, 20, 26
Sand, Nick 164
Sandison, Ronald 83
Sandoval, Tutukila Carrillo 33
Santana 170
Santo Daime 36, 38, 183
Sartre, Jean-Paul 67–68
Schäfer, Georg 30–31
Schamanismus *20*, 34, 35, 36, 38–39, 41, 58, 73
Schizophrenie 90
Schmerzlinderung 45–47, 65
Schokolade 43
Schultes, Richard Evans 42, 50–51, 58, 192
  Hallucinogenic Plants 50, *52–53*
  Pflanzen der Götter 51
Schwarzmarkt-Drogen 152, 183, 186, 191
Schweiz 182
sensorische Deprivation 74
Sertürner, Friedrich 45
Set, Setting und Matrix 91
sexuelle Revolution 143
Shaman's Drum, Zeitschrift 144
Shankar, Ravi 123
Sharp, Martin 129
Shen-Nung, Kaiser 22
Shiva 21, 21
Shulgin, Alexander und Ann 68, 166, 168–169, 207, 208
Slick, Grace 123, 126, 140–143
Slick, Jerry 140, 142
Slotkin, J.S. 35, 57
Sly and the Family Stone 126
Smith, Elmer 50
Snelders, Stephen 180
Society for Psychical Research 69
Sons of Champlin 126
Spirea 46
Spiritualität 35, 38, 114, 183, 200
Spiritualitsmus 68–69
Spring Grove Hospital 88–89
Stanley, Augustus Owsley III 134, 136–137, 164
Stechapfel 21
Stickney, Chad 157
Stoneman, Michael 75

Sucht 64–65
Behandlung 93, 95
Summer of Love 143
Synästhesie 88, 98, 123
synkretische Religionen 32, 38
Szasz, Thomas 56

T

Tabak 17, 20, 42, 43, 64, 151, 152, 170
Tabernaemontana undulata 46
Tabernanthe iboga 46
Taxonomie 44, 54
Technicolour Dream Party 115
Technik-Branche 74–75, 77
Tee 43
Telepathie 69
Teonanacatl 58–59
Teotihuacán 59
Teufelswurzel 32–37
Thalidomid 89
The Band 111
The Charlatans 126
The Temptations
Psychedelic Shack 139
The Warlocks 132
therapeutische Verwendung 71, 79, 83–84, 180–183, 198–208
Tierversuche 95
Tollkirsche 98
Tomorrow, Zeitschrift 72
Tourismus 12, 60, 192–195
Traumatherapie 93
trip, Zeitschrift 144
Tropicalismo 120–121
TRP, Zeitschrift 144
Tryptamin 38, 169
Tschechoslowakei 180–181
Tyson, Mike 184

U

Übergangsriten 28
Umweltbewegung 76–77
Unbewusstes 72–73, 74
Untergrund 151–173

V

Valium 151
Vegetalistas 41
Veloso, Caetano 121
Verbote, Drogen 64, 68, 83, 111, 119, 151–195, 199
Verbrechen und Drogenkonsum 152, 175
Vereinigtes Königreich 115, 119, 144, 147, 166
Vereinte Nationen 179–180
Versuchsperson 84
Veterans Administration Hospital 98, 104
Vietnamkrieg 143, 158–159
Visionen 38–41
Voacanga africana 46

W

Wahrheitsserum 95, 98
Wall of Sound 134, 136–137
Walsh, Charlotte 77
Wasson, Robert Gordon 58–61, 88, 192
Mushrooms, Russia and History 58–59
The Wondrous Mushroom 58
Weathermen/Weather Underground 158–159, 165
Wechtlin, Johann Ulrich 23
Weir, Bob 132
Weissagung 32, 38, 41
Weißmarkt-Drogen 152, 191
Wermut 66
Whole Earth Catalog 76–77, 144
Wilde, Oscar 64
Wilson, Wes 126, 133
Wittkower, Eric 56
Wolfe, Tom 101, 104–105
The Electric Kool-Aid Acid Test 75, 104
Women's Visionary Congress 101
Woodstock Music and Art Fair 111, 150, 173
World Health Organization (WHO) 179

X

Xochipilli 20

Y

Yorkville, Toronto 111
Young, Neil 111
Youth International Party 156
Yukuna 51

Z

Zadoff, Itamar 114
Zugang zu Psychedelika 11–12

Bildnachweis

Wir haben uns bemüht, alle Urheberrechtsinhaber ausfindig zu machen. Wir entschuldigen uns für eventuelle, unbeabsichtigte Auslassungen und werden gern in folgenden Auflagen dieses Buchs Ergänzungen vornehmen.

Legende: oben=**O**; unten=**U**; links=**L**; rechts=**R**; Mitte=**M**

2, 160, 162–163 Mark McCloud. **10** Rick Griffin. **13** Kateryna Kon / Science Photo Library. **14–15** Rita Huni Kuin. **16** Carl Iwasaki / Getty images. **19** Terence Waeland / Alamy Stock Photo. **20O** DEA / G. DAGLI ORTI / Getty Images. **20U** DeAgostini Picture Library/Scala, Florence. **21** akg-images / Jean-Louis Nou. **22, 45, 46, 51R** Wikipedia. **23U** Reynolds-Finley Historical Library, The University of Alabama at Birmingham. **23O** Colin Waters / Alamy Stock Photo. **24–25** Giorgio Morara / Alamy Stock Photo. **26** Photo: Rainer Wolfsberger / Osiris González Digital Collection. **27U** Art Collection 2 / Alamy Stock Photo. **27O** Österreichische Nationalbibliothek. **28** Jorge Fernandez / Alamy Stock Photo. **29** Aus *A Golden Guide to Hallucinogenic Plants* by Richard Evans Schultes & Elmer W. Smith. **30–31** Nan Cuz. **32** Lorenzo Rossi / Alamy Stock Photo. **33O** Takutsi and Kauyumarie Steal the Rain Bowl and Arrow, Tutukila, 1973, .90 x 1.23 m. Sammlung der Familie Negrín (Erklärung zum Bild unter https:// wixarika.org/objects/ takutsi-and-tamatsi-kauyumarie-steal-rainbowl-and-arrows). **33U** Kieraka Guards the Entrance to Wirikuta, Stickerei von Juan Ríos Martínez, 1973, .81 x 1.22 m. George and Laurie Howell Collection (Erklärung zum Bild unter https:// wixarika.org/objects/kieraka-guards-entrance-wirikuta). **34–35, 37** Stacey Schaefer. **39** Foto Wade Davis / Getty Images. **40–41** © Pablo Amaringo / Nachlass Pablo Amaringo. **42** *The Lost Amazon,* Earth Aware Editions; 2nd Ausgabe (10. Mai 2016). **47O** Heritage Image Partnership Ltd / Alamy Stock Photo. **47U** The Granger Collection / Alamy Stock Photo. **48–49** Wellcome Collection. **50** *A Golden Guide to Hallucinogenic Plants* vom Richard Evans Schultes & Elmer W. Smith. **51L** Foto von Richard Evans Schultes. «Yukuna chieftain«, *Where the Gods Reign: Plants and Peoples of the Colombian Amazon* (1988, 2022): 160. Foto mit Genehmigung von Synergetic Press. **52–53** *Plant Hallucinogens: Sacred Elements of Native Societies* von Richard Evans Schultes; Elmer W. Smith / Sammlung Kathleen Harrison. **55O** © Bethlem Museum of the Mind. **55U** Urheber unbekannt / Original in den Bethlem Royal Hospital Archives. Art Collection LDBTH. **56–57** Kelly Daniels / City of Saskatoon Archives. **58** The Wondrous Mushroom: Mycolatry in Mesoamerica, WASSON, Robert Gordon / Sammlung Kathleen Harrison. **59O** Band II von of *Mushrooms, Russia and History* (1957) / Sammlung Kathleen Harrison. **59U** *Mushrooms, Russia and History,* Valentina Pavlovna Wasson, New York: Pantheon Books, 1957, QK617 W35 Band 1 & 2. **61** Urheber unbekannt, Erstveröffentlichung im LIFE Magazine 1957. **78, 95L** The Novartis Archive. **80** Sarafin. **81, 82** The University of Manitoba Archives & Special Collections, Michael Kesterton Fonds, A2012-39. **85O** *LSD: The Problem-Solving Psychedelic,* Award Books (1. Januar 1967). **85OC** *The Peyote Dance,* Farrar, Straus and Giroux; 1. amerikanische Ausgabe (1. Januar 1976). **85OR** *The Drug Experience,* Grove Press (1. Januar 1965). **85ML** *Myself and I,* Signet (1. April 1963). **85M** *Voices from the drug culture,* Beacon Press (MA); 1. Auflage (1. Januar 1971). **85MR** *Peyote: A Compelling Study Of The Sacramental Use Of The Native American Hallucinogen,* Mentor; 1. Auflage (1. Januar 1972). **85UL** *Psychedelic Drugs: Psychological, Medical And Social Issues,* Penguin; 1. Auflage (25 Oktober 1973). **85UM** *Drug Awareness,* Avon; 1. Auflage (1. Januar 1970). **85UR** *LSD on campus,* Dell Pub. Co (1. Januar 1966). **87** Mit Genehmigung der Huxley Trust Stiftung. **88–89** LSD The Spring Grove Experiment CBS Reports 1967. **88O** Mit Genehmigung des Maclean's Magazine. **90** Library and Archives Canada e011502546. **91** [unveröffentlichtes Manuskript] Lysergic Acid Diethylamide: A Comprehensive Clinical and Psychological Study von B. Stefaniuk and H. Osmond (1952). Besitz von Cindy and Paul Bisbee. **91** Jennifer Ulrich, The Timothy Leary Project: Inside the Great Counterculture Experiment (2018). **94** FABRICE COFFRINI / Getty Images. **95R, 207O** Abbildung mit Genehmigung der Purdue University Archives and Special Collections. **96** Foto von Steve Larson / The Denver Post via Getty Images. **99** *Ken Kesey's Garage Sale,* The Viking Press; 1. Auflage (August 27, 1973). **100O** University of Oregon Libraries. **100U** Nachlass David Gahr / Getty Images. **101** Mit Genehmigung der PBA Galleries / Sound City 1966 / Jackpot Records 2020. **101–102** Ted Streshinsky Photographic Archive / Getty Images. **104** Lawrence Schiller / Getty Images. **105O** Foto © Ted Streshinsky/CORBIS/Corbis via Getty Images. **105U** Foto © Allen Ginsberg/CORBIS/Corbis via Getty Images. **106** Ted Streshinsky Photographic Archive / Getty Images. **108O** Foto A Jones / Getty Images. **108U** Bettmann / Getty Images. **109** University of Oregon Libraries. **110–111** *Kesey's Jail Journal,* The Viking Press, 2003 / PFoto: McMasters' Photography (Saskatoon) – Alica Herbert (Eigentümerin/Fotografin). **112** *The Primo Plant: Growing Sinsemilla Marijuana,* Mountain Girl, Wingbow Press; 1. Auflage (1. Juni 1977) / Titelillustration von Alton Kelley. **113O** Ted Streshinsky Photographic Archive / Contributor. **113U** Mit Genehmigung von Faye McMurtry. **115O** Allen Ginsberg LLC / Getty Images. **115U** John Downing / Getty Images. **116–117** tbc / Fotograf unbekannt. **118, 171** Mirrorpix / Getty Images. **120O** Deus e o Diabo na Terra do Sol. Film Glauber Rocha / Regie: Glauber Rocha / Produzenten: Glauber Rocha, Luiz Augusto Mendes, Luiz Paulino Dos Santos, Jarbas Barbosa. **120U** Album / Alamy Stock Photo. **121O** Philips. **121U** Caetano Veloso / Universal Music / Special Markets. **122** Foto Clayton Call / Redferns. **124** Lawrence Ferlinghetti. **125** CSU Archives / Everett Collection/ Alamy Stock Photo. **126** Michael Ochs Archives / Stringer / Getty Images. **127** San Francisco Oracle Vol. 1 No. 7 D.D. Teoli Jr. A.C. von Daniel D. Teoli Jr. Archival Collection. **128** Records / Alamy Stock Photo. **129** EycDrowz / Alamy Stock Photo. **130** University of Wollongong Archives / Abdruck mit Genehmigung von Richard Neville. **131O, 150** Bridgeman Images. **131U, 132** Michael Ochs Archives / Stringer / Getty Images, **133** © Kaleidoscope Graphics. **134** Ed Perlstein / Getty Images. **135** Alton Kelley und Stanley Mouse, United States / © 2012 Rhino Entertainment. **136–137** Richard Pechner. **138O** © Kaleidoscope Graphics. **138U** Jefferson Airplane / SNAPPER MUSIC LTD. **139** Popimages / Alamy Stock Photo. **140** Pictorial Press Ltd / Alamy Stock Photo. **141** Mit Genehmigung der Ray and Pat Browne Library for Popular Culture Studies, University Libraries, Bowling Green State University. **142** Bridgeman Images. **144** © High Times Magazine. **145** Freakbeat Fanzine/Magazine No 6 mit Flexi-Discs August 1989. **146** Buzuko: The Tribes (Tokyo – Emerald Breeze Press 1967) / Yamada Kaiya. **147, 148** University of Wollongong Archives / Abdruck mit Genehmigung von Richard Neville. **153** Contraband Collection / Alamy Stock Photo. **154** Niday Picture Library / Alamy Stock Photo. **156L** Contraband Collection / Alamy Stock Photo. **156R** Originalquelle Vancouver's Red Power Newspaper Native Movement. **157** Flint Gennari. **157O** Wikipedia. **158O** © Worcester Art Museum / Bridgeman Images. **158U** David Fenton / Getty Images. **161** Brian Hagiwara von Paperbag (Los Angeles) (August 1968). **164** Sammlung Michael Horowitz. **164** Ausgabe 2 von Gandalf's Garden, 1968 / Muz Murray. **165** Advanced Techniques Of Clandestine Psychedelic Amphetamine Manufacture. **166, 167** Kathleen Harrison. **168–169** Jason Tucker. **172** Entertainment Pictures / Alamy Stock Photo. **173** Associated Press / Alamy Stock Photo. **174** akgimages / Mondadori Portfolio / Archivio GBB. **177** Central Intelligence Agencies. **178** CSU Archives / Everett Collection / Bridgeman Images. **179** Philippe Ledru / akg-images. **181O** Vladimir Lammer. **181U** Regie Louis van Gasteren, Kamera: Jan de Bont, Peter Bos, Jos van Schoor, 1969. **182O** The Ghetto Fighters' House Archive. **183** Collection Antonio Macedo. **184** creamforever.com. **185** BILDAGENTUR-ONLINE / O.DIEZ / SCIENCE PHOTO LIBRARY. **186** Foto Cynthia Johnson/Getty Images. **187OL, 190, 191** National Library of Medicine. **189** Peter Newark Pictures / Bridgeman Images. **192** Mark Fox / Alamy Stock Photo. **193** János Illési / Alamy Stock Photo. **194O** Temple of the Way of Light. **194U** Foto Jean-Luc Brouard / PYMCA / Avalon / Getty Images. **201** Russell Hausfeld. **204** Ash & Chess. **207U** Travis P Ball / Getty Images. **209** René Alvarado Martínez. **210–211** Ibã Huni Kuin.

Dank

Das Schreiben eines Buches ist nie ein einsames Unterfangen, und für diese illustrierte Geschichte der Psychedelika musste ich meine Komfortzone wirklich verlassen. Ich habe mich über zwei Jahrzehnte lang mit diesem Thema beschäftigt, aber nie daran gedacht, die Geschichte in Bildern zu erzählen. Bei der Suche nach geeigneten visuellen Darstellungen begann ich darüber nachzudenken, wie die Geschichte bislang erzählt wurde. Ich wandte mich an viele Menschen, die mir großzügig ihre persönlichen Sammlungen zur Verfügung stellten. Ich habe mich bemüht, die vielfältigen Dimensionen der psychedelischen Geschichte zu veranschaulichen, doch leider sind visuelle Spuren nicht immer leicht zu finden oder zur Reproduktion zugelassen. Ich hoffe, dieses Buch regt andere dazu an, über das visuelle Erbe der Psychedelika nachzudenken.

Eine vollständige Liste der genutzten Archive und Bibliotheken ist im Bildnachweis enthalten. Mein besonderer Dank gilt jedoch den Personen, die mir über das übliche Maß hinaus geholfen haben, Bilder ausfindig zu machen, mir Kopien aus ihren persönlichen Sammlungen geliehen haben oder mir ihre Interpretation erläutert haben, die oft auf ihren eigenen Erinnerungen an ein Ereignis oder eine Bewegung beruht: Beat Bachi, Cindy & Paul Bisbee, Fee Blackburn, Ross Crockford, Kelly Daniels, Erik Davis, Piero Ferrucci, Hannah Halliwell, Kat Harrison, Michael & Cindy Horowitz, Mike Jay, James Kent, Sunshine Kesey, George Keyworth, Justin Kirkland, Bia Labate, Linda Long, Maria Mangini, Tania Manning, John Maybe, Mark McCloud, Mountain Girl, Diana Negrin, Hallam Roffey, Osiris Sinuhé Gonzáles Romero, Robin Room (und seine Freunde aus den Tagen des Berkeley Free Speech Movement), Stacey Schaefer, Eduardo Schenberg, Stephanie Schmitz, JimSpisak, Keeper Trout, Wendy Tucker und Itamar Zadoff. Vielen Dank auch an die Mitglieder der Alcohol and Drugs History Society, die mir oft Rede und Antwort gestanden haben, deren Bücher in meinen Regalen stehen und seit Jahrzehnten mein Interesse wecken.

Ich danke dem großartigen Team von Quarto dafür, dass sie mir eine Chance gegeben und mich bei jedem Schritt unterstützt haben.

Das Team von MIT Press, insbesondere Matt Browne, hat sich mit Begeisterung diesem Projekt gewidmet. Ich danke auch den anonymen Gutachtern, die wichtige Vorschläge zur Verbesserung des Manuskripts gemacht haben.

Besonderen Dank sage ich meinem lieben Freund und zweiten Augenpaar Patrick Farrell. Er ist seit vielen Jahren mein Lektor und hat es sich zur Gewohnheit gemacht, meine Arbeit auf Schritt und Tritt zu verbessern. In diesem Fall hat er alle Erwartungen übertroffen, indem er Bibliotheken und digitale Archive nach berühmten und seltenen Bildern durchforstet hat. Sein engagierter Einsatz und sein Interesse an der Geschichte der Psychedelika haben wesentlich dazu beigetragen, dass dieses Buch entstehen konnte.

Meine Familie hat mich bei vielen Projekten und Abenteuern unterstützt. Danke an meine Eltern Penny und Phil, die immer einen Weg finden, mir zu helfen, damit ich weiter forschen kann. Danke an meine Kinder Felix und Amelia: Ihr zwei seid das beste Abenteuer von allen.

1. Auflage: 2024

ISBN 978-3-258-08375-9

Aus dem Englischen übersetzt von Wiebke Krabbe, D-Damlos
Satz der deutschsprachigen Ausgabe: Die Werkstatt Medien-Produktion GmbH, D-Göttingen
Umschlaggestaltung der deutschsprachigen Ausgabe: Tanja Frey, Haupt Verlag
Umschlagabbildung der deutschsprachigen Ausgabe: AdobeStock/Olga

Die englischsprachige Originalausgabe erschien 2024 unter dem Titel *Psychedelics – A Visual Odyssey* bei MIT Press. Das Buch ist eine Entwicklung von: Quintessence Editions, einem Imprint von Quarto Publishing, 1 Triptych Place, London.

Gedruckt in China

MIX
Papier | Fördert gute Waldnutzung
FSC® C016973
FSC www.fsc.org

Um lange Transportwege zu vermeiden, hätten wir dieses Buch gerne in Europa gedruckt. Bei Lizenzausgaben wie diesem Buch entscheidet jedoch der Originalverlag über den Druckort. Der Haupt Verlag kompensiert mit einem freiwilligen Beitrag zum Klimaschutz die durch den Transport verursachten CO2-Emissionen. Dabei unterstützt der Verlag ein Projekt zur nachhaltigen Forstbewirtschaftung in der Zentralschweiz. Wir verwenden FSC®-zertifiziertes Papier. FSC® sichert die Nutzung der Wälder gemäß sozialen, ökonomischen und ökologischen Kriterien.

Diese Publikation ist in der Deutschen Nationalbibliografie verzeichnet. Mehr Informationen dazu finden Sie unter http://dnb.dnb.de.

Der Haupt Verlag wird vom Bundesamt für Kultur für die Jahre 2021–2024 unterstützt.

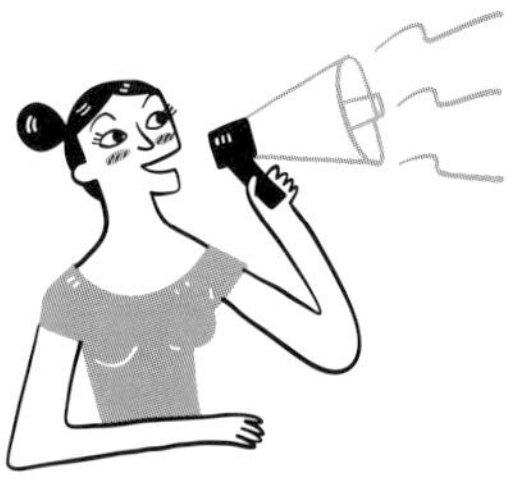

© Shutterstock, Huza Studio